全国名老中医

喻文球

外科临证治验

主编

王万春　喻治达

全国百佳图书出版单位

中国中医药出版社

·北京·

U0129949

图书在版编目（CIP）数据

全国名老中医喻文球外科临证治验 / 王万春，喻治达主编 . —北京：中国中医药出版社，2023.5
ISBN 978-7-5132-6607-9

Ⅰ.①全… Ⅱ.①王… ②喻… Ⅲ.①中医外科学—临床医学—经验—中国—现代 Ⅳ.① R26

中国版本图书馆 CIP 数据核字（2020）第 265144 号

中国中医药出版社出版

北京经济技术开发区科创十三街 31 号院二区 8 号楼
邮政编码 100176
传真 010-64405721
三河市同力彩印有限公司印刷
各地新华书店经销

开本 880×1230 1/32 印张 11 彩插 0.5 字数 265 千字
2023 年 5 月第 1 版 2023 年 5 月第 1 次印刷
书号 ISBN 978-7-5132-6607-9

定价 59.00 元
网址 www.cptcm.com

服 务 热 线 010-64405510
购 书 热 线 010-89535836
维 权 打 假 010-64405753

微信服务号 zgzyycbs
微商城网址 https://kdt.im/LIdUGr
官 方 微 博 http://e.weibo.com/cptcm
天猫旗舰店网址 https://zgzyycbs.tmall.com

如有印装质量问题请与本社出版部联系（010-64405510）
版权专有 侵权必究

序

　　自《周礼·天官》将医生分为疾医、疡医、食医、兽医四大门类，始有外科之名称。历史上很长时间外科含义相当广泛，而在近代中医外科范畴逐渐规范为疮疡、乳房疾病、皮肤病、痔瘘疾病、周围血管病、男性前阴病、瘿瘤岩体表肿块疾病，以及虫蛇咬伤、烧伤等外伤原因所致外科疾病等。

　　由于我的行医道路是从最基层的乡村医生做起，又经过乡、县、地级医疗教学单位工作，所以能接触到不少初发的各科疾病及一些疑难罕见的外科疾病，在长期的医疗工作中逐渐积累了实践经验。1984年4月在我国中医药发展历史上著名的衡阳会议后，国家开始振兴中医工作，中医院坚持以中医为主，在这样的条件下，我受命担任江西中医学院（现江西中医药大学）附属医院大外科副主任（无其他正副主任）。在这样有利的时代背景下，我开始全心投入开展外科中医特色建设：在疮疡方面强化了消、托、补法的应用，运用温病卫气营血证治理论指导菌血症、败血症、脓毒血症的治疗；创造逆病机疗法消散体表肿块；应用脏腑辨证将肛门分12点进行辨证论治；在外科急腹症治疗中应用攻里通下法、解毒行气活血法；对胆、肾系统结石应用"气化则能出焉"的理论进行治疗；于1985年1月创办皮肤科，当时外用药达到40种之多；随后又开办男科门诊。作为全国首批毒蛇咬伤专病重点科室，于1984年明确制定了"毒蛇咬伤抢救和治疗常规"，曾在10年内没有使用抗蛇毒血清，每当来一个蛇伤患者，不管轻重，重要方法之一就是医师亲自参与煎煮解蛇毒中药给患者第一时间服下，抢救了无数多脏器损害或衰竭的患者，保住了无数患者的肢体，其中的艰辛只有参与治疗的医护人员和患者及家属知道。以中医药干预为重点，结合适当应用激素、抗生素、支持疗法等，综合治疗脓毒败血症、重症系统性红斑狼疮、天疱疮、皮肌炎、药物性皮炎、破伤风等，我和同事们全力以赴，从来不敢有丝毫的懈怠。

由王万春博士等主编的本书，病历资料大多由历年研究生及进修医生临床收集、记录，其中不少是他们的学习心得体会，当然更多的是我本人的见解。因为毕竟是我几十年的积累，故本书能较为广泛地涵盖中医外科各部分内容，此外还有皮肤美容、运动医学的相关内容，都是在我直接指导下开展并取得成绩的。我历来提倡中医外科不能萎缩业务，应从边缘进行发展和突破，把精准外科与整合外科有机结合起来。我们应该进行理论创新，没有创新就没有学科生命力。

论毒的正反作用、论解表通里法的解毒与排毒等是研究中医外科毒理学的起点，今后尚须进一步充实和完善；逆病机疗法与体表肿块消散，则为体表肿块学的研究打下了一些基础；呼吸机能中西结合探讨，深化了中医气机升降出入机制的研究和应用，为气血凝滞是外科发病基础的内涵及应用揭示了必要的机制；外治法及诸研究应用，体现了中医外科基本特色及基本技能；一些特殊的病例可以提供给青年医生及同道们参考。

我在中医外科之所以能取得一些成绩，首先要感谢单位历任领导的信任和培养，并给我提供了一个好的工作环境。广东省中医院梁剑辉教授、谢权基教授、禤国维教授，北京中医医院张志礼教授、陈彤云教授、郑吉玉教授，北京中医药大学王沛教授、李曰庆教授，南京中医药大学刘再鹏教授、谈煜俊教授，湖南中医药大学谭新华教授等都曾经直接带教我或指导过我。中华中医药学会外科分会主委裴晓华教授对我有过很多支持。徐宜厚、艾儒棣、何清湖、陆金根、杨志波、段逸群、刘巧、覃公平、舒普荣、余培南、汪谓忠、刘胜、阙华发、陈红风、许之银、秦国政、吕延伟、王玉玺、魏跃钢、唐乾利、赵纯修、宋爱莉、李元文、杨博华、李海松、王军、陈志强、曹建春、陈胜辉、杨素清、陈红霞、龚旭初、钮晓红、夏仲元等国内知名中医外科皮肤科专家教授都是我的良师益友。本科室王万春、龚丽萍、邱桂荣、谌莉媚、叶义森、李金娥等专家教授对科室的国家重点专科、重点学科及临床建设有突出贡献，对我的工作大力协助，在此对他们表示崇高敬意和衷心感谢！

中医外科学科建设和学术研究是漫长而艰辛的过程，它将随着社会的发展而发展，随着科学的进步而进步，需要我们坚持和创新中医基本理论和外科特色理论，同时结合现代哲学思想和时代的科技成果，并与临床实践有机地结合起来。中医外科的学术理论及临床研究一定会有更好的前景和未来。

喻文球

2022 年 5 月

前　言

喻文球，江西中医药大学教授，主任中医师，江西省首届国医名师，江西省中医外科、中医皮肤科学术带头人，是国家人事部、卫计委和国家中医药管理局确定的第三、五、六批老中医药专家学术经验继承工作指导老师。

喻文球教授一直从事中医外科的临床、教学和科研工作，医人无数，誉满赣鄱，教书育人，传经授道，著书立说，影响深远。喻文球教授从基层乡村医生做起，临床经验丰富，通过自己的不懈努力，加之自身悟性很高，又有幸跟随国内知名中医外科专家张志礼、禤国维等学习，使自己不断地充实提高。喻文球教授是江西省中医外科、皮肤科主要奠基人，为江西省中医外科事业的发展作出巨大贡献。

喻文球教授从事临床工作40余年，继承和发扬旴江医学外科学术思想，逐渐形成了自己独特的学术思想和临证经验。他倡导"毒邪"发病学，强调内治与外治相结合，辨证与辨病相结合，内治重视脾胃，外治重视"箍围"，创"箍毒拔毒灸"。在临证中，他擅用民间草药，充分发挥中医药简、便、廉、验的特点，经无数患者临床验证，疗效显著。

为了更好地总结和传承喻文球教授中医外科的临床经验和学术思想，我们将跟师笔记和学习心得加以整理，汇集成书，方便同道了解和学习。

书稿完成后，喻文球教授在百忙之中对全书内容进行了认真审阅和修改，并提出了许多宝贵意见。但由于编者水平有限，本书不一定能完全客观、准确地反映喻文球教授的临证精粹和学术精华，望同道不吝赐教！本书在编写过程中得到了江西中医药大学附属医院领导的大力支持，在此表示衷心感谢！

《全国名老中医喻文球外科临证治验》编委会

2022 年 4 月

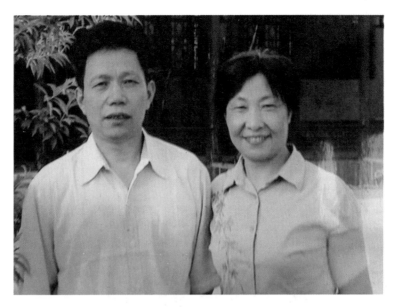

◎ 喻文球教授与夫人曾细妹

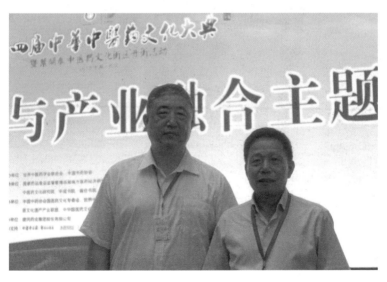

◎ 裴晓华教授与喻文球教授

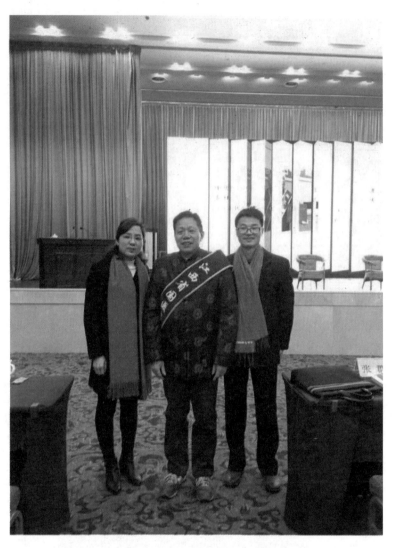

◎ 喻文球教授与徒弟张全辉、吴允波

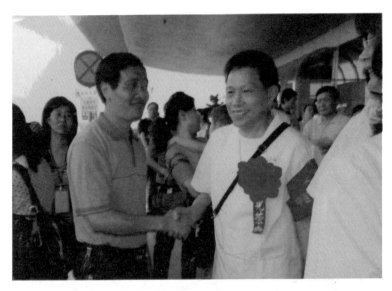

◎ 江西中医药大学附属医院原党委书记胡志方与喻文球教授

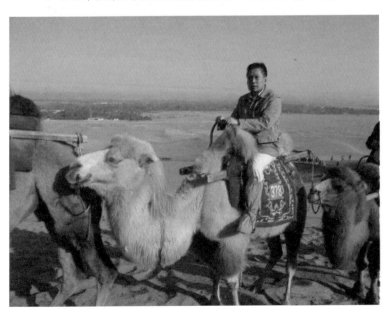

◎ 喻文球教授在敦煌

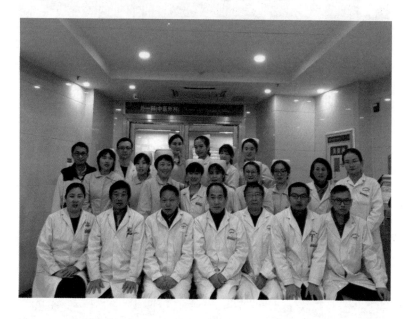

◎ 喻文球教授与江西中医药大学附属医院中医外科医护人员

目　录

第一章 医家小传

喻文球，男，1950 年 10 月生，江西临川人，教授、主任中医师。江西省首届国医名师，全国第三、五、六批老中医药专家学术经验继承工作指导老师。1977 年毕业于江西中医学院中医系，大学学历，毕业后留校任教。历任江西中医学院中医外科教研室主任、江西中医学院附属医院皮肤疮疡研究所所长、中医外科皮肤科主任、中华中医药学会外科分会副主任委员、世界中医药学会联合会外科分会副会长、江西省中医药学会外科分会名誉主任委员、江西省中医药学会皮肤性病学专业委员会名誉主任委员、江西省中医药科学技术专家委员会委员、中华中医药学会科学技术奖评审专家、国家临床重点专科学术带头人、国家中医药管理局重点学科疮疡病学学术带头人。

一、实践—理论—再实践—再理论的成长之路

喻文球教授出生于素有"才子之乡，文化之邦"的江西临川，1968 年毕业于临川中学，1969 年经公社医院及农医班培训后，在临川县凤岗公社石塘大队当赤脚医生，从此开始了治病救人的行医职业生涯。除治疗常见病、多发病外，还应用针灸及中草药治疗一些疑难病。当出诊、巡诊走在乡间的小道上时，难免被毒虫咬伤或接触有毒植物，引起皮肤红肿瘙痒，有时顺便随手在路旁摘取鱼腥草、叶背红等，搓碎取汁外涂，可缓解或消除红肿瘙痒，用枫树的枫球子（路路通）煮蛋吃可以治疗荨麻疹，用

苍耳草烧灰麻油调外涂可治疗渗出糜烂性湿疹，用鬼灯笼烧灰麻油调搽可以治疗脓疱疮，用上好煤灰麻油调可治疗老烂脚。有位中年男性农民体虚，自服红参10g，逐渐肚大如鼓、乏力、肢软、不思饮食，喻文球教授用萝卜籽一把、五灵脂20个煎服获神效。很多治疗皮肤病及常见病的单方、验方就是这样从实践中积累起来。喻文球教授后来还在临川县人民医院学习和工作，跟随下放该院的南京中医学院皮肤科谈煜俊老师学习。当年喻文球教授怀着对人民群众深厚的感情行医，遵循"不花钱要治病，少花钱治难病和大病，应用一根针一把草及适当西药，坚持完全彻底地为人民服务，一切为了人民健康"的宗旨，在实践中学习和应用，并不断提高自己的业务水平。

1970年9月至1971年10月喻文球教授被选拔到江西抚州卫生学校医士班学习。带着初期医疗实践中遇到的实际问题来读书，进行系统化及有目的性、目标性的学习，确实具有特殊意义。

1971年10月喻文球教授毕业并留校任教，于1972年担任专职团委副书记兼负责教学行政管理及学生管理工作。由于学校领导信任并大力培养，他几乎掌管全部教学管理工作，全面贯彻执行党的教育方针，狠抓教育质量，并负责举办了三期西医学习中医班。这期间，他在山上栽种了很多中草药，办起了学校小型制药厂，组织学生利用课余时间开办了校园中草药门诊部，应用中草药及针灸免费为当地老百姓治病，又带领学生走进原始森林认药采药，使学生不仅学到西医知识，也学到了很多中草药知识。

1974年12月他被选送江西中医学院中医系学习。在学习期间，他曾深入余江农村调研血吸虫病发病状况及环卫"三管五改"工作；到井冈山采认草药，去红军小井医院敬仰革命先烈的医药卫生事业；在玉山县开门办学，担任当地高级西学中班任课老师，向老中医杨佐君先生学习到"肺为气血交汇之处"的理论与实践，学会了膏药熬制。当时他在玉山县中医院有处方权，时值仲夏天气炎热，有一个15岁男孩全身黄疸如黄土色，畏寒穿两件毛衣，喻文球教授诊断为太阴寒湿发黄，处予茵陈五苓散及茵陈术附汤合方加减治疗，2剂黄疸明显消减，5剂黄退，脱去厚衣而穿夏装，检查肝功能正常。在黎川县人民医院，他向经方派伤寒温病专家张坤文先生学习，所用中药皆4～6味一张处方，每每有效，依此写作发表第一篇学术论文《再生障碍性贫血1例治验》。该院曾收治1例腹部瘘管病人，系做结扎手术后遗症，每日流脓水1000～1500mL。经抗菌、输血、支持等治疗1个月，没能治好。当时病人面色萎黄，少气懒言，脓水清稀不断流，邀喻文球教授诊治，果断停止输液支持等治疗，处予红参10g，当归15g，生黄芪30g，煎服，1剂脓少，2剂脓止，3剂精神气色好转，调治后康复。毕业实习结束时他撰写《论呼吸机能的中西医结合初步探讨》，对气机升降出入做了较为深刻的论述（10余年后该论文原文得到发表）。

1977年12月喻文球毕业，留在江西中医学院中医外科教研室任教，于1978年4月至1979年5月在广东省中医院进修皮肤科8个月、外科4个月，得到知名皮肤科专家梁剑辉老师、禤国维老师及外科专家谢权基老师的真传。由于学习进步快，不久他便被授予该院处方权。在学习期间诊治一患者，该患者10年前在珠江游泳后患阴囊湿疹，并多次复发，曾应用龙胆泻肝汤获效，这次阴囊湿疹用龙胆泻肝汤不但无效，反而流水更多，每日用塑料袋收集有300～500mL，喻文球教授辨证应用"见肝之病，知肝传脾"理论，停用龙胆泻肝汤，应用平胃散、萆薢渗湿汤合方而获效。在广东省中医院进修期间喻文球教授还曾诊治一女性患者，时年23岁，起初面部、背部丘疹、结节、油腻，后全身泛发包块，质软，病人体温低，反应迟钝，卧床，活动不利，诊断为泛发性聚合性痤疮，处以附子理中汤回阳救逆，包块逐消，获效。

1979年6月他临时受命参与编写全国中等卫生学校《中医外伤科学》教材，该书已编写一年多没有进展，后由他负责撰写中医外科内容，并统稿全书。1980年该书由江苏科技出版社出版，当时在镇江印刷厂要印的书很多，若排序印刷要等一年，时值生产科长爱人生小孩后3个月，双乳房高度肿胀要用巾托，乳汁闭塞不通，科长见该书有乳痈一节，便向喻文球教授提出若能治好此病，这本教材可以插队提前排版。喻文球教授审视病人病历，前医多用瓜蒌牛蒡汤等治疗，喻文球教授脉证合参应用疏肝理气、散结通乳药物，不用半点寒凉，结果1剂乳出，3剂乳肿消，教材的印刷也因此得到印刷厂工作人员高度重视。

1980年10月他出席江西省皮肤科学会学术会议，发表论文《论中医药治疗痤疮的特色和优势》。1981年10月他出席江西省自然辩证法学术会议，发表文章《从中医外科的发展看中医外科应该如何发展》，对学科的过去、现在进行了回顾和反思，对科学发展史与社会发展史做了分析，对学科未来走向进行了前瞻性探讨。

1980～1982年他担任江西中医学院外科教研室教学秘书，兼任7702班辅导员，带领同学们在宜春等地的医院见习。该班同学后来大多成为各单位行政领导者、医学领军人物。

1983年4～10月他在北京中医医院皮肤科进修学习，有幸跟随我国著名皮肤科专家张志礼教授、陈彤云教授、郑洁玉教授等老师再学习皮肤科。通过这半年的学习，他对张志礼教授等的学术思想、用药特色进行了一定的研究，在结缔组织皮肤病、疑难皮肤病方面收获较大，写下了《论系统性红斑狼疮之阴精亏损》《论清热利湿法治疗皮脂溢出性皮肤病》等学术论文。当时曾治患者左某，男，21岁，黑龙江牡丹江市果品公司职工，双下肢红斑，轻度肿胀、灼热，疼痛剧烈，不能行走一年，时被推来看病，足不能点地，点地更痛。当时因病床紧张，患者住交道口旅店，喻文球教授处予凉血五根汤、五神汤、二妙散等合方，3剂红、肿、痛改善，能下床走一会儿，后带药回家治疗两个多月，基本治愈。

二、学科建设、学术发展的进取之路

1984年10月喻文球教授受命担任江西中医学院中医外科教研室副主任，江西中医学院附属医院外科副主任（以上均无其他正副主任），正式负责学科建设及教学医疗科研工作，当时附属医院共350张床，他主管中医外科、西医外科、肛肠科三科共计在编病床90张，占医院病床超过1/4。1985年1月2日他创立皮肤科，当时使用制剂40余种，除收常见皮肤病患者外，他还带领科室人员建立了系统性红斑狼疮、天疱疮、毒蛇咬伤等危急重病和疑难杂病治疗常规，使全科医生都能承担危急重症的治疗任务，并带动整个学科发展，于2001年被国家中医药管理局评为毒蛇咬伤重点专病，2006年又被评为国家中医药管理局重点专科，2012年被评为国家临床重点专科和国家中医药管理局重点学科。

1985年10月他出席中华中医学会外科分会成立暨学术大会，当选为委员（不设常委）。这次会议在福建省漳州市召开，他聆听了中医外科和皮肤科泰斗朱仁康、顾伯华等专家学者的学术报告，深受影响（皮肤科专家朱仁康时为全国外科学会主委）。

1986～1987年他负责编写全国高等中医院校函授教材《中医外科学》，第一次将中医外科疾病、皮肤科疾病按主证、证候分析、治则、方药、方解等内科病症方式写作，跟以往初期、中期、后期的治疗方法有较大不同，并较大地增加皮肤病的篇幅。本书编写得到了北京中医学院王沛教授、湖南中医学院谭新华教授、南京中医学院刘再鹏教授等的大力支持。

1987～1988年他研制"玉容高级保健美容皂""美佳丽面膜"，经北京中医医院、广东省中医院、解放军九四医院临床验证，治疗痤疮、黄褐斑等疗效显著，成为较早的美容上市产品。1989年他又研制成功"美尔颜面霜"。"玉容高级保健美容皂"获江西省新产品奖、南昌市政府科技进步奖。

1988年10月他在河北省唐山市出席由中华中医学会外科分会主办的"全国中医皮肤科学术会"，与陈彤云、王沛、徐宜厚、金起凤、管汾等同为专家委员会委员。这次学术会议是中华人民共和国成立以后中医皮肤科首次全面、系统的重要学术会议，为日后全国中医皮肤科的发展壮大打下了一定学术基础。

1990年10月他主持召开全国中医毒蛇咬伤学术会议，成立中华中医药学会外科分会蛇毒医学专业委员会，并当选为常务副主任委员兼秘书长（主委由谭新华担任）。本次学术会讨论了蛇毒咬伤中西医毒理及病理、解毒排毒的一般规律和特殊规律，毒蛇咬伤、毒虫咬伤、昆虫性皮炎的临床治疗，并编辑出版学术论文。

1991年10月喻文球主持召开全国中医毒理研究学术会，本次学术会以中医治疗感染性、过敏性、赘生性疾病的解毒排毒、以毒攻毒治法和方药为研究对象，结合六淫学说、伤寒温病学说的学术理论，汲取现代科学和中医临床的经验和理论，研究各种邪毒的性质、特点和病理规律，人体正气与邪毒相互斗争关系，包括邪毒对机体的伤害和机体本身解毒与排毒的机能，并研究毒素和具有毒副作用的药物对人体某些疾病的治疗作用。本次会议提出中医毒理学是一门多系统、多学科的应用性学科，是开拓中医高理论、高技能的一条新的通路，有志于从事中医毒理研究的人必然是一些富于远见和创新精神的开拓者等论断。

1993 年 7～10 月，作为江西省医疗队队长，喻文球在江西萍乡芦溪区中医院工作 3 个月，并帮助该院建立中医外科皮肤科。

1995 年喻文球被评为江西省高校中青年骨干教师。

1998 年 10 月喻文球作为副主编，参与编写中医药高级丛书《中医外科学》，执笔书中瘿、瘤、岩三章节计 16 万字，第一次较大篇幅论述了中医外科范畴的体表肿瘤。以往中医外科学教材对此类内容论述欠详，本书尽可能联系一些西医知识并加以中医化，从而使中医体表肿瘤理论得到较大的充实，并第一次用专节阐述体表非肿瘤性肿块概念及诊断、治疗。

1998 年喻文球荣获江西省教育厅优秀教师二等奖，1999 年荣获江西省教育工会十佳医生奖。

1999 年 1 月喻文球主编《脉管炎与静脉曲张》，简明扼要说明近 100 个相关问题。

2000 年 7 月喻文球主编现代中医系列丛书《中医皮肤性病学》，该书篇幅 116 万字，较为系统地论述了中医皮肤病的学术思想，由中国医药科技出版社出版。该书写作与出版得到我国著名皮肤病专家张志礼、徐宜厚两位教授的推荐，为本书的写作提出了很多有益的建议和鼓励。此书编写以反映中医古今对比研究和现今最新学术进展为目标，以中医基本理论为指导，汲取现代理论研究成果，尽可能使中医皮肤病理论得到充实、完善，并体现时代特色。该书中大力收集全国各地专家学者的研究文献，并把编写者的经验有机地融汇进去，还在病机上作了阴阳失调、邪正虚实、表里出入、脏腑功能失常、应变失常、气血经络失和等独具特色的理论分析。

2001 年 2 月喻文球被授予江西省名中医称号。

2002 年 7 月喻文球主编全国高等中医药院校成人教育教材《中医外科学》。本教材是在原全国高等中医院校函授教材《中医外科学》基础上，结合成人教育经验、特点编写，注重了中医外科的系统性、连贯性，突出中医特色，中西贯通，重点突出，知识面广，由浅入深，层次清楚，利于学生自学和掌握。本教材进一步明确了中医外科定义，认为中医外科是一门以中医基本理论为指导，以四诊八纲为基本方法，从人体内外是一个有机的整体来认识外科疾病，在外科疾病的发生和发展上强调毒邪与正气的关系，在诊断上重视辨证与辨病相结合，在治疗上要求局部与整体并重的一门完整学科。该书提出了化脓性外科疾病、赘生性外科疾病和虚损性外科疾病的具体概念及发病病因特点；在病机上应用病机十九条分析中医外科疾病；分析了消、托、补三大内治法则应用机制、临床应用、注意事项；对皮肤性病章节做了较大充实。

2003 年喻文球被确定为全国第三批名老中医药专家学术经验继承工作指导老师。

2005 年 1 月 20 日中国中医药报中国医师版发表喻文球名医风采。

2005 年 6 月 20 日在中国中医药报中国医师版发表《名医名方——红斑狼疮方》。该方以益气养阴、解毒化瘀为原则，对系统性红斑狼疮缓解期有较好疗效，应用此方可改善症状、撤减激素，甚至达到临床康复。

2006年10月喻文球当选为中华中医药学会外科分会副主任委员。

2007年喻文球主持国家中医药管理局课题"隔蒜灸治疗毒蛇咬伤的临床疗效评价"，该课题顺利结题并通过国家中医药管理局组织的专家鉴定，于2010年拍摄"隔蒜灸治疗毒蛇咬伤"国家中医药管理局专项技术推广光盘，介绍此种技术操作方法及注意事项等。该方法利用"火引毒邪外出"，使毒邪移深居浅，失去毒性活力。

2008年喻文球主持科技部、国家中医药管理局行业专项课题"蝮蛇咬伤中医药干预综合治疗规范化临床研究"。本研究包括717解毒合剂、九味消肿拔毒散、隔蒜灸等解毒排毒疗法规范化临床应用。

2008年5～6月喻文球参加江西省抗震救灾医疗队，在四川彭州、龙门山工作1个月。他充分发挥中医药优势，治疗大量外科感染、过敏性疾病的病人，并在彭州市人民医院外科皮肤科指导中医治疗工作。

2009年喻文球主持建成拥有100张病床的2个病区，其中50%为外科病房，50%为皮肤科病房，同时建立了中医外科特色治疗室、药浴室、光疗室、换药室、激光治疗室等，并筹建美容专科。

2010年国家中医药管理局建立喻文球名中医传承工作室。

2011年喻文球荣获江西省科技进步三等奖和江西省教育厅高校科技成果二等奖。

2012年8月喻文球荣获江西省"全省医药卫生系统创先争优活动先进个人"称号。

2012 年 9 月喻文球荣获"全国中医药卫生系统创先争优活动先进个人"称号。

2013 年喻文球被确定为全国第五批名老中医药专家学术经验继承工作指导老师。

2013 年喻文球荣获中华中医药学会科学技术三等奖。

2017 年喻文球荣获"江西省首届国医名师"称号。

三、自我完善，继续创新之路

2012 年建立喻文球中草药园、喻文球中医药美容护肤品实验室。

2013 年建立喻文球传统外用膏丹丸散非物质文化研究室及炼丹房。并常与成都中医药大学外科专家艾儒棣教授讨论传统外用药制剂问题。

喻文球教授几年前在武汉大学参加一个学术会，会上我国著名生物毒素研究专家武汉大学刘岱岳教授说："过去我们说三十而立，如今我要说六十而再立。"这是鼓励那些年岁较大的专家学者不要故步自封，而应利用时代给我们创造的优越条件继续努力研究和工作，争取对事业的更大贡献。喻文球教授经常以此自勉。

2011 年 10 月，他从学科行政岗位上退出，摆脱烦琐的行政事务后，原来计划要做因工作忙没有时间做的事情，现在可以一件一件地去做——喻文球名中医学术经验传承工作室切实按照国家中医药管理局的要求建设好；《中医外科毒理学》一书已基本完稿；新版《中医临床皮肤性病学》即将完稿，该书整理研究临床常见病、疑难病，力求体现喻氏风格和特色。

喻文球中草药园建设于江西省抚州市金巢经济开发区内，交通便利快捷，从南昌出发经高速公路（福银高速）1小时到达，从南昌坐火车经向莆铁路半小时到达。这里是"盯江医学"发源地之一，宋代著名外科、妇科专家陈自明出生于此，其《外科精要》对中医外科学的发展有重要影响。园区所在地民风淳朴，传统农耕文化与现代都市文化相互映衬。园区初期建设面积约800平方米，栽种乔木、灌木、草本等多种名贵中药，今后研究方向是栽培技术、嫁接技术、推广种植等。

喻文球中医药美容护肤品实验室自费购买多种试剂及基本设备，形成基本研究工作条件，今后将逐步优化工作条件和设备。现有研究项目包括本草舒美精华水系列（分为祛脂消痘、增白祛斑、爽肤洁体三大类）、美肤润肤乳化剂系列。

喻文球传统外用膏丹丸散非物质文化研究室及炼丹房以传统铅丹硬膏为重点，分外科类、皮肤科类、伤科类、穴贴类进行梳理研究，将传统工艺保留下来。研制丹水飞工艺技术，研究炼制丹的升丹和降丹传统工艺，以及树脂膏、果冻膏等植物天然膏的传统工艺。

四、感言

喻文球教授行医是顺应时代需要而开始的，早期在大队公社和县级医院，即从事县乡基层医疗卫生事业，随后两次上学学习，两次外出进修，走了一条实践—理论—再实践—再理论的发展成长之路。又从一个全科医师转变成一个以中医外科皮肤科为主的专科医师，并主持了这个学科的建设，在学科建设中学术水平不断提升和发展。

学科和学术的发展与社会的发展息息相关，一方面在社会发展中得到发展，同时也受社会消极因素的影响和制约，要把握住学科发展，利用有利因素，克服消极因素，才能把我们的科学事业不断推向前进。

对中医外科广阔而深入的探索，将使我们的思维境界升华到一个崭新的高度，使我们的学术研究和科研精神更加充实、完满。我们要坚持"一切为了人民的健康""为人民服务"的正确方向，锲而不舍地临床实践，努力开拓未知科学境界，才能卓有成效地开发自己的智力和潜能。

科学研究应尽可能避开功利，摆脱世俗的纠葛，使我们的科研精神更加洁净。用平常人的心看待自己，同时也用平常人的心看待别人。科学研究事业是人民的事业，只有形成团队，相互给力，才能形成合力。

喻文球教授是一位可亲可敬的师长，从医五十载，他不仅治学严谨，还平易近人，把学生当作自己的亲人，将生平所学毫无保留地传授给他们。在老师的关心和培养下，学生们都在各自的岗位上，和喻文球教授一起为中医药事业的发展辛勤耕耘，并不断有所作为，有所创新。

第二章　中医外科学术思想

喻文球教授从事中医临床、教学、科研工作50年，以《黄帝内经》为理论基础，博采诸家之长，对《外科正宗》《疡科心得集》《外科全生集》悉心钻研，撷取精华，师古而不泥古，学今而善化裁，并结合当今医学新进展开展临床工作。其内科功底深厚，外科诸法精通，在长期的临床实践当中形成自己的独特风格。

喻文球推崇"治病求本""顾护脾胃"的学术思想，强调脏腑失调是外科病发病的关键，阴精亏损是系统性红斑狼疮的发病基础；重视情志因素在外科病发病中的作用，重视脏腑辨证，尤其重视脾胃，视补益脾胃为扶正根本；祛邪则活用清热解毒、利湿化痰、软坚散结、祛瘀消肿等方法；强调"以通为用，聚毒排脓"，对疮疡"以消为贵"的学术思想在实践中有所发扬，提倡逆病机疗法促进肿块消散，解表通里的方法进行解毒与排毒；他十分重视整体观念，主张外病内治，内治与外治相结合；他一贯崇尚实践，临证治疗强调要辨证与辨病相结合，按证施治，审阴阳、辨寒热、探虚实、究气血，洞察病机，辨证用药直达病所，在辨证之中尤其强调阴阳辨证，重视阴阳转化的规律；善于引用《疡科心得集》的温病学术观，并将温病"卫气营血"和"三焦"辨证学说融汇到毒蛇咬伤的辨证论治之中；注重"异病同治，同病异治"的思想，辨证论治，灵活运用。

喻文球擅长治疗中医外科诸疾，对乳腺病、周围血管病、下肢慢性溃疡、复杂性窦瘘、皮肤顽疾、皮肤淋巴肿块等外科疑难杂病，均有精深、独到的治疗经验，对外科病"标本缓急""正治反治"运用具有深刻的体会。于乳腺增生病，除辨证选用疏肝理气、化痰散结、调摄冲任法外，还擅用益气健脾、活血通络法治疗；对于慢性溃疡经久不愈或愈后易复发者，喻文球教授认为疮腐虽净而新肌难生或不生，关键在于疮周"瘀滞"及患者体虚，推崇"祛瘀生新""补虚生新"的学术观点。在治疗上重视脾胃，主张甘寒清热为宜，慎用大寒大苦之品，用药处方时时顾护脾胃，倡导药疗与食疗结合，并重视饮食宜忌；提出热毒血瘀为疮疡基本病机，解毒活血为治疗大法，擅用藤类、虫类等活血通络之品，临证常配伍解表通里法，使毒从外出，毒从下泄，并认为因虚感邪，既病伤正，主张适时应用黄芪、党参等扶正托毒，顾护正气，透表达邪外出，并贯穿治疗始终。重视"久病入络""久病多瘀""外科疾病多痰瘀"的观点，善用理气解郁、化痰软坚、活血化瘀等法治疗外科疑难杂症。创造性地运用"箍毒拔毒灸""隔蒜艾灸"治疗毒蛇咬伤，运用前列腺药油配合箍毒拔毒灸治疗慢性非细菌性前列腺炎，大幅提高毒蛇咬伤和前列腺炎的临床疗效，这几项新技术已在省内外推广运用。创"九味消毒拔毒散（蛇伤外敷散）"外敷治疗毒蛇咬伤；创"717抗蛇毒合剂"系列方剂内服治疗毒蛇咬伤。发表《论系统性红斑狼疮之阴精亏损》《逆病机疗法与体表肿块消散》《呼吸机能中西医理论探讨》《论解表通里法的解毒与排毒》《论清热利湿法治疗痤疮及脂溢性皮炎》等学术论文52篇。

喻文球教授在从医过程中，既善于借鉴前人的经验，又结合自己的临床实践不断加以提高升华。他好学深思，勤求古训，并结合临床实践，融会贯通，独具心得，积累了丰富的临床经验，并形成了自己的学术思想。现将喻文球教授中医外科学术思想介绍如下：

一、重视情志因素在外科病发病中的作用

《黄帝内经》云："百病皆生于气，喜伤心，怒伤肝，忧伤肺，思伤脾，恐伤肾。"陈实功在《外科正宗》的首页中就明确提出"七情六欲者，皆盗人元气之贼也……诸病诸疮，尽皆出于此等之情欲也"，"痈疽发背为何生，好好身躯出此形，内被七情干脏腑，忧愁思虑总关心"。可见，情志内伤是引起外科病的重要因素，调理情志具有很重要的临床意义。喻文球教授认为，外科疾病，其本在内，当以调理情志因素为先。

情志是指七情（喜、怒、忧、思、悲、恐、惊）和五志（喜、怒、忧、思、恐），它是人体对客观外界事物和现象所作出的七种不同情感反应，属于人体正常的精神活动。七情所伤（尤其是长期抑郁、恼怒）与外科病的发生发展有着明显的内在联系。情志活动是以五脏的精气血为物质基础的，与五脏相关。若外界各种精神刺激程度过度或持续时间过长，造成情志的过度兴奋或抑制时，即可导致人体的阴阳失常，气血不和，经络阻滞，脏腑功能紊乱而发病。故《素问·举痛论》云："百病生于气也。"杨上善在《太素·九气》中则将《黄帝内经》阴阳病因转化成内因、外因，他说："人之生病，莫不内因怒喜思忧恐等五志，外因阴阳寒暑，以发于气而生百病。"至宋代陈无择根据《素问·举痛论》中所论九气病证，首倡七情内伤病因论，将七情内伤作为另外的致病因素加以讨论，他在《三因极一病证方论·三因论》中说："七情，人之常性，动之，先自脏腑郁发，外形于肢体，为内所因也。"具体指出情志因素成为外科病病因的理论依据与致

病形式。

随着人们生活水平的提高，生活节奏的加快，工作压力的加大，情志因素已成为外科病不可忽视的重要致病因素。喻文球教授在诊病过程中，认为情志内伤为病，与心、肝、脾关系密切，是以心、肝、脾三脏阴阳失和、气血失调为多见。多由怒伤肝，忧思伤脾，以及五志过极，郁结于内，气血凝滞，经络阻塞而成，如瘰疬、乳癖、瘿病等。若思虑劳神过度，常损伤心脾，导致心脾气血两虚，出现早衰，面部皱纹，憔悴，面色苍白或萎黄；若长期气郁不舒，烦躁易怒，则肝失疏泄，可见面色青灰或黧黑、双目无神、爪甲苍白无华、面肌痉挛、眼睑下垂等。心调控人的情志活动，肝条达则情志舒畅，脾胃乃气机之枢纽，故情志因素所致外科病证亦当注重"从心论治""从脾论治"，而不是仅仅"从肝论治"。

通过临床实践证实情志理论对于临床辨识和治疗外科病具有重要的指导意义。情志内伤不仅可以发生许多外科病，而且在外科病的发展过程中，病人如有激烈的情绪波动，可使病情加重或恶化。随着人们工作节奏的加快及生活压力的加大，外科疾病发病率明显呈上升趋势。精神心理因素在外科疾病的发生、发展中越来越起主要作用。长期实践也证明，相当一部分外科疾病的发生、发展与患者的个性、情感、紧张、烦恼、忧虑等心理因素及社会环境有密切关系，而这些也是外科疾病发病、复发和加重的重要因素。现代医学研究也揭示了中医学的五脏藏神、神志病皆与五脏相关的科学内涵。

情志因素在男科疾病的病因学中亦起着重要作用，情志异常可引起脏腑气机失调而致病。对当前男科病证，喻文球教授十分重视情志因素。七情致病尤为常见，几乎各种男科病均伴有七情病因，或内伤七情，或因病忧虑损伤情志，进而出现性功能障碍等。如怒伤肝，气郁化火，肝失条达而见阳痿、阳强；思伤脾，脾虚则气血乏源，无以荣润宗筋而致阳痿、精少、弱精；脾气虚统摄无权，则发为遗精、滴白；惊恐伤肾，肾不藏精而致早泄、滴白、遗精等。在治疗上主张安定心神，调畅情志，从心、肝入手治疗各种男科疾病。

中医学对情志致病的治疗也有较大优势，治疗手段丰富、疗效显著。《灵枢·口问》说："心者，五脏六腑之大主也……故悲哀愁忧则心动，心动则五脏六腑皆摇。"指出了各种情志刺激都与心有关，心又是五脏六腑之大主，心神受损可累及他脏。在治疗上遵照"七情内伤，虽分五脏，而必归于心"的原则，处处兼顾心的辨证。此外，还总结出诸多外科病演变有从气郁、郁结、血瘀、瘀滞的普遍规律，认为致病根本在于"郁"，诸病由郁而生，诸郁因病而致。针对当今生活节奏、社会环境的改变，由郁致病更为多见。在临床上若注重情志因素致病，采取针对治疗，外科病的诊治将会取得更大进展。

二、脏腑失调是外科病发病的关键

脏腑是人体的主要组成部分，脏主封藏，腑主通达，一静一动，动静结合，相互协调，相互制约，维持着人的正常生理活动。脏腑失调则产生各种病理变化而致疾病。喻文球教授尤其强调脏腑失调是外科病发病的关键，正如《黄帝内经》所说"正气存内，邪不可干；邪之所凑，其气必虚"，认为外科病发病多是因为脏腑阴阳气血失调，不能拒邪所致。

脏腑病机学说是探讨疾病发生、发展及变化过程中，脏腑功能产生病理变化及其发生机制的学说，不同脏腑的正常生理功能是不同的，所以在病理过程中各脏腑受累与反映的情况也不同。脏腑五大系统的各自生理功能之间相互联系，人体的六腑、五体、五官与五脏都有不可分割的联系。喻文球教授认为外科病虽然大多发于肌肤之表，但与脏腑的关系十分密切。

陈实功《外科正宗》说："五脏不和则六腑不通，六腑不通则九窍疲癃，九窍疲癃则留结为痈。盖痈疽必出于藏脏乖变，开窍不得宣通而发也。"由此可见外科疮疡疾病的发生与脏腑生理功能紊乱有密切的关系。

1. 诸痛痒疮，皆属于心

心主血脉，其华在面，心藏神志，主火，开窍于舌，与小肠相表里。由于心主火，"热盛则痛，热微则痒"，痛和痒与火的关系密切。引起外科病的病因除火热之邪外，风、湿、寒、暑、燥邪都可致病，发病初始并没有火热之象，但蕴久皆可化火。因而清心火、祛邪毒治疗痛痒性外科病尤为重要。又因心主血脉而行气，若气血凝滞则夹心火之热而主痈疽之类。肌肤得血脉的柔养则健康正常，邪毒化火必客于血脉，淫散于肌肤，发生痛痒及其他自觉和他觉皮肤损害症状。清心火亦可达到凉血的作用，血和则肌肤健康。另外，心主神志，若思虑过度，势必耗伤心血，以致心火偏亢而出现烦躁、瘙痒、皮肤致敏性增高等病理状态，所以清心亦可宁神，神志安宁则疮疡可愈。

2. 诸湿肿满，皆属于脾

脾主运化，主统血，主肌肉及四肢，其华在唇，开窍于口，与胃相表里。脾与胃的病理特点主要是主运化功能失调，致生化无源、水湿停蓄而表现出气血不足、生痰聚湿诸证。脾主运化水湿，脾运障碍必成湿浊阻滞，湿浊阻滞又会使脾阳受困，故湿邪也就成为脾脏的主要致病因素。脾的运化水湿功能障碍，则发生皮肤渗出、糜烂、滋水、水疱等病理变化。喻文球教授在临床上曾遇到一病人患阴囊湿疹多年，此前曾用龙胆泻肝汤加减治疗此类患者可获效，此次不仅无效，反而渗出增多，每日阴囊渗出液达数百毫升。后考虑为脾不统摄，改用健脾益气、分清别浊而治愈。

脾居中焦，主运化。脾胃受损，水湿不运，聚而为痰，凝结于皮里膜外，则可发为局部硬结，皮色不变，如痰核等。皮肤结节、肿物除一些属气血瘀滞所致外，大多为湿痰所致，"无痰不成核"，脾为痰湿之源，故也多从健脾化痰治疗。其他如脾不统血可发生紫癜；脾开窍于口，脾胃湿浊还可以发生口周皮炎；脾胃亏损，气血化生乏源，致使肝肾亏损，可发生一些虚损性外科病。

3. 诸寒收引，皆属于肾

肾藏精，主水，纳气，生髓主骨，通于脑，其华在发，开窍于耳及二阴，与膀胱相表里。肾阴肾阳又称真阴真阳，是靠肾精作为物质基础。真阴又称元阴，是人体阴液的根本，通过涵养肝木、上济心火和金水相生等，对各脏腑组织起着滋润、濡养的作用。真阳又称元阳，是人体阳气的根本，对各脏腑组织起着温煦、生化的作用。肾阴肾阳是协调整体阴阳平衡的基础，肾精也可以说是整体阴阳平衡的根源。肾虚所致外科疾病很多，卫气根源于下焦，肾气是卫气的根，若肾气不足则卫气亦虚，可发生易于过敏的病理机制，产生慢性变态反应性皮肤病。肾阳亏虚不能温煦血脉，则导致阴寒凝结，或寒凝经脉，发生雷诺征、血栓闭塞性脉管炎、寒冷性过敏等疾患；肾虚而骨失所养，骨骼空虚，风寒痰浊为患，则生流痰；阴虚不足，虚火上炎，灼津为痰，痰火交凝，生于颈项而为瘰疬；另外，肾的精气亏损可致头发失养、皮毛枯槁、脱发及虚损性皮肤病等。

4. 肺气虚，肌肤不固

肺主气，司呼吸，主宣发肃降，通调水道，外合皮毛，与大肠相表里。皮毛是人体的最外层，防御外邪如同屏障作用。皮毛上有汗孔又称玄府、气门或鬼门，有泄汗、散气以调节呼吸和津液代谢的作用。由于皮毛由肺输布的卫气和津液所温养，所以《素问·阴阳应象大论》说："肺主皮毛。"若肺卫气虚，则卫外功能障碍而易感受邪气，使机体处于高敏状态，发生过敏性皮肤病，如荨麻疹、过敏性皮炎等。肺开窍于鼻，肺火炽盛可发为鼻疔；心肺蕴热，迫血妄行可致鼻衄等。

5. 肝失疏泄，气机郁滞

肝藏血，主疏泄，主筋，其华在爪，开窍于目，与胆相表里。肝失疏泄可直接影响气血津液而发生病变。肝失疏泄，情态异常，多愁善感，皮肤非常敏感，稍有刺激便发瘙痒，易发生神经性皮炎及皮肤瘙痒症等。肝失疏泄，影响肝的藏血，可引起月经失调，而且皮肤病的症状与月经关系密切，往往在经期加重及经后减轻。肝疏泄太过及其他一些原因引起肝血亏损，发生虚损性外科疾病及肢体麻木不仁、爪甲不荣、头发干枯、脱发等。疏泄不利，可发生瘀血阻滞，产生结节及疼痛性外科诸疾。肝胆疏泄不利，湿热内生，下注则发生小便淋浊或下肢丹毒，外发肝经部位可发生带状疱疹等。

喻文球教授认为，外证之本源在于脏腑，此即"有诸内必形诸外也"。应该指出，脏腑之间不是孤立的，而是相互联系和相互影响的，所以在许多疾病中，其脏腑病理变化往往是数脏、数腑同病。如急性、泛发性、热性皮肤病，湿疹，皮炎，脓皮病，带状疱疹等，多由于心肝火旺或肝脾湿热所致。慢性角化性、肥厚性、结节性皮肤病，慢性湿疹，结节性痒疹，慢性银屑病，多由脾虚及肝肾阴虚引起。瘙痒性皮肤病，如神经性皮炎、皮肤瘙痒症、扁平苔藓等多由于心脾两虚、心肾不交所致。

外科疾病虽多生于体表，见症于体表皮、肉、筋、脉、骨等，但与脏腑功能失调密切相关。"疮发于外，实本于内"，人体是一个完整统一的机体，体表与脏腑之间有着密切的联系，内在因素引起的脏腑功能失调或病变，可导致体表某一部位的气血壅滞而发生疮疡，局部疮疡往往是脏腑内在病变在局部的反映。因此，不难理解，脏腑病变可外发为体表疮疡；体表患病亦能影响脏腑的功能失调。《外科启玄·明疮疡大便秘结论》说："大凡疮疡，皆由五脏不和，六腑壅滞，则令经脉不通而生焉。"喻文球教授强调，外科病辨治虽多以局部症状为要点，但必须从整体观念出发，局部辨证与全身辨证结合，外在表现与脏腑内在病变结合，综合参看，审证求因，才能抓住病证本质。

三、论毒的正反作用

1. 毒的含义

毒，在中医学中的含义极为广泛。概言之，主要有三个方面：其一，泛指药物或药物的毒性、偏性等；其二，指病证，多见于外科，如丹毒、委中毒等；其三，指病因，包括能够对机体产生毒害（或毒性）作用的各种致病物质。

（1）毒为火之极：《时病论》说："温热成毒，毒即火也。"《医林改错》说："脏腑受毒火煎熬随变生各脏逆证。"火毒入血攻心则烦躁不安、发狂、神昏谵语、发斑；火毒灼肺则气粗喘息；火毒伤肝则黄疸；火毒伤肾则尿赤、尿闭。《医宗金鉴》说："痈疽原由火毒生。"《华佗神病秘方》说："夫痈疽者，疮肿之作者，皆五脏六腑蓄毒不流。"凡是红肿热痛、溃腐流脓、滋水浸淫等症状都是毒邪引起。《洞天奥旨》说："疮疡之症皆火毒症也。"《黄帝内经》说："热胜则肉腐，肉腐则为脓。"这些说明了热即毒，毒即火。喻文球教授认为，邪变为毒，多从火化，火郁之极则变蕴而为毒。

（2）毒是损害机体，引起严重反应的物质：此类毒包括虫兽毒、食物毒、药物毒等。如蛇毒、蜈蚣毒和蝎毒这类毒素主要是毒蛋白质，包括神经毒、血循毒、混合毒等。食物毒分为两类，一类由含有毒性作用的食物引起，如腐败的蛋白质尸氨中毒、臭肉杆菌中毒、野菇中毒，或由于食物搭配不当（如蜂蜜与鸡蛋、葱）引起中毒；另一类是某种特异体质的人对某些食物的过敏毒性反应，如对异性蛋白质过敏、蔬菜日光性皮炎等。药物毒指药物所含的毒性物质，在一定情况下可成为致病因素，如误服、过服、久服、制作及配伍不当、用法不当等。除上述外，尚有一些特殊的致病物质，亦称之为毒，如《诸病源候论》中提到的"漆毒"，则是因体质因素而成毒。

（3）六淫邪毒与疫疠之毒：六淫邪毒是自然环境中蕴生的六种致病毒素，六淫致病有季节性也有反季节性的特点，六淫均可化火，变生为火毒。疫疠指具有强烈传染力并可迅速损害机体的毒性物质。赵献可把它们称之为阴阳二毒，是天地之间的非常之气。

毒有内毒、外毒之分，内毒因脏腑功能和气血运行失常使机体内的生理或病理产物不能及时排出，蕴积体内而化生。如瘀血日久而为瘀毒，痰浊化火而成为痰毒，以及湿毒、郁毒等亦皆常见。六淫与疫疠之毒虽为外毒，但均可入里，化火内攻脏腑或客于营血。各种有毒物质仍属于外毒范畴，但其传变和毒力均比六淫外毒强得多。

综上所述，所谓毒邪，则专指病因之毒（包括来自外界及体内自生之毒）而言。毒邪是蕴藏在普通食物、药物、动物、植物及自然界的六淫疫气之中，这些"毒邪"作用于人体，大部分人不发病，只有部分人因为体质不耐，禀赋不足，毒邪侵入人体，积聚皮肤腠理而致气血凝聚，经络阻塞，营卫失和，外发于表而成疾病。

2. 毒的正反作用

毒害作用为毒的正作用，毒经纯化后便可成为有益于人体的反作用。

（1）内生的热毒、火毒：前文已述，火毒具有攻心、伤肝、灼肺、伤肾、内扰营血等正作用，但是经过纠偏和纯化以后，则产生有益于人体的反作用。

心火过亢纠偏应用黄连解毒汤，纯化应用养肾阴之六味地黄汤，则心火不亢，阳潜于阴之中，以温肾阳。

肺火过亢纠偏用黄芩、桑白皮、麻杏石甘汤等，纯化用百合、北沙参、麦冬，则肺火潜于肺阴之中而生气司呼吸，通调水道，下输膀胱。

肾火过亢即为相火偏盛，纠偏用黄柏、知母、泽泻、丹皮等，纯化用生地黄、熟地黄、山萸肉之类，则肾阴阳相合，化气利水，温煦，为一身阳之主也。

胃火过亢则用石膏、知母泻之，纯化用石斛、玉竹、麦冬，则脾胃运化健旺，胃纳脾输同为一身气机之枢纽。

以上本于脏腑功能和阴阳的对立统一，阴损则阳亢，故《外科正宗》曰："五脏之火，皆赖一脏肾水滋之。"说明阴不足以潜阳则火毒亢炎。《黄帝内经》说："心主火。""诸痛痒疮皆属于心。"说明心不能主火则变生火毒症状，不能主火为火之有余，纠偏以泻之，阴不足潜阳则纯化之，此即壮水之主以制阳光。故张景岳说："天之大宝仅此一轮红日，人之大宝仅此一息真阳。"说明要特别爱惜阳气，对部分亢阳则养阴以纯化之，此亦符合前贤所论人体"阳常不足"。

（2）特定毒性物质

①蛇毒中的神经毒可阻断神经肌肉接头，引起外周性呼吸衰竭；血循毒对心血管系统和血液进行毒害，产生心衰、肾衰、休克等危重情况；蛇毒中的酶可以溶解肌肉使组织液化，破坏 ATP 影响神经介质的合成。蛇毒经纯化后，制成蛇毒抗栓酶，可溶解血栓治疗中风或脉管炎，或制成抗风湿、抗结缔组织病、抗肿瘤等顽症的治疗制剂。新鲜的蛇毒、蜈蚣毒、蝎子毒，毒性是剧烈的，但经过加工、炮制、煎熬等纠偏和纯化以后，便产生质的变化，毒蛋白是高级营养物质，是兴奋剂、强壮剂，可以扶正补虚、改善虚弱、消除疲劳、壮阳兴痿、化瘀通络、息风镇痉、攻毒疗顽。因为这种毒的物质包含了反物质的特点，它可以摧毁盘聚瘀结的病邪。

②有毒的中草药经过纠偏和纯化的炮制及煎煮后，可成为攻克顽疾、治病救人的妙药，这一类药物的纯化是体外纯化，并在炮制的过程中大多已采取纠偏措施。

③对于野菇毒及食物毒，目前尚无确切的纠偏和纯化办法，故其中毒的毒性反应十分强烈。喻文球教授曾在黎川县工作，该县每年死于野菇中毒有数十例，无解救的药物，属重点研究攻克的课题，一旦有成果，则可开辟此类反物质的更大医疗作用。

（3）六淫与疫疠之毒

①六淫邪毒侵害人体，产生各类证候，但其传变、病理过

程基本一致，治疗上也有相似之处。如风邪纠偏以祛风药，纯化以活血、柔肝，则可变为肝脏功能的能量，就像人类用风发电那样。寒邪纠偏以散寒，纯化以温肾，则阴阳可为一体，寒则变为人体阴性物质基础。暑邪纠偏以清暑，纯化以益气养阴；湿邪纠偏以理湿燥湿，纯化以温脾健脾；燥邪纠偏以清燥散热，纯化以养阴血；火邪纠偏为泻火，纯化为养阴以清热。此类纠偏和纯化都是在体内进行的。

②疫疠之毒具有强烈的传染性，此类毒邪的临床研究成果突出为纠偏祛毒，很少能进行体内外的纯化，今后应列为研究重点。例如喻文球教授曾收治1例气性坏疽病人，大面积广泛性小腿深部坏死液化，火毒症十分严重，处方黄连解毒汤、清营汤、犀角地黄汤、五味消毒饮等合方祛毒纠偏为主，很难采用纯化法则，只是后期应用了益气托毒。

3. 有毒中草药反作用的应用原则

有毒中草药具有峻猛毒烈之性，功捷效强之能，用之恰当每能起沉疴疗顽疾，用之失误则危害甚大，既不能因为有毒已经纯化纠偏而应用麻痹大意，亦不能犹豫不决，畏而不用。喻文球教授根据临床经验提出以下应用心得：

（1）攻毒：中医学向有"以毒攻毒"的提法，为什么两毒相加不会更毒，而可以攻毒呢？这就是两类反物质互相作用的结果。两类俱强的反作用物质相互作用，则崩解和分化变为无毒。试问服有毒药是否会攻损组织脏器呢？不必担心，它们会同类相斗，如火毒攻心一样。当然它们对组织有一定的损害，这种损害是微小的，而破坏一个旧的有害物质，正是为了建设一个健康的机体。

（2）攻顽：顽症多为郁气、郁痰、郁湿和瘀血交凝而成，互结成不可溶解的抗原抗体复合物，成为顽症，应用一般解毒、化痰、理湿、活血化瘀之药物，疗效甚微，必须用毒性反物质克之才能一举攻克。如蛇毒抗癌、雷公藤克胶原病，全蝎、蜈蚣攻克顽固性皮肤病。

（3）攻实：有毒药物应用于实证是最为适宜的，这符合实证宜攻的特点，能迅速排解病理产物，消除致病因素。对于体质虚弱者，需要在扶正的基础上加以应用，否则就有虚虚之虑。

（4）预防：有毒药物多为克伐之剂，要顾护胃气，合理配伍，中病即止，配合得当可以预防有毒药对人体的伤害，减少副作用。常用配伍药有生甘草、粳米、怀山药、大枣、防风、紫草，可适当配伍一二味，以解除后顾之忧。

4. 小结

毒有内生之毒和外感之毒，内生之毒常为脏腑功能失调引起，则变火热邪毒。这类多为素体阴虚阳亢患者。另有素体阳虚患者脏腑功能失调可产生湿毒、寒毒。

外感之毒有六淫邪毒和疫疠之毒，六淫可化热传里，且每一邪毒可直接侵入相关脏腑，外毒入侵则变生为内毒，具有内外二毒共同特性，证候更为严重。疫疠之毒为特殊邪毒，具有剧烈的传染性。

特定的虫兽毒、蛇毒和药食毒亦属外感之毒，其传变之迅速非六淫之所比，损害之严重亦非六淫所及。

各类毒素可致人体组织脏器严重损害，甚至危及生命，但纠偏和纯化后也可有益于人体。内生火毒及六淫毒可在体内纠偏或纯化，而虫兽毒、药物毒多需在体外纠偏和纯化。另外，对于疫疠之毒及食物毒，目前尚无纯化的好方法。

正确认识毒的正反两方面的意义，在于解毒纠偏及化毒为宝，并正确运用有毒药治疗疑难杂症，也就是说毒既存在有害机体、损害脏器的一面，也可以纯化为能量和动力，激发人体潜能，以治疗宿疾顽疾。

四、《疡科心得集》的温病学术观

喻文球教授认为，外科疮疡起病与温病相似，均属于感染性因素所致，所谓"热蕴六经为温病，毒骤一处为外疡""能治温病，即能治外疡"，其道理是可以互通的。

在中医外科学术流派中，以陈实功《外科正宗》为主的正宗派，在外科疾病的辨证施治上，是按照"痈疽"肿疡与溃疡两个阶段，分别用消、托、补三大法治疗。而以王洪绪《外科全生集》为代表的全生派，则是按照"痈疽"证候分阴阳两类来辨证施治的。

中医外科学发展到清代，随着温病学新理论体系的诞生，温病学说也向外科渗透。温病的特点，在症状方面，热象较盛；在病理方面，容易化燥伤阴。而外科的热性病，如痈、疽、疔、疖、发、丹毒、流注、附骨疽等急性感染性疾病，都有发热等温热病症状，与温病有着明显的共同特点。在很多外科医籍中，古人习惯上把外科疾病统称之为"痈疽"，并且很早就认识到"热胜则肉腐，肉腐则为脓"，认为外科感染性疾病与热邪有关，后世《医宗金鉴·外科心法要诀》对外科病因做了高度的概括——"痈疽皆由火毒生"，更进一步指出了感染性外科疾病都是由火热毒邪引起的。这为高锦庭外科温病学说的诞生奠定了理论基础。

1. 应用三部位病机论对外科病进行分析和归类

高锦庭深受温病学说的影响，并首次将"三焦辨证"引入外科领域，提出"盖以疡科之证，在上部者，俱属风温风热，风性上行故也；在下部者，俱属湿火湿热，水性下趋故也；在中部者，多属气郁火郁，以气火之俱发于中也"，创立了"三部病机"学说的辨治思想。指出了外疡发病的部位、病因病机与六淫之邪的关系，确立了邪在上者宜疏风散表透邪，在下者宜清热利湿解毒，在中者宜行气降火开郁的治疡原则。

人体上部属于上焦所辖，肺主表，肺为华盖，居处最高，故风温、风热之表邪易于侵犯。外疡的特点一般都是宣浮肿胀、发病急骤。

人体中部属于中焦所辖，肝胆属中，肝主疏泄，肝胆气郁化火外发，常见症状是肿胀、疼痛甚、发热、口渴、烦躁、大便秘结等。

人体下部属于下焦所辖，下焦为水湿的外出通道口，肾与膀胱湿热外泛，加之外感湿邪，湿有重浊趋下的特点，故下部发生外疡多为湿热所伤。其临床特点有肿胀木硬、暗红、酸胀疼痛、行走不利等症状。

以人体上、中、下三个部位为辨证之纲，结合各个具体不同的疾病，即把辨病作为目的，则便于治疗疾病的规范化，使治疗的目的性与有序性结合起来。

以上、中、下三部位辨证为纲，以辨病为目，就能更科学地应用中医同病异治的理论，如痈，颈痈初起散风清热解毒，应用普济消毒饮或牛蒡解肌汤；脐痈则以解毒泻火为主，应用黄连解毒汤；而发生于下部的痈则应用清热利湿为主。这种在外科疾病辨治中应用三焦分证之法，分析病因，讨论病理，归纳证候的"审部求因"的观点和方法，反映了部分外科疾病的规律，丰富和发展了中医外科学的内容。

2. 全面系统地论述了邪毒内陷、内攻五脏的新观点，创三陷变局学说

在高锦庭之前虽然亦有邪毒内陷、走黄及"五善七恶"之类论述，但均不系统、不透彻，虽然认识到外疡因失治、误治，邪毒超过了人体正气的防卫能力，可以导致邪毒内陷入里而引起严重的全身症状，但对内陷的分类、毒邪内攻的病位尚未系统地认识到。高锦庭根据温热病的基本特点，结合人体体质分析了邪毒内陷的规律。在《辨脑疽对口论》中认为"由于邪毒盛"，加之"正气内亏，不能使毒外泄，而显陷里之象。此由平日肾水亏损，阴精消涸，阴火炽盛而成，其危险不能过三候矣……火陷者，气不能引血外腐成脓，火毒反陷入营，渐致神迷，发痉发厥；干陷者，脓腐未透，营卫已伤，根盘紫滞，头顶干枯，渐致神识不爽，有内闭外脱之象；虚陷者，脓腐虽脱，新肉不生，状如镜面，光白板亮，脾气不复，恶谷日减，形神俱削……"。提出陷的不同证候，对于陷的治疗进一步增强了目的性，如火陷宜泻火解毒、清营凉血，干陷者宜清热解毒、养阴凉血，虚陷者宜补虚托毒，而不至于泛泛地应用解毒托毒。高锦庭的三陷变局学说，为后世疡科医生治疗阴疽陷证，判断预后，指明了方向。

在热毒内陷的病位上，高氏还做了定位性的分析，他在《疡症总论》中说："外证虽有一定之形，而毒气之流行，亦无定位，故毒入于心则昏迷，入于肝则痉厥，入于脾则腹疼胀，入于肺则喘嗽，入于肾则目暗手足冷，入于六腑亦皆各有变象，兼证多端，七恶叠见。"提出邪毒内攻脏腑的理论与热病里证病机转归，揭示了热毒内陷、内攻的一般规律，说明了疮疡热毒内攻的热闭心包、热甚动风、热阻肺络、热毒攻脾、热厥亡阳等病理机制，使温热病的理论在感染性外科中得到了充分的应用。这与西医学

全身化脓性感染脓毒血症、败血症的理论基本吻合，从而创立了温病学派理论。高氏结合温病热入心营和邪陷心包理论，创三陷变局论，对疮疡危重症病理的阐述，深化了对外科危重症的认识，发展了中医外科理论，为治疗外科急重症提供了新的理论依据。并将陷证与七恶证联系起来加以分析、归纳，为后世对"三陷变证"及变证所见恶证的危象、预后及内攻脏腑的辨证做了概括性的精辟论述，在当今仍不失其重大临床意义。

3. 仿温病卫气营血证治来治疗感染性外科疾病

相较于外科正宗派提出的在疡病初起、成脓及溃后期分别采用消、托、补三法，高锦庭更强调疾病不同阶段的辨证论治，指出疮疡初起，邪不甚深重，在经在表者，宜用疏解清透法治之。在《辨颈痈锁喉痈论》中说："颈痈生于颈之两旁，多因风温痰热而发……初起头痛，身发寒热，颈项强痛，渐渐肿赤，投以疏解散邪，势轻者即能消散。"疮疡脓即成未成之时，邪毒炽盛者，宜用清泄拔毒法治之。在《辨喉蛾喉痈论》中说："至三四日后，胀甚痰鸣，汤水难入……服清火彻热汤饮，如黄连解毒汤……若不大便者，可用凉膈散通腑泄便。"疮疡脓成未溃之时，邪毒深入，入营入络者，宜用清营解毒、凉血通络法治之。如在《辨发背搭手阴阳虚实异证同治论》中说："发背、搭手之为疡重矣……更与银花解毒汤，或犀角地黄汤清营解热……又发背搭手及脑疽……有忽发流火者，其人憎寒壮热，甚至神识昏迷，疮口四边红赤，延开四布，切勿惊惧，斯时可用凉血清解。"

外科疮疡的发生发展变化过程符合温病卫气营血的辨证规律，逐步由表入里、由浅入深、由轻到重、因实致虚而次第传变。疮疡初起，局部肿痛结块，伴发热、微恶寒等，病在卫分；疮疡中期，局部肿痛加重，皮肤焮红灼热，伴寒战高热、口渴、便秘、溲黄等，乃毒入气分，多见于热盛肉腐成脓之际；疮疡后期，若皮肤斑疹且其色紫滞，伴高热、烦躁、神昏谵语，乃病在营分，多见于正虚邪盛，邪毒扩散或内陷之际；若皮肤瘀斑且其色深红，或疮面渗流血水，或见尿血、便血、吐血、皮肤黏膜出血，伴高热、烦躁、谵语发狂，乃病在血分，多见于邪毒扩散或内陷之极期。其治疗原则按卫、气、营、血辨证立法，如《叶香岩外感温热篇》云："在卫汗之可也，到气才可清气，入营犹可透热转气……入血就恐耗血动血，直须凉血散血。"喻文球教授在治疗急性感染性外科疾病方面，善用气、营、血分方药，对热毒在气分，以高热、烦躁、便结为主的，应用黄连解毒汤，以清泻气分实热；热毒在营分，症见发热，口渴不欲饮，时有谵语的，应用清营汤；对于热毒客于血分，见高热、谵语、出血、衄血等症，应用犀角地黄汤。对于热毒内陷、热闭心包等，还应用三宝。此外，还以辛凉解表之牛蒡解肌汤代替辛温解表之荆防败毒散，以清热利湿之渗湿汤代替升散苦寒并用之当归拈痛汤。

最值得提出的是，对火毒攻心的治疗，《外科正宗》《医宗金鉴》在疗疮"走黄"昏迷时用七星剑汤，方中有麻黄、苍耳子等温散药物，而《疡科心得集》在辨治龙泉疗、虎须疗、颧骨疗中治疗疗毒走黄，改服三宝及犀角地黄丸，这些都说明了高锦庭从理论和实践两方面都十分重视温病学理论的应用。此外，高氏还强调，初起或热盛之时，勿妄投寒凉克伐之剂，以免损伤脾胃；溃后补托之际，须不忘顾护脾胃，以使饮食得进，正气得复。

颜面部疗疮、烂疗、有头疽、锁喉痈、走黄内陷等急性疮疡，毒热之邪势猛力峻，极易入侵营血，灼阴耗津。喻文球教授主张根据温病卫气营血的传变规律，先安未受邪之地，早期加生地黄、赤芍、牡丹皮等凉血散血药物，截断疮毒深入营血的传变，扭转病势发展。宗温病学"温病下不厌早""存得一分津液，便有一分生机"的学术思想，主张"急下存阴"，早用大黄、玄明粉等通腑攻下，使毒从下泄，邪有出路，釜底抽薪以熄火；并对温病养阴法尤有心得，认为外疡、内痈、皮肤病等，凡口干咽燥、舌质红、舌苔光剥、脉细数者，皆可用养阴法，常用生地黄、玄参、麦冬、石斛、沙参等滋阴增液之品以生津护阴。

高锦庭在各类疮疡的治疗中，均吸收了温病学的治疗思想，并创造性地把温病学治疗原则与疮疡辨证论治结合起来。总之，本书对外科温病学派的形成不仅奠定了理论基础，而且在实践上也开拓了先河。

五、论解表通里法的解毒与排毒

《黄帝内经》说"汗之则疮已"，就是说通过发汗使侵入肌表、卫表的毒邪随汗出而解。因为外科的有形之表象较长时间都存在，所以决定了较长时间内都要应用解表法。邪毒入里，气热内结，大便不通，出现里实热证，应用通里法可以疏通脏腑、排泄内蕴之热毒，从而使邪去毒消，脏腑安和，营卫昌盛。太阳寒毒不化，循经可侵入膀胱，使寒水毒邪凝结于内；又因"诸痛痒疮，皆属于心"，心经火毒可移热于小肠，下注膀胱，使膀胱积热；三焦亦为水之道路，三焦之湿热邪毒也可以注入膀胱。故采用利尿的方法，可排除体内邪毒。

在外科疾病的发生和发展过程中，始终要重视毒邪与正气的关系，不管是外感的邪毒还是内生之邪毒，其治疗要则都必须解毒和排毒。

1. 外科表证与里证相关联

外科疾病大多发生于人体体表，故基本上都能呈现出形态上的表证，以及由邪毒而引起的全身性的表证。另外，邪毒入里则可产生毒邪内蕴之里证。

《黄帝内经》指出："三焦膀胱者，腠理毫毛其应。"说明三焦膀胱和体表毛窍之间有着特殊的联系。皮毛为肺之合，肺与大肠又相表里，故肠胃与肺和皮毛亦有相应的联系。既然如此，一旦由于肌表或胃、肠、三焦、膀胱有邪气停留，必然影响、阻碍了气在这一通道内的循行和出入，因而往往里气结滞，表气不通，既显里证，又见表证，而此时采用解表通里之法，尽管只作用于其中一个部位，但正是由于这一作用使毛窍和三焦、膀胱、胃肠内的这种气的升降出入通道得以疏通，通道得通，气得畅行，自能驱邪外出。故由于里邪壅滞而致肌表郁滞者，通里即能解表；反之，由于邪留肌表而致里气不通者，解表可助通里。

太阳主表，统卫外之气。毒邪入经，太阳首当其冲。肌表是人体的卫外，所以外感邪毒侵犯肌表，不仅有红肿热痛的有形表证，而且还有发热、恶寒等卫表之证。若恶寒、发热、无汗、脉浮紧，为寒毒犯表实证，为人体卫气充实，腠理固实，营阴内守；若恶寒、发热、汗出、脉浮缓，为寒毒犯表虚证，为卫气不足，阳气不守，营阴外泄。太阳内属膀胱、小肠，膀胱为州都之官，气化出焉，外感邪毒不解，循经入腑，就可以出现阻碍膀胱气化的蓄水证，为寒热邪毒互结，阻滞膀胱气化，导致邪毒内蓄的里证发生。

太阳外感邪毒化热可循经传入阳明，出现气热外蒸的阳明经证，或出现气热内结的阳明腑实证，而气热外蒸更可耗伤津液，形成或加重气热内结的阳明腑实证。由于大便秘结不通而邪毒内蓄，邪毒内攻脏腑，可发生严重的全身性感染。

肺主气属卫，卫主卫外。卫分证是由于温热邪毒由口鼻而入，侵犯于肺，症见发热、微恶风寒、脉浮数等症。肺合皮毛，皮肤肌肉的感染势必影响肺卫的功能，病虽不由口鼻而入，而是温热邪毒侵犯皮毛，皮毛合肺，故亦为侵犯肺经。卫表邪毒不解侵入气分，形成气热外蒸或气热内结的里实热证，此与太阳经毒邪传阳明相同。卫分证可向气、营、血分传变，产生严重的全身性感染症状。

上述伤寒六经之太阳之表证与卫气营血之卫分表证，这两种表证的病位实际上是一致的，只不过是病邪性质不同出现寒热证候差异而已。太阳为风寒邪毒所侵，故以恶寒发热为主症；卫分为温热邪毒所侵，故以发热重、微恶风寒为主症。由于外科病外感邪毒常多种不同性质毒邪杂至，故很少有绝对的风寒或风热之邪，故在临床上根据具体情况两种解表法常常互为补充应用。

2. 解表通里法的解毒排毒机理

西医学把全身性感染分为菌血症、毒血症、败血症和脓毒血症。菌血症是细菌进入血液，但很快被消灭，只产生轻度的发热或恶寒症状，这相当于中医学的表证。毒血症是细菌的毒素进入血液循环对血液产生毒害，发生持续性高热；败血症为细菌在循环血液中生长繁殖，发生稽留热型的寒战高热；脓毒血症为细菌栓子进入血循环，或随血循环停留于某些组织器官中，发生弛张热型的寒战高热，这三种全身性感染相当于中医学的气、营、血分证。

邪毒进入机体后，早期大量的毒素可以经肾脏从小便排出，而到了中晚期则主要依靠网状内皮系统和肝脏的解毒功能了。从这里我们已经能够看出通利二便对于解毒排毒的重要性。

外科病邪毒感染的早期属于菌血症，由于细菌及其毒素的刺激产生的表寒或表热之证。解表药具有发汗解热、增强体表循环、抗菌抗毒、镇痛等作用，发汗解热可降低机体过高体温和排除毒素，增强体表循环可以改善体表小动脉痉挛，使恶寒症状解除；抗毒抗菌可以消除致病动因；镇痛作用的发挥可以改善机体痛和抗痛平衡的失调，解表药的"解表"作用可能就是上述药理作用的综合。

《黄帝内经》对于应用解表法治疗外科邪毒所致疾病早有深刻的认识，"汗之则疮已"就是说通过发汗使侵入肌表、卫表的邪毒随汗出而解。因为外科病的有形之表证较长的时间都存在，加之肌表溃破外邪还会不断入侵，所以外科病的表证虽然会改变，但却存在时间长，所以决定了在较长时间内都要应用解表法。

阳明或气分的气热内结，大便不通，邪毒内蓄，出现邪毒炽盛的里实热证。泻下法具有祛邪扶正的作用。现代研究发现泻下法可排除蓄积大便，避免自身中毒，具有排毒作用。邪毒侵入人体的中后期依赖网状内皮系统和肝脏解毒，若大便不通则肝脏解毒功能受影响，因此通涤大便具有促进肝脏解毒的作用；同时具有诱导消炎作用，因为泄泻作用可反射性诱导其他部位炎症的消除。总之，通里法可以疏通脏腑，排泄内蕴之热毒，从而使邪去毒消、脏腑安和、营卫昌盛。

太阳寒毒不化循经可侵入膀胱，使寒水毒邪凝结于内。又因"诸痛痒疮，皆属于心"，心经火毒可移热于小肠下注膀胱，使膀胱积热，水液黏滞，热水毒邪凝结于内。三焦亦为水之道路，三焦之湿热邪毒也可以注入膀胱，使湿热邪毒蕴结于内。采用不同的利尿方法均可排除体内的邪毒，此与通便排毒意义同等重要。

由于外科病外感邪毒产生的有形之表证可以较长时间存在，而且因为肌表溃破又可不断感染表邪，外科致病因素多为火毒，故传变较为迅速。基于上述原因，决定了解表通里法是治疗感受邪毒外科病的主要法则。

《灵枢·本脏》说："肾合三焦膀胱，三焦膀胱者，腠理毫毛其应。"这说明了人体水脏、水腑、水道三位一体的气化功能，太阳经和皮毛疾病很容易影响肾与膀胱的气化功能，这不仅是因为外邪可循经传入本腑，而且还可以表里相传直接入里。另外，太阳传阳明、卫分传气分所致的气热内结都是循经而传，故外科表证也很容易出现热结便秘，导致表里俱实之证发生较多，这就需要表里双解，内外分消，才能达到干净彻底地驱除毒邪的目的。

3. 解表通里法处方举例

《医宗金鉴·外科心法要诀》是一部总结清代以前中医外科经验的典籍，在论述外科的病因方面，认为"痈疽原由火毒生"，指的是因为火热毒邪为主要的直接病因，其他邪气侵袭之始虽然不呈火象，但蕴久皆可化热化火，这与伤寒寒邪化热是同样的机理；再者，从疮疡的症状来看，大多有红肿热痛和溃腐流脓，而热胜则肉腐，肉腐才为脓，所以从症状上看实际也是火热证候。但由于表邪可不断侵入，这样就形成了已化成火毒传里的里证，又不断产生新的表证，形成较为复杂的病因病机，因而在《医宗金鉴》中应用解表通里的方剂成为治疗外科疾病的一种法则，清热解毒是重要的环节，解表通里法也不例外，即把排毒与解毒结合起来。

4. 注重疏通经络

外科病总的病机是经络阻塞、气血凝滞。这虽然大都是由于邪毒而引起，解毒排毒也可以改善经络阻塞，但在辨证用方中适当加上疏通经络、调和气血的药物，对逆转病机更为有利。

5. 注意顾护胃气和津液

因为解毒药多为苦寒之剂，久服易于伤败胃气，脾胃为气血化生之源，气血盛衰与否与外科疾病关系极为重要，故解毒药虽能祛邪，亦能伤正，所以应处理好这对矛盾的关系，做到祛邪而不伤正。解表发汗及通利二便易于耗伤津液，一则血、汗、津液同源而耗伤气血，损伤正气，再者津液一伤，无水制火而使火毒更炽，因此发表通利排毒应预防耗伤津液。

综上所述，应用解表通里法解毒排毒，要把人、病、药三方面的关系摆正，既要解毒祛邪，又要护卫正气，在治疗过程中做到阴阳平衡，则能达到解毒排毒、治愈外科疾病的目的。喻文球教授的主张对中医外科疾病的治疗具有极其重要的指导价值，不论内治、外治，都应注意应用解毒排毒方法，使邪外出，从而达到邪祛正安。

六、论清热利湿法治疗皮脂溢出性皮肤病

皮脂腺疾病中的皮脂溢出、脂溢性皮炎、寻常痤疮等，都有皮脂分泌过旺、皮脂外溢及皮肤油腻的病理机制和临床特征，我们可以把上述几个疾病统称为"皮脂溢出性皮肤病"。

皮脂溢出性皮肤病属于中医外科文献所指的"肺风""粉刺""酒糟鼻"等范畴。申斗垣《外科启玄》说："肺风疮……因肺气不清，受风而生……以致气血凝结而所有。"又说："妇人面生窠瘘作痒……乃肺受风热，或姣面感风，致生粉刺，盖受湿热也。"陈实功《外科正宗》说："肺风、粉刺、酒糟鼻三名同种，粉刺属肺，糟鼻属脾，总皆血热郁滞不散……内服枇杷叶丸、黄芩清肺饮。"《医宗金鉴》说："肺风粉刺肺经热，面鼻疙瘩赤肿痛，破出粉汁或结屑，枇杷颠倒自收功。"这些论述指出了该类

疾病系由肺脾胃病变以致湿热之邪郁滞鼻、面部，在鼻面部起红色丘疹及有油性和粉垢物溢出，合并鳞屑或痂皮，这与上述几种皮脂溢出性皮肤病症状基本相同。肺风、粉刺、酒糟鼻，病名虽不同，但有共同的病机和临床特点，故可合而论述，以找出共同的辨证论治规律。

喻文球教授运用"水升油浮、热煎油出"的现象类比油性津液外溢系机体内部湿热之邪煎浮外出，而湿热内生总不外脾、肺、膀胱等功能改变，气机升降、水液代谢功能障碍。因而在治疗上当通过调整脏腑功能、清热利湿，以求达到抑制皮脂外溢的作用，才能避免诸症的产生。用清热利湿法抑制皮脂外溢，不仅仅是控制疾病的本身发展，而且有着保护津液、维持阴阳平衡的重要意义。初起多湿偏重，治脾为要；久则壅湿生热，当辨湿热偏盛，治宜辛开苦降，通调水道，疏肝行气，泻火散热；阳明热盛者泻热存阴，清热凉血，解毒祛邪。总之，通过辨证选法、用方下药，通过对脏腑的多系统调节控制，达到"脏腑洁而营卫昌，湿热除而皮脂敛"的治疗目的。

喻文球教授把皮脂外溢现象和"热煎油出，水升油浮"的物理现象加以类比，对其病机得到体内功能紊乱、湿热内生、迫油外出新观点。因而，能使我们从脏腑多系统的角度控制皮脂外溢，正确指导临床治疗。这充分说明了"取类比象"的方法仍然是我们发展中医基本理论的重要方法之一。

1. 病机探讨

由于皮脂溢出性皮肤病都有皮脂外溢，以及因皮脂外溢而出现的丘疹疙瘩、血管扩张等炎性病变，古人用朴素的"取类比象"的方法认为这些症状属湿热外泛，又根据鼻面部经络与肺、脾、胃有关，故抽象地认为是肺、脾、胃经湿热外泛，从而制定了清热燥湿及凉血活血等治疗方法。

西医学认为这类疾病是由于神经－内分泌失调及代谢障碍，引起皮脂过亢分泌，由于皮脂过亢分泌及化学成分的改变，使原存在于皮肤及皮脂腺毛囊中的正常菌群大量生长繁殖，侵犯皮肤及毛囊而发生各种继发症。

"有诸内必形之于外。"中医学所认为肺、脾、胃病变导致湿热外泛，与西医学的神经－内分泌失调、代谢障碍、皮脂过亢分泌，都是从整体观上认识这类疾病的发生，但是对这类疾病发生发展的具体认识没有完全明了。如中医学所认为的肺脾胃病变、湿热内生的内部运动规律及外溢油腻性物质的性质、意义都含糊不清或存在认识上的错误，即使是西医学对这些病的发病机理也尚未完全清楚。但西医学通过理化分析已经证实了中医学所称的外溢油腻性物质的湿热之邪叫作皮脂，它含有多种脂类物质，对润滑和保护皮肤起重要的作用，而中医把这一作用称之为正气。所以在这类疾病的认识上中西医存在着性质上的差异。

通过西医学研究的启发，我们在《黄帝内经》中找到了外溢皮脂是属于营润保护肌肤的正气之论述。《灵枢·决气》指出："何谓津？岐伯曰：腠理发泄，汗出溱溱是谓津。何谓液？岐伯曰：谷入气满，淖泽注于骨，骨属屈伸，泄泽，补益脑髓。皮肤润泽，是谓液。"这里就告诉了我们使皮肤润泽并保护皮肤的物质是津液。因此，传统认为外溢皮脂属湿热之邪的认识，必须用《黄帝内经》的正确认识来加以纠正。

既然我们已确认外溢皮脂非湿热之邪而系津液正气，那么这种油性的津液物质是怎样外溢的呢？我们就有必要探讨这种油性津液外溢的内部运动规律。我们可以运用"水升油浮""热煎油出"的物理现象类比油性津液外溢系机体内部湿热之邪煎浮外出。而机体脏腑功能紊乱，湿热内生，总不外乎脾、肺、膀胱等功能改变，气机升降、水液代谢功能障碍。因而它的病机可以归纳为：脾胃运化失职，湿热内生并气机升降不利；中焦气机不利，上则肺气宣降失调，水道不畅，下则膀胱开合不利，旁则肝气疏泄受阻而肝郁化火，因而体内湿热内壅。水湿不下达膀胱，则上升浮油外出；热邪不得疏泄，蕴积化火则煎油外出。湿热内蕴又可化火伤肺胃之阴，则火热更甚，又皮脂属津液，皮脂丢失则局部正气受损，易受外邪侵犯而产生疖肿疙瘩及炎症现象。

2. 清热利湿法的应用机理

如上所述，脏腑功能失调湿热内生、气机升降和水湿代谢障碍为本病之本；皮脂外溢，局部虚损，外邪侵袭则为本病之标。因而在治疗上当通过调整脏腑功能，清利湿热，以求达到抑制皮脂外溢的作用，才能避免诸并发症的产生。用清热利湿法抑制皮脂外溢，不仅仅是控制疾病的本身发展，而且有着保护津液、维持阴阳平衡的重要意义，此与温病学中治湿热、救阴液的意义是基本一致的，根据喻文球教授的临床体会，本病清热利湿法的应用应从如下方面考虑：

（1）初起多湿偏重，治脾为要：本病初起多由脾胃运化失职，升降失调，或有脘腹胀满，纳呆，大便不爽或溏，皮肤有油脂外溢，此时就该健脾行气、运湿化滞，用枳壳、陈皮、薏苡仁、半夏、炒谷芽健脾行气化滞，少加山栀、黄芩、连翘等清蕴结之热。

（2）久则壅湿生热，当辨湿热偏盛：湿壅久可以化热而形成湿热交结，此时不仅皮脂外溢，且可兼皮肤发红，出现丘疹疙瘩。治疗应该辨别湿热的偏盛，宗景岳"热甚者以清火为主，佐以分利；热微者以分利为主，佐以清火"，清火用黄芩、栀子、蒲公英、生地黄、牡丹皮、连翘等；分利用茯苓、薏苡仁、泽泻、桑白皮、车前草、六一散等。

（3）辛开苦泄，通调水道：湿热久蕴，阻遏气机，致气机升降失调及水液代谢障碍，此时应该着重调理气的升降机能，宣通气机为宜，用厚朴、杏仁等辛以开湿郁，以黄连、黄芩、龙胆草、苦参等苦以泄热，用六一散、桑白皮、枇杷叶、车前草、泽泻等通调水道。此用辛为宣展气机之壅滞，以助苦泄通利之药，使湿热下输膀胱，同归于小便而排出体外。

（4）疏肝行气，泻火散热：湿热久蕴，气机郁滞，则肝气失于疏泄，必气郁化火，此时有口干口苦、心烦胁胀、皮肤油脂增多、结节红赤胀痛，治用川楝子、柴胡、茵陈、枳壳等疏理肝气，用龙胆草、栀子、黄芩、夏枯草等泻肝清热。

（5）阳明热盛，泻热存阴：湿热化燥，伤及胃阴，则胃热亢盛，出现口干欲饮，皮脂外溢反而不多或皮肤干燥，结节红痛，此时治当以石膏、知母寒凉清泻胃火，用生地黄、玄参、沙参、玉竹等滋养胃阴，则能使胃阴不燥，液津不竭。又湿热壅积，化燥积滞于阳明大肠，大便干硬或秘结，同时出现肺热亢盛，治用大黄、厚朴之辈，釜底抽薪，泻热导滞护阴。

（6）清热凉血，解毒祛邪：周学海《读医随笔》说："盖人身最热之体，莫过于血。何则？气之性热，而血者气之室也，热性之所附骊也。"湿热内壅，邪热必藉血液循至皮肤煎熬皮脂外溢，再则湿热之邪可以化火，外感邪毒蕴结肌肤亦可化成火毒，从而出现局部结节的红肿热痛、化脓及其他火毒壅结症。因此可用牡丹皮、生地黄、赤芍、玫瑰花、鸡冠花、生槐花、白茅根等清热凉血活血，用蒲公英、金银花、野菊花、连翘、白花蛇舌草等清热解毒。

疾病的发展变化往往诸经、诸脏合病，湿热偏胜往往互相转化。故上述诸法常须辨证综合使用。总之，通过辨证选法用方下药，通过对脏腑的多系统调节控制，达到"脏腑洁而营卫昌，湿热除而皮脂敛"的治疗目的。

3. 讨论

（1）根据皮脂溢出、脂溢性皮炎、寻常痤疮等疾病的共同病因病机和症状特征，把它们合称为皮脂溢出性皮肤病，目的是把它们按系统联系起来，以求在系统控制论的思想指导下，得到共同的治疗方法，使治疗的目的性和系统性密切结合，力求辨证论治的科学性和正确性。

（2）皮脂是润滑和保护皮肤的重要物质，因而它应该属于人体属阴液物质的津液部分，这一点《黄帝内经》和西医学研究都已说明，所以认为外溢的油脂是湿热之邪的错误观点必须纠正。把皮脂当作人体的阴液，在治疗上就要考虑到祛邪和护阴的关系问题。这不仅对抑制皮脂本身外溢，而且对整个人体阴阳平衡都有重要意义。

（3）把皮脂外溢现象和"热煎油出，水升油浮"的物理现象加以类化，对其病机得出体内功能紊乱，湿热内生，迫油外出的新观点。因而，能使我们从脏腑多系统的角度控制皮脂外出，正确指导临床治疗，这充分说明了"取类比象"的方法仍然是我们发展中医基本理论的重要方法之一。

（4）本文所述的"清热利湿法"，虽源于温病的基本理论，然而它却和伤寒六经辨证及温病卫气营血辨证不同，和三焦辨证亦有差异。清热利湿法强调脏腑功能内因，以脾胃为中心，以气机升降、水液代谢机理为主导，重视脏腑间相互影响和相互制约，并把这些观点作为辨证论治的理论原则。

七、逆式呼吸理论的初步探讨

何谓逆式呼吸？这是指与通常顺式呼吸相反，吸气时胸部和腹部随之膨大的一种呼吸方式。顺式呼吸是以胸式呼吸为主，而逆式呼吸则以腹式呼吸为主。

远古的猿人还没有完全摆脱攀爬行走，故以腹式呼吸为主，而在直立行走以后，由于重力的关系，腹式呼吸逐渐退化，因此胸式呼吸就发达起来。所以逆式呼吸是人类早先固有的一种呼吸运动形式，是现代人固有的潜呼吸的运动。

逆式呼吸是气功的重要基础，研究逆式呼吸可以帮助我们科学地学习和掌握气功。喻文球教授一直坚持修炼少林达摩气功，其中不少功法都用逆式呼吸。下面就理论联系修炼实际对逆式呼吸进行初步探讨。

1. 吐故是为了更好地纳新

逆式呼吸的腹气功用鼻吸气轻而短，用口呼气重而长，目的在于适当地吸取自然界的精气，全面彻底地排除体内的废气。腹部收缩运动与膨胀运动反复交替，"损益盈虚"，以吐气为主，吸气为辅，吐故是为了更好地纳新。比如说，房子里有很多旧东西，如果不把它们先搬出去，就不能把新式的家具搬进来，这就是逆式呼吸的腹气功关键所在。修炼此功法能有效地消除腹壁脂肪而达到减肥、促进消化功能和新陈代谢的作用，对失眠、神经衰弱、颈椎病、气管炎等慢性病的病气排除有显著效果。

2. 可以良性刺激腹腔脏器

腹腔内有消化系统、造血系统、泌尿生殖系统、内分泌与淋巴系统的一部分，并拥有大量的神经、血管。由于顺式呼吸以胸式呼吸为主，腹部运动减弱，易造成废物堆积、血流滞缓，因此腹腔脏器机能减退。逆式呼吸可刺激肠蠕动，从而加速毒素排出，减少自体中毒。腹气功包括了盆腔运动，练习腹气功的同时配合三收，收腹上举，目的在于促进盆腔血流，促进腹腔各脏器机能，对腹腔脏器健康有益，对体循环也有促进作用。

3. 促进精气在三个丹田升降运行

逆式呼吸的吸气时，气从喉头或天目穴进入中丹田（膻中），呼气时从口鼻排出并伴随着腹部膨大，真气又从中丹田下达下丹田（气海）。玄阴玄阳采气法、面壁戊己土等功法就是如此。所以逆式呼吸虽以吐废气为主，也可纳真气，从而使中下丹田精气充足。顶气法及大周天搬运等功法，吸气时在手掌和意念的引导下，可将下丹田的真气上行通过夹脊、玉枕进入上丹田（泥丸宫），从而开发智力和潜能。

4. 有利于废气从皮肤而出

逆式呼吸呼气时，是控制肺鼻呼气，而用口缓慢呼气。目的有两方面，一是将胃肠道的浊气排出，更重要的是使经络和组织中的废气从皮毛排出。实施此种功法，全身皮肤可出汗，所出的是黄汗或臭汗（当体内废气不多时，不出黄臭汗），而不像体力劳动或运动那样出盐汗或清淡之汗。体力劳动或运动出汗能耗气伤津，而逆式呼吸出汗由于从皮肤排出了湿浊废气，功毕全身极其轻松和愉快。

5. 助肺司理皮毛的呼吸

由于人体的进化抑制了逆式呼吸，使得人体比较容易积储毒素。这是因为肺呼只能排出二氧化碳，而浊毒之气需靠肝肾的功能来代谢和排泄。皮肤和肾脏在生理上有相似之处，故常称皮肤为第二肾脏。由于顺式呼吸主要发挥肺、肾功能，而皮肤的功能因此废退。"肺主皮毛，司呼吸"，可以理解为肺能够主持皮毛来进行呼吸，可以从肺呼出二氧化碳，也可以从皮毛排出浊毒之气，从而减轻肝肾解毒与排毒的负担。

6. 可双向同时进行清浊的升降

逆式呼吸，真气可从下丹田上升到中上丹田和上半身，也可以从上中丹田下降到下丹田和下半身，可以聚气一处，也可以敷布于全身。浊气也可升可降，呼气时浊气上升从口、鼻、皮毛而出，也可以下降入大肠和膀胱，故练功前后必须排尽两便。逆式呼吸可以升降清气，也可升降浊气，这种清浊同时双向进行升降的现象与中医学"升清降浊"的观点不太相同。此外，气功运气指运内气，内气为升降于人体内部的里气；而气功所吸收的外气，是指人体外部自然界之气和宇宙的精气。内气与外气可相互转换，无论内气、外气都受意识支配，是物质、能量、信息的统一体。而逆式呼吸的升降是体内脏气之间的衔接，出入则是人体内气与大自然和宇宙外气之间的联系。

八、内外兼顾，整体辨治

徐大椿曾言："凡言外科者，未有不本于内科者也，若不深明内科之旨而徒抄袭旧方，以为酬应，鲜有不蹈囊驼肿背之诮矣。"外科虽有外症，然其理与内科一样，治法则一，所谓"医理药性无二，而法则神奇变幻"。故欲为外科，必通于内科之理。

数十年来，喻文球教授遵循外之症实根于内的理论，强调用"有诸内，必形诸外"的人体内外统一的整体观念去认识疾病的发生和发展，用全身治疗和局部治疗相结合的方法防治疾病，指出外科疾患"必先受于内，然后发于外"，反对疡科"只仗膏丹，不习脉理"的以局部为主的治疗方式。他常讲，外科医生务必精内，疮疡病证其形于表根于内，治外而不治其内是舍本求末。在临床中，往往从整体观念出发，治病求本。

陈实功在外科疾病辨证中，既重视局部，又兼顾整体，把疮疡的局部表现与全身阴阳气血的盛衰综合进行辨证。指出："凡看人病，兼视其形色，后与脉病相参，诚识于始，以决其终。"在疮疡疾患辨证方面，《外科正宗》将其局部变化的不同阶段分为初生、将溃、溃后三个不同阶段，并结合全身进行辨证。例如，对疮疡初起的局部辨证指出："凡疮初发，自然高起者，此疮原属阳证，而内脏原无深毒；……疮初起，不高不赤，平塌漫者，此乃元气本虚。"并须结合全身表现，指出"肿疡时，内热口干，脉实烦躁，便秘喜冷者，此为邪毒在里"。对疮疡局部与整体表现综合进行辨证，为疮疡的预后判断及治疗提供了依据。

外科的治疗方法分内治和外治两大类。内治之法基本与内科相同，但其中透脓、托毒等法，以及结合某些外科疾病应用某些比较独特的方药，则与内科有显著区别，为外科内治法之特点。而外治中的外用药物、手术疗法和其他疗法中的引流垫棉等法则为外科独有。临证时，大部分外科疾病必须外治与内治并重，相辅相成，以增强疗效。不论内治法与外治法，在具体应用时，都要根据患者的正气强弱、致病因素和疾病的轻重、缓急、阶段的不同，辨别阴阳及经络部位，确定疾病的性质，然后确立内治与外治法则，运用不同方药，才能获得满意疗效。

外科病变不仅仅是皮肉筋骨的病变，也是内在脏腑病变的外界反映。外科病的外用药物治疗固然十分重要，但也不能忽视内治法的作用。有内则形之于外，肌表的病变是体内脏腑病变的外在反映。因此，还要结合全身症状，详析病机，进行针对性治疗。内治法的作用不容忽视。通过调整机体内部的病理变化，达到治疗体表疾病的目的。从这个意义上来讲，需要以内养外，以求"治病求本"。外科与内科异流而同源,然其理法必本于治内。所以,为外科者,必须深明内科之理法治之。"外治之理,即内治之理;外治之药,亦即内治之药,所异者法耳。"徐氏认为"疡科之法,全在外治","凡病只服煎药而愈者,惟外感之症为然,其余诸症,则必用丸、散、膏、丹、针、灸、砭、镰、浸、洗、熨、渍、蒸、提、按、摩等法"。可见,外科治法虽是理法必本于内,尤以赖外治诸法得宜,交互为用,自然应手而瘥。

然外科又不同于内科、妇科等,为了解除体表症状,必须配合使用外治法。正如前人所说"疡科之法,全在外治",临床上要获全效,除有深厚的内科基础外,还必须精于外治法。外治须"按其位,循其名,核其形,就病治病。皮毛隔而毛窍通,不见脏腑,却直通脏腑"。可见外治在表而作用于内,治在皮腠而内通脏腑,治在局部而调节整体。所以外证取内治,内证取外治,机理相同,仅方法不同而已。因此欲为外科者,必须内外治并重。

喻文球教授在临床中内外兼治而使众多大疡、顽疾起死回生。如一附骨疽患者,左大腿疼痛,彻夜难眠,并见高热、烦躁不安,小便黄,大便结。经西医以抗生素治疗半月之久,而诸症未除,后延喻文球教授会诊,他先以萆薢化毒汤清热解毒、化湿消肿,继以独活寄生汤养血通络、益肝补肾,外用桑寄生、艾叶、当归、赤芍、牡丹皮、千年健诸药炒热,用酒温熨患肢,不出数日,诸症悉除,能下地行走。

喻文球教授临床精于辨证,内外合治,尤其是体外用药的药物封脐疗法治疗皮肤病,疗效确切。如案例示:刘某,男,32岁,皮肤泛发红色风团伴瘙痒反复5年,加重3天。患者3天前无明显诱因出现红色风团,搔抓后起皮疹,融合成团成块,此起彼伏，得热尤甚，得冷稍舒，午后或夜间加剧，口干欲饮，每遇秋冬之交即反复发作，伴五心烦热，睡眠差，多汗，小便黄，舌红少津，脉弦细数。诊断为慢性荨麻疹。经服西药马来酸氯苯那敏片止痒后，头昏嗜睡而影响工作和学习，且数小时后症状复发，经使用激素也只能临时缓解症状且副反应较大，患者难以接受。喻文球教授运用川芎、防风、茵陈、栀子各20g，多塞平20片，研细末，取适量药物用陈醋调匀，填塞于脐窝，外用胶布固定。每日换药1次，连续10天为一疗程。用药2个疗程后，症状明显改善，随访1年未曾复发。慢性荨麻疹的发病多因气血不足，虚风内生，情志内伤，冲任不调，肝肾不足而致，风邪与气血相搏于皮肤发生风团。本病反复发作，日久更耗阴血，血虚血瘀，久病入络，更使病情顽固难愈。

喻文球教授在外科实践中重视内治法，又倡导外治法，主张内外兼顾、整体辨治。外治则根据就诊时的阴阳辨证，按疾病的不同时期而施药。内治之法从整体观念出发，同时结合外科疾病发展过程的特点，针对病邪与正气的强弱，在疾病的不同时期确立消、托、补的治疗原则，然后运用具体的治疗方法。如对肿疡的治疗，初起内治用黄连解毒汤等解毒消肿，外治以围药外敷使肿疡消散或局限；中期疮疡酿脓阶段，内治用托法如托里消毒散、透脓散等托毒外出，外治用金黄膏、玉露膏等外敷促进脓成；溃疡后期，内治多以十全大补汤、内补黄芪汤等补气养血、滋补阴阳，外治即以生肌膏等敛疮生肌。内外同法，以图肿疡早期消散或气血恢复，生肌收口。

喻文球教授认为，疮疡治疗有内治和外治两大类，轻浅小病可纯用外治取效，但大部分疮疡必须立足整体，分清主次，外治与内治结合，在内治整体调节以改善局部的情况下，外治直达病所而取得佳效。如疮疡溃后，疮面色淡红不鲜，脓出稀薄，新肌不生或难生，伴面色无华、神疲乏力等，在单从局部疮面着手，用生肌敛疮收口药物不能取得较好疗效时，就当考虑整体。"脓为气血所化"，生肌长肉有赖于气血充足，才易收口，当内服补益气血、健运脾胃、托里生肌方药。又如消渴、有头疽、疽毒内陷、酮症酸中毒，局部疮顶塌陷，根脚散漫，疮色紫滞，病情危重，首当以整体调节为重点，采用中西医结合治疗，积极控制血糖、控制感染、纠正酸中毒等，切不可孤立地只注重局部疮肿而行切开引流术，否则易引起毒邪扩散，出现内陷，甚则危及生命。但若局部病灶影响全身稳定，则应先治其局部后调节整体。如体表痈，局部红肿热痛，痛如鸡啄，按之波动感明显，但全身高热持续不退等，此时当局部治疗为先，即行切开引流术，使毒随脓泄，邪去正复，疾病向愈。

但用药时一定注意如下几点：一是中病即止，忌单用苦寒之品治之，因过寒则易伤阴败胃，并且过寒易"冰凝肌肤"，使气血流通受阻，其肿胀更不易消散；二是在清热的同时勿忘加入活血理气通络之品，如丹参、当归、川芎等，优点是一可缓解过寒之弊，二可在清热的同时使气机得通，瘀血易化，经络通畅，其肿胀也易消矣，三有止痛之功。此外，慎用解表或发汗之品，中医有"疮家不可发汗，汗之则痉"之说。临证不少疮疡病人不同程度可见发热、恶寒之症，切不可一味解表为主治之，当以清热祛邪为本治之，热去邪除，其症当自解也。阴证者当以扶正祛邪为主，切不可一味祛邪，因阴证者多发于年老或体弱之人，其证也多伴有虚寒之候，故治疗时当以扶正为主，兼以祛邪，这样才能更好地提高患者的抗病力，其邪才易解；否则若以祛邪为主，其正更虚，其邪更不易去，故治疗时当首辨其何虚而补之，在此基础上再辨其邪为何，分而别之用药。

喻文球教授自创蛇伤外敷散（九味消肿拔毒散）、箍毒拔毒灸等外治法治疗毒蛇咬伤数千例，效果确切。在外治药物和方法应用中，他也强调要进行辨病识证，据证立法。外治药物的选择应根据病性、病程、病位、病候的变化而确定，还应结合局部辨证而定，反之则达不到治疗目的。

他不仅注重内外治并重，精熟方药，而且能熟练辨认400多种草药，为临床广泛运用草药治疗各种疾病奠定了坚实的基础。如用七叶一枝花治疗毒蛇咬伤、毒蜂蜇伤、神经性皮炎，大黄治疗张力性水疱、烧伤，乌桕叶治疗湿疹、鸡眼，鬼箭羽治疗系统性红斑狼疮等。

九、法于阴阳，贵于辨证

《素问·阴阳应象大论》曰："阴阳者，天地之道也，万物之纲纪，变化之父母，生杀之本始。"阴阳学说贯穿在中医学理论体系的各个方面，用以说明疾病的发生发展规律，并指导临床诊断和治疗。阴阳辨证包含在八纲辨证之中，又是八纲辨证的总纲，即在辨清疾病的表里寒热虚实之后，判定证之属阴属阳。古代著名的外科医家，诸如陈实功、王洪绪之辈均以阴阳为辨证规则，明确把疮疡分为阳证和阴证，这样把阴阳学说贯穿到整个外科的诊疗过程，使阴阳成为外科辨证论治的总纲，如《外科正宗》中的"痈疽阳证歌""痈疽阴证歌"等，明确系统地把阴阳学说作为外科疾病的辨证原则；《疡医大全·论阴阳法》则曰："凡诊视痈疽，施治，必须先审阴阳，乃医道之纲领，阴阳无谬，治焉有差。医道虽繁，而可以一言蔽之者，曰阴阳而已。"进一步指出阴阳在外科疾病辨证方面的重要性。《洞天奥旨·疮疡阴阳论》谓:"疮疡最要分别阴阳,阴阳不分,动手即错。或谓阴阳者分于气血也,不知气血亦分阴阳之一端,而不可执之以概定阴阳也。盖疮疡有阴证,有阳证,有阴热阴寒,有阳热阳寒,有阴滞阳滞,有阴陷阳陷,有先阴变阳,有先阳变阴,名各不同也。"《外科证治全生集》更是将众多的外科病以皮肉颜色的红白辨阴阳,对痈疽形状的突陷、根盘的散收、病损的浅深、脓液的稠稀等进行阴阳的辨别,创阴疽名方阳和汤。阴阳不仅是八纲辨证的总纲,也是其他一切外科疾病辨证的总纲。

外科辨证,首重阴阳。喻文球教授以经络之部位、病因之寒热虚实、病形之深浅、肿势之坚软、病势之迟速、痛势之缓急来判分阴阳,并且在审辨阴阳时强调局部与全身相结合。其认为阴阳学说虽然是古代一种哲学思想,但引入中医后,成为具有医学特点的理论原则,是中医学的纲领,认识阴阳是从医者的基本功。中医学中的阴阳学说,突出说明了人体保持动态平衡的重要性,无论是人的生理、病理,还是临床辨证、处方、用药,均有阴阳之分。因此,他常告诫后学者,必须注重阴阳,详细审察,虽为外科,同为此理。他强调:"外科之症,百千万态,首重辨别阴阳,阴阳无误,治必中肯。"他非常推崇《洞天奥旨》"疮疡最要分辨阴阳,阴阳不明,动手即错"的观点。

阴阳是辨别疾病性质的总纲领。在八纲辨证中,可用阴阳归纳表里、寒热、虚实六纲,即表、热、实证归属阳证范畴,里、寒、虚证归属于阴证范畴。阳证是反映人体功能亢进、能量代谢增高的反应状态,如皮损红斑、灼热、结痂、鳞屑、抓痕、风团、丘疹等,全身症状如烦躁、口干、便结、尿赤、剧痒等。阴证是反映人体功能不足、能量代谢低下的反应状态,如皮损慢性渗出,经久不愈合的溃疡、皮肤色泽不变之结节,肤温降低,皮损肥厚等，全身症状如乏力、肢软便溏、尿清而多、瘙痒绵绵等。在临床运用八纲辨证时，一般对阳证的概念主要是指实热证，阴证的概念主要是指虚寒证。此外，还有一些病证，根据它们的不同特点，也可分别归属于阴阳两类证候之中，如气病属阳，血病属阴，脏病属阴，腑病属阳等。这些都是就病变的特性和相对病变的关系而言，并不是说这些病变都是由阴阳本身的变化所引起的。阴阳本身的病变，即阴阳的相对平衡遭到破坏所引起的病变，是机体阴阳亏损而导致的阴不制阳、阳不制阴的证候。

证不仅是中医学的基本特点，更是中医治疗的前提和灵魂，只有正确、全面地辨证，才能找出疾病的病因，把握病机，进行针对性的治疗。喻文球教授非常重视辨证，反对治病不遵辨证，如陈实功所说："常见治者，不论病之新久，本之盛衰，又不悟因虚致病，因病致虚，其中又有虚热、虚寒之别，一例妄行攻治，如盲人骑瞎马，半夜临深池，岂不致危哉。"他在实践中以八纲为基础，综合运用脏腑辨证、经络辨证、病因辨证，进一步总结了外科疾病的发生发展规律和辨证要点。

喻文球教授临床上注重阴阳学说，认为阴阳学说是中医学理论体系的核心，学习中医必须全面掌握阴阳学说。人以气血津液为生命基础，人体的生理活动是动态的、相互联系、协调和制约的整体活动，如果阴阳失去相对平衡，出现偏盛或偏衰的结果都会出现或发生疾病。他指出疾病的发生是整体动态平衡的破坏，疾病的痊愈是动态平衡的建立。由于阴阳偏盛偏衰是疾病发生、发展的根本原因，因此，调整阴阳，补偏救弊，促使阴平阳秘，恢复阴阳相对平衡，就是治疗疾病的基本原则。喻文球教授指出，阴阳在脏腑而言，包括贮藏和输布精血、津液及各自的功能。阴的性能是蕴藏精气而供给养料，阳的功能是保卫外层而使其巩固，阴精必须要具有生化、运动和卫外功能的阳气才能发挥作用，同时阳气也必须要有阴精的精微不断支援才能发挥它的功能。两者相互依存，相互滋生，相互制约，维持脏腑功能平衡。如心阳振奋，胸中阳气输布，心阳温润，血行畅达，则心动和脉搏均匀流利，精神焕发。

疾病发展变化的内在原因在于阴阳失调。喻文球教授认为，在临床辨证中，首先分清阴阳，才能抓住疾病的本质。在论治方面，当考虑到病有阴阳的偏盛偏衰，应泻其有余，补其不足，阳盛者泻热，阴盛者祛寒，阳虚者扶阳，阴虚者补阴。确定治疗原则后，再结合药物四气、五味性能的阴阳属性，选择相应的药物，以使阴阳偏盛偏衰的异常现象复归平衡。总之，以阴阳来审别疾病的性质、病变的部位、体质的强弱、邪正的盛衰等，指导临床辨证用药，从而调节机体失和之阴阳，达到治愈疾病的目的。

《黄帝内经》言："阴平阳秘，精神乃治，阴阳离决，精气乃绝。"疾病的发生发展虽由六淫七情等病因所致，但根本原因是各种病邪引起阴阳的某一方太过或不及。正如《素问·至真要大论》所说："谨察阴阳所在而调之，以平为期。"如阳气过盛而损及阴液，用"热者寒之"的方法；若阴寒过盛损及阳气，用"寒者热之"之法，用以恢复阴阳相对平衡。

喻文球教授精于整体辨证，主张以阴阳辨证为纲。外科病症虽多以外在表现为主，但其发病原因多为机体内在阴阳失衡所致。喻文球教授强调阴阳辨证要注意以下几点：①局部和全身相结合：阴阳辨证虽然以局部症状为主，但不能孤立地以局部症状为依据，还要从整体出发，全面辨证，才能正确无误。②辨别真假：临床中有许多疾病属于阳证似阴，或阴证似阳，不能只从局部着眼，要深入分析，抓住疾病的实质，才能辨别真假。③消长与转化：疾病在发展变化过程中阴证和阳证之间是可以互相转化的，这是由于阴阳与病位之深浅、邪毒之盛衰有关；或是疾病的自身转化，如本属阳证，若临床上给服大量苦寒泻火之剂、外敷清热消肿解毒之药（或者使用大量抗生素后），红热疼痛等急性症状消失，炎症局限，逐渐形成一个稍红微热隐痛的硬肿块，消之不散，亦不作脓，这是阳证转为半阴半阳证的表现。外科疾病的辨证，必须首先辨清它的阴阳属性，抓住了这个辨证纲领，则在治疗和预后的判断上至少不会发生原则性错误。

在具体疾病的辨证中，他认为《伤寒论》所谓"病有发热恶寒者，发于阳也；无热恶寒者，发于阴也"，不但是六经辨证之纲，也是外科疾病辨证之大纲。阳证者，多因火毒而生，其毒浅而来势急；阴证者，多因寒痰瘀凝，其位深而来势缓。临证时既要分清阴阳之所常，又要辨阴阳之所变。在临床上阴阳错杂转化，有阴从阳化，有阳从阴化，有属阳似阴，也有属阴似阳，因此必须详审，明察秋毫，而在治疗上也必须随着阴阳转化而灵活权变。他曾说："临证阴阳分清，才能药证合应。"他谆谆教导我们，对阴阳错杂的病证，不能刻舟求剑，胶柱鼓瑟，不然阴阳有误，势必吉凶反掌，当警省之。其善辨阴阳虚实，掌握阴阳转化规律，不为成法所拘，灵活应变，发前人之所未发，是为后学者之津梁。

中医治病是在整体观念指导下进行辨证论治，喻文球教授强调临证时要谨守病机，审证论治，即使病证相仿也不能一概而论，应因人而异，辨证为本。喻文球教授常说，治病不仅应知其常证，更应知其变证、转证、兼证，临床治疗方能有的放矢，知常达变。如精浊（慢性前列腺炎），其病因虽较多，但因其病史一般较长，且反复发作，其病机多责之于湿热、瘀滞、肾虚等方面，多为虚实夹杂之证，用自拟方解毒活血汤治疗肾虚湿热夹瘀证的慢性前列腺炎，常获满意疗效。如男性不育症的辨证治疗过程，也是详辨阴阳的过程。精液不液化者多为阴虚，精液清稀者多为阳虚。少精、弱精者多为阴精不足，阴精物质基础缺乏。畸形精子者多为阳虚，肾阳生化能力差。他常告诫学生，治病必须求本，本就是疾病的本质。正确认识人体整体和局部的关系是辨证求本的前提，人体的一切疾病都会导致阴阳偏盛偏衰，疾病中各种不同情况的阴阳失调，必然反映各种病证的本质，求本就是求得阴阳平衡。

十、重视气血辨证，善养气血

喻文球教授临床重视气血辨证，强调气血辨证应着重于辨阴阳、察虚实。若气血生成不足或消耗过多，则表现为气虚、血虚，或气血两虚；外感六淫、内伤七情、饮食所伤、劳逸过度等，均可导致气血运行输布失常，气机出入升降障碍而产生气滞、血瘀等证。

1. 气虚

气虚是脏腑机能不足的表现。五脏皆有气虚，但又以肺、脾、肾为主。如荨麻疹可由肺卫气虚、肺脾气虚、脾肾气虚等引起，而病变程度又有所不同，其中以脾肾气虚所致者最为顽固难治。湿疹可由脾气虚，运化失职，水湿外泛所致。脱发亦可由肾气虚引起。慢性脓疱疮亦可由脾气虚所致。

2. 气滞

气滞不通而有局部胀痛、胸闷、窜痛，可因叹息、嗳气或矢气而减轻。皮肤症状有黄褐斑、水疱、皮损肥厚及带状疱疹后遗神经痛等。

3. 血虚

可见面色白而无华或萎黄，唇色、爪甲淡白，头昏眼花，心悸失眠，手足发麻，月经失调等症。皮损风团细小，丘疹、水疱、风团的发生在月经期或劳累后增多，皮肤色素减退而出现萎缩性白斑，或有头发变白、指甲白色斑点等损害。

4. 血瘀

可见局部肿胀或成癥积痞块，痛如针刺、拒按、痛处固定，皮色青紫，面色晦暗，肌肤甲错，皮损有鱼鳞样病变，紫癜，瘢痕疙瘩，皮下结节、硬节，或脱发、毛发枯槁等。

5. 血热

血热可由外感邪热，内传营血，或由脏腑蕴热化火，燔灼营血而成。主症有身热，夜晚热势较盛，心烦，出血点，月经提前。皮损有皮肤灼热潮红、焮肿、紫癜、水疱、大疱、溃疡等。如大疱性多型红斑、重症药疹、暴发性银屑病、红皮症、紫癜等多有血热证。

6. 血燥

可由血虚化燥，亦可由血热化燥，还可由于脾胃虚弱，化生乏源而致血燥，可见口干、咽燥、便干结。皮损为皮肤干燥、脱屑、鳞屑、皮损肥厚、皲裂等。

《医宗金鉴·外科心法要诀》云："痈疽原是火毒生，经络阻隔气血凝。"喻文球教授认为疮疡系火毒为患，然局部气血凝滞、营气不从、经络阻隔是疮疡发病的关键。气血凝滞，日久成瘀，瘀久化火成毒，热毒内蕴又熬血成瘀，热毒与瘀血相互搏结形成疮疡，久则热盛肉腐成脓。故外科疾病总的发病机理主要是气血瘀滞，营气不从，经络阻塞。他提出，在外科病治疗中，不论阴阳、寒热、虚实，均应以调理气血、顾护正气、透表达邪外出为宗旨，并贯穿始终。并根据症状、病程、发病部位及邪毒的轻重、气血的盛衰等情况而各异。病之初，火热之毒炽盛呈蔓延之势，当祛邪为先，截断扭转病势，并佐以扶正托毒，使毒邪移深就浅，易于化脓，毒随脓泄。病之中，毒邪十去七八，正气亏耗，正虚难以鼓邪外出和推动血行，当减凉血清热解毒之品，和营活血、扶正托毒之品渐增。病之末，应视正气不足的程度而用扶正培本托毒之法，如益气托毒、养阴托毒、温补托毒，使正气渐复，气血充盈，托毒外达，正胜邪退而收功。

《医宗必读》云："气血者，人之所赖以生者也，气血充盈，则邪外御，病安从来；气血虚损，则邪辐辏，百病丛集。"喻文球教授认为，外科疾病的发生、发展与转归，与人体的气血盛衰、气血运行是否调和有着密切的关系。气和血是构成机体的重要物质基础，也是维持生命活动的功能所见，气为血之帅，血为气之母，气与血之间需要相互滋生，相互依赖，保持平和协调，才能保持机体正常的生理功能。脾胃是人体气血生化之源，故脾胃强者气血壮，脾胃弱者气血弱。"益疮全赖脾土，调理必须端详"，临床当中，喻文球教授特别注重气机畅通，气血和调。他常谓："气血和调，百病不生。"如外科"气郁生疮"者，治疗内当调气血，外当敷其药；不育症治疗之法，当补气养血、固肾生精，都体现了喻文球教授重视调理气血的治疗思想。

喻文球教授认为，在一般情况下，人体的正气旺盛，外来之邪不易侵犯。当气机紊乱，正气相对薄弱时，则抵御外邪能力减弱而导致人体容易发病。气血充足，外科疮疡不仅易于起发、破溃，而且也易于生肌长肉而愈合。对于因气血不足而致病，如周围血管疾病，因气血亏虚影响疾病预后的疾患，如疮疡溃后期，要注意调补气血。喻文球教授临证中多采用健脾益气、养血和血等方法来增强人体正气，以期正气充足，气血调和；在补益气血的同时须注意活血，做到"以活为补""补中有活"。喻文球教授指出，气虚血瘀者重在益气活血，用补气养血药配伍活血药，常用药有生黄芪、党参、当归、鸡血藤；气滞血瘀者重在行气活血，药用川芎、延胡索、枳壳、路路通等；血寒致瘀者用活血化瘀药配伍温经通脉之剂，如桂枝、白芥子、肉桂等，同时可配伍温里散寒药；血热成瘀者用凉血活血药，如丹参、赤芍、郁金、丹皮等，同时可视情况配伍泻火解毒药。瘀血可分为无形之瘀、有形之瘀，无形之瘀多为气血运行不畅，脉络瘀滞，表现为固定部位疼痛或瘀斑、舌紫黯、脉涩等，治疗以行气活血为主，药用川芎、延胡索、郁金、姜黄等；有形之瘀多见于周围血管疾病，管腔内有固定之斑块或血栓，如脱疽病、股肿，治疗选用破血逐瘀药，如桃仁、红花、三棱、莪术、水蛭、全蝎等，以破沉痼之瘀滞。

久病入络是指某些慢性疾患迁延日久，病邪深入，血络受病。叶天士云："初病湿热在经，久则瘀热入络。""其初在经在气，其久入络入血。"（《临证指南医案》）在治疗用药上，叶天士指出："病久则邪正混处其间，草木不能见效，当以虫蚁疏逐，以搜剔络中之邪。"喻文球教授对一些慢性疾患，往往从"久病入络"去辨证，善用虫类药物治疗外科疑难病症。邪气一旦入络，就会形成络脉瘀阻。喻文球教授治疗络病，推崇"通血脉，攻坚垒，佐以辛香行气，是络病大旨"的学术思想，用药与一般的活血化瘀药有所不同，须借助虫蚁搜剔，如水蛭、地龙、全蝎、蜈蚣等。《医学衷中参西录》谓："蜈蚣，走窜之力最速，内而脏腑，外而经络，凡气血凝聚之处皆能开之。性有微毒，而专善解毒，凡一切疮疡诸毒皆能消之……为其性能制蛇，故又治蛇症及蛇咬中毒。"且蜈蚣治疗阳痿有独特疗效，近年已被作为专药而应用。同时，辛香行气也是治疗络病所不可或缺的方法，"非辛香无以入络"，辛香之品宣通气机，具有将诸药引入络中的作用，药如川楝子、延胡索等。又有"络虚则热"，治宜通络之法，佐以养阴清热之品，宣络中之热而肃余邪。

喻文球教授认为，虫类药物为血肉有情之品，通络逐瘀力道迅猛而疾，全蝎偏走四肢，水蛭破血力强，蜈蚣息风止痛，地龙通络向下走窜于下肢，临床应根据闭塞情况及症状进行选用，此类药效猛，但有攻正之憾，长期或大量使用应注意护卫脾胃，调养气血，不使正气受损。

周围血管病治疗应注重调和气血。周围血管疾病虽然病情复杂，病程长，但无论是静脉疾病还是动脉疾病，最基本的病因均着眼于"瘀"，久瘀则气虚，反过来加重瘀的程度。喻文球教授治疗血管疾病力主益气活血，《疡医大全》曰："足疽之生，乃气血之亏，不能周致之故，然则焉可单泄毒以重伤气血乎！必大补气血，加以泄毒之味，则全胜之道也。"即把益气活血放到首要位置，因此主张治疗各种血管疾病及其不同病期，均使用补气活血药物。气为血帅，气行则血行，补气是活血的先导，气行血才能活，气足血才能行。

喻文球教授认为，气与血共同来源于脾胃化生，气中有血，血中有气，两者相互依附，相互为用，共同滋养温煦脏腑。临床上往往见气血同病，故常采用气血同治的方法，如补气摄血、行气活血、补气活血、疏气凉血等。气血病变表现在外科临床上，多见气滞血瘀、气虚血瘀、气不摄血等。如带状疱疹后遗神经疼痛，多发于年老体弱者，在皮损痊愈后仍有持续性的剧烈疼痛，喻文球教授认为，多因患者年老体弱有正气不足、气不运血之本虚，同时又兼有气血瘀滞之邪实，故治当标本兼顾，扶正以祛邪，益气活血而化瘀。总之，喻文球教授治疗外科气血之病，大多以行气活血、益气活血、补益气血、益气摄血等相兼并用，这些治法应用于临床，确实收到了满意的效果。

十一、外科病"治病求本"

"经曰：治病必求其本。本者何？曰脏也，腑也，阴阳也，虚实也，表里也，寒热也，得其本，则宜凉、宜温、宜攻、宜补，用药庶无差误；倘不得本，则失之毫厘，谬以千里，可不慎诸。"喻文球教授认为，本就是疾病的本质，包括病因之本、发病之本、病机之本、病性之本、病位之本等方面。

1. 病因之本

《素问·至真要大论》说："有者求之，无者求之。"就是说要正确分析、研究病因。例如银屑病是一种以红斑伴白色鳞屑为主症的炎症性皮肤病，其致病原因有外感风寒、风热、湿热，情志内伤，精气亏损，热毒入血，气滞血瘀等多方面。特别是在缓解期，既有血热血燥的一面，又有可能有外感的一面。若不分清其病因本质，也就是不分清主要病因及次要病因，在施治上就会犯错误，不仅影响疗效，还可能加重病情。

《素问·至真要大论》有"必伏其所主，而先其所因"的论述，喻文球教授认为，凡疾病的发生必有其根本的原因，病机的变化也有其关键所在，疾病证候虽然纷繁复杂，也有其主次真伪可辨，在疾病的发生发展过程中，必然会产生一些与其相关的症状与体征，这些客观的指征是疾病外在的现象，在临诊中运用四诊和辨证辨病相结合的手段，加以综合分析，找出疾病在某一阶段的病变本质，这就是审因求本的关键所在。所谓审证求因的"因"，除了六淫、七情、饮食、劳倦等通常的致病原因外，还包括疾病过程中产生的某些症结，即问题的关键，作为辨证论治的主要依据。

喻文球教授认为，正虚是外科病重要的发病内因。正虚可致阴阳受损，气血失和，脏腑失调，经络受阻；正气亏虚，邪浊易侵，抗邪无力，邪浊滞留。喻文球教授重视扶正法治疗外科疾病。扶正法是中医治病的最重要法则之一。《黄帝内经》曰："正气存内，邪不可干。"如果人体的正气旺盛，外来之邪就不容易侵犯；"邪之所凑，其气必虚"，如果人体气机发生紊乱，正气相对薄弱，抵御外邪的能力就减弱，容易导致人体发病。正气是维系人体正常生命活动、抗御外邪、防治疾病的基本物质。正气是指机体生命活动的物质基础、脏腑的功能活动及机体的抗病能力，包括阴津、阳气、血液等。正气的强盛与否关系着人体的生命活动和疾病的转归。所谓"扶正"，就是扶助人体正气，使人体达到正常功能，抵御外"敌"，防"敌"深入。喻文球教授认为，中医扶正法即通过调节人体脏腑、气血、经络的功能，调节人体气血、阴阳的平衡，从而达到扶助人体正气，取得"阴平阳秘"的动态平衡的重要治病方法。

2. 发病之本

人体的素质是发病之本。《洞天奥旨·外秘秘录》说："天地之六气无岁不有，人身之七情何时不发，乃有病者，不病者，何也？盖气血旺外邪不能感，气血虚内正不能拒。"气血衰盛与否，对于外科疾病的发生、发展、变化、结局有重要的关系。

喻文球教授认为"外之症则必根于其内"，也就是说外症的发生不仅仅是体表的病变，而且与内在因素有着十分密切的联系，六淫、七情等致病因素先使气血、脏腑发生乖变，而后乃外发为痈疽，正如陈实功所说："六淫伤气血，七情干脏腑。""凡发痈疽者，未有不先伤五脏而后发之。""痈疽多由脏腑乖变，关窍不得宣通而发。"外科疾病的发生与气血、脏腑有密切的联系，气血、脏腑的异常能直接影响病情的变化。换言之，即外科疾病在体外发生的症状也反映了体内气血、脏腑的异常变化，不能孤立地来看，而应当根据人体的整体状况来审证求因。

匡调元在他的《现代中医病理基础》一书中认为："治病求其本，本于体质。"并提出调理体质六个法则，即正常质用平补阴阳强质法，迟冷质用壮阳祛寒温质法，燥红质用滋阴清热调质法，倦㿠质用益气生血健质法，腻滞质用除湿化滞利质法，晦涩质用行血消瘀活质法。这在中医理论研究方面具有先进性，值得中医外科疾病治疗法则研究借鉴。如湿疹患者，有肥胖脾虚湿滞质者，就应健脾理湿，用药宜偏温；有瘦弱血燥质者，就应补血凉血、润燥清热，用药宜偏凉。二者体质都属虚，但虚的性质不同，所用调补方法亦不同。喻文球教授在治疗疾病时注重恢复患者本身正气，使气血升降调畅，增强患者自身抵抗力，以达到从根本上治疗疾病的目的，体现了中医治疗疾病强调"治病求本"的治疗原则。

喻文球教授重视用扶正法治疗外科病，如疮疡、乳腺病、男科病、周围血管病等，且重在"补、调、疏、和"四个方面。补即补益，包括固元培本、滋阴壮阳、气血双补等，尤其重视扶助先天之本肾和后天之本脾，又以补脾为先，其中涵盖了对气、血、阴、阳的补益和扶助。调即调节、调整，调整脏腑的功能，调节五行生克乘侮，还包括调摄冲任。疏即疏理、疏通，即疏理畅通气血经络。和即和谐、和合。扶正须因人而异，因时而异，使药物与患者和谐，使患者与自然、周围环境相互和谐。

3. 病机之本

正确认识人体整体和局部的关系是治病求本的前提，人体的一切疾病都会导致阴阳偏盛偏衰，疾病中各种不同情况的阴阳失调，必然反映各种病证的本质，求本就是求得阴阳平衡。在外科治疗中，临证不要仅仅考虑病变的局部，而是应该充分考虑五脏功能系统的协调统一和阴阳平衡的整体是否正常。如药物性皮炎，毒邪化风化火，致气营两燔，迫血妄行，症见红斑累累、灼热，水疱，或大疱、皮肤松懈或剥脱。其病机之本是气营两燔，治病之本应用清气凉营法，方药选黄连解毒汤合清营汤加减。因黄连解毒汤苦寒直折气分热邪，清营汤凉血清除入营血之药毒，故可使排斥皮肤的现象改善或纠正。《素问·至真要大论》反复强调治疗疾病必须"审察病机""谨守病机"，目的是强调论治的一个重点是消灭致病动机。如过敏性紫癜，患者早期可以是邪实之证，但在慢性反复发作的病人，脾虚下陷或气血两虚则往往是其主要原因，抓住这个主要矛盾，采用补中益气或气血双补等中药治疗即可收到较好效果。又如全身性红斑狼疮，一般认为其主要以肾虚或心气不足为主，特别是有严重神经系统损害、肾脏损害或心脏损害时，治疗可用滋补肾阴肾阳的地黄饮子与补益心气的生脉散。但在病情进展期，往往可表现出气血两燔，或阴虚有热，或兼有血瘀之证，此时就要采用气血两清、养阴清热或并用活血化瘀的方药治之，待病情缓解后，再恢复使用上述补虚方药。

总之，在临床上应注意区分不同情况，明辨标本，谨守病机，如此方能取得较好的治疗效果。

4. 病性之本

病性主要指寒热虚实的属性，实指邪气亢盛而正气未伤，虚指正气虚衰不足以抗邪。一般来说虚证病人免疫功能低下或紊乱，脏腑功能下降，神经－内分泌系统失控，物质代谢异常，有的有组织细胞炎症、萎缩或坏死变化。实证病人表现为生理功能亢进，中枢神经系统兴奋，基础代谢率升高及组织细胞炎性变等。寒，可因阴盛或阳衰所致，为代谢趋于减弱、生理功能降低的病理过程。热，可因阳盛或阴虚所致，属气化功能亢进，代谢加强，生理功能旺盛。

对于虚证外科皮肤病的治疗，如慢性湿疹、荨麻疹等，应纠正阴阳气血诸方面的虚衰，从而提高抗邪能力；对于属实证的带状疱疹由湿火邪毒侵袭及红皮症血热邪毒引起的，治疗应清泄，从而使邪去正安。两方面的治疗都抓住了病性之本。

5. 病位之本

高锦庭在《疡科心得集》中论述了外科疾病的病因与病位的一般规律，即人体上部疾患多因风温、风热之邪引起，中部疾患多由气郁、火郁引起，下部疾患多由寒湿和湿热引起。因此发于面部、头部的外科病应注意应用祛风清热法，发于中部的外科病应用行气清火法，发于下部的外科病应用清热利湿散寒法。

"外疡实从内出"，临证既要注重局部体表的症状，又要重视整体内部情况，把二者联系起来加以分析，以求得疾病所在。人是一个统一的整体，局部有病可影响全身，内脏有病可反映于体表。脏腑和肢体、体表、经络相互联系，在生理上相互维系，病理上相互影响。另外，外科疾病轻症得不到及时治疗，也可使病邪由表及里，由浅入深，由局部发展至全身。如局部簇集水疱、痛如火燎的蛇串疮，虽发于表，但实则为体内肝火妄动，湿热内蕴而致。脑疽、发背虽为局部疮疡，但消渴之病足以并发。神经性皮炎由皮肤轻度红斑、丘疹、瘙痒引起，由于失治误治、搔抓等，使皮损肥厚、苔藓样变，瘙痒日轻夜重，影响睡眠，耗心肝之血，诱动心肝之火，则病情更趋复杂，此时就不单纯是风热或湿热之表证，而已形成心肝内热证。抓住心肝火热这个病位之本，清火泻肝方能改善病态。

皮肤病经外用药治疗后虽然症状会暂有所减轻，但往往疗效不够巩固，反而容易使病情反复发作，经久不愈，这种教训在临床已经屡见不鲜。特别是目前随着各种外用激素类药物的广泛运用，此类弊病更为突出。例如青年女子面部的黄褐斑，从中医看来主要是由于肝郁气滞血瘀所致，临床遇到许多患者经搽用各种外用药不愈，用疏肝清热、理气解郁、活血化瘀治本的方法治疗后，多能收到较好的效果。多数患者随着月经不调、经期提前、经血紫黑、情绪易激动、两胁胀痛或脾气急躁等全身症状的改善，黄褐斑也渐渐消失。这就是说，中医以内养外的精神实质，主要还是指应当针对患者的发病原因和病机进行治疗。就皮肤病的发病而言也很复杂，有外之风寒暑湿燥火毒诸邪侵袭所致，也有因内之气血阴阳脏腑经络功能失调而起，临床除辨明疾病发生的原因以外，还应明辨标本，局部与整体治疗相结合，方能取得较好的临床效果。

同时，喻文球教授强调患者的阴阳平衡与否、气血盛衰与外科疾患的治疗、预后、转归有着密切关系，把重视脾肾的观点贯穿于各类外科病证的诊治之中。《素问·六节藏象论》言："肾气主蛰，封藏之本，精之处也。"《景岳全书》云："肾为精血之海，为元气之根。五脏之阴气，非此不能滋；五脏之阳气，非此不能发。"肾寓元阴而藏元阳，为先天之本，为全身阴阳之根本。

肾受五脏之精而化生为气，通过三焦输布全身，温煦濡润五脏六腑，从而维持人体的生命活动。因此，补肾培元是补益阴阳的最终目标。脾为后天之本，气血生化之源，脾虚则运化乏权，生化无源。并且在影响元气之强弱的因素中，脾胃为本，《脾胃论》云："元气之充足，皆有脾胃之气无所伤，而后能滋养元气。若胃气之本弱，饮食自倍，则脾胃之气既伤，而元气亦不能充，而诸病之所由生也。"其注重调理脾胃，使纳谷旺盛，从而促进气血生化；脾胃运化健旺，亦能促进药物吸收。

"气之根在肾，血之统在脾"，脾气的健运又有赖于肾阳的不断温煦，同时如果脾气虚弱，脾阳不足，日久必伤及肾阳，所谓"五脏之病，穷必及肾"。因此，在益气健脾时，证见肾气虚衰，不忘温肾阳而助脾阳，以助运化；若脾阴虚弱，胃阴不足，治当滋阴生津润燥，不忘滋补肾阴，以助化生之源。如阴疽流痰，症发于外，是由脾肾先衰于里；脑疽可见肾火内伏，煎灼真阴而发；疔疮则由嗜食膏粱厚味、脾胃蕴毒而成。喻文球教授始终认为外科病的诊治应以内科理论为基础，外科重症、危症根于脾肾，治疗尤应固护根本。如疮疡重症，倘若脾肾未败，尚有一线转机；若脾肾衰败，则百药难施，病多凶险。同时，在外科疾病的治疗中，喻文球教授常把健补脾胃之气作为调治疾病的大法。如在辨治慢性前列腺炎、少（弱）精子症、遗精等男科疾病及病后调理方面，均灵活地把调补脾胃的方法运用于上述疾病的治疗。

十二、辨病与辨证相结合

喻文球教授强调临床诊治首先识病，辨病与辨证相结合为其临床思维特色。辨证论治是中医的特色，但中医不仅讲辨证，也强调辨病。《兰台轨范》说："欲治病者，必先识病之名，能识病名而后其病之由生，知其所由生又当辨其生之因各不同而病状所由异，然后考其治之之法，一病必有主方，一方必有主病。"喻文球教授认为，中医外科的疾病大多以外在的局部病变来表现，是可以直接观察到的疾病。这样就需要综合四诊，运用正确的思维方式，根据临床的特点，通过与相关疾病的鉴别作出诊断，这样才能掌握疾病发生发展及转归预后的规律，使病名和理、法、方、药之间形成相对应的联系，其中所总结出的诊断、治疗要点及行之有效的治疗方法，对诊治疾病有十分重要的意义。如某女，39岁，因"右侧小腿红肿疼痛1月余"就诊。曾在当地医院予抗生素静滴及草药外敷治疗，疗效不显。检查发现右侧小腿部肿胀明显，皮色暗红，边界欠清晰，表面见多处溃破糜烂疮面，少量渗液，皮温较高，疼痛触痛明显。首先考虑为急性淋巴结炎，由于大量抗生素的运用，形成慢性迁延性炎症。如继续予抗生素或清热解毒之品外敷，效果不明显，并且肿胀可能加重。喻文球教授认为，该患者由于湿热毒邪久留，气血凝滞，日久成瘀，瘀久化火成毒，热毒内蕴又熬血成瘀，热毒与瘀血相互搏结形成病情迁延难愈之势，须加用活血化瘀药治之，瘀化而肿痛自消。本病治疗尚属及时，愈后良好，如病期继续延长，肿胀就较为难消。若是蜂窝织炎，其转归预后截然不同，必须及早辨明。因此，临床上一旦确诊疾病，就可以对其整个发展过程、治疗要点、预后有明确的认识。

辨病基础上加以辨证，首先强调辨病，其目的在于明确疾病的诊断及必然出现的局部病变和由此产生的典型症状，从而揭示疾病的演变规律。辨证的目的在于揭示患者疾病的具体发展阶段的个体特殊性，经同病异证、异病同证的辨别分析，把握疾病发展现阶段的主要矛盾，使诊断更加深入全面。经综合收集与疾病有关的临床资料，分析内外致病因素及病位所在，与患者的个体情况结合，通过八纲辨证、脏腑辨证、经络辨证及外科特有的肿痛痒脓麻、溃疡色形、善恶顺逆的辨证，进行综合分析和归纳，进而对病变的病因病位、病变机理、功能状态及演变趋势等作出综合评定，这样才不会被一时的假象所掩盖，能作出正确辨证，以提供有效的治疗方法。

辨病之后，基本了解了疾病演变趋势，把辨证与该病的治疗方法和方药紧密联系，使治疗方法个体化，并可对疾病的预后进行判断，从而达到提高疗效的目的。疮疡以热证为多，清热解毒为其大法已毋庸置疑，但喻文球教授认为清热解毒亦须辨证，他指出：凡风热证，因风而生热者，如头面诸疡和面游风之类，于清热之中应先辛凉疏风，不得早用苦寒之类，否则热虽退而坚块犹存，久留不消；凡湿热证，因湿而生热者，如湿疹诸疮及臁疮、流火等，虽宜清解，但尤须淡渗导湿，不持芩、连等味则热势渐解，从而避免湿积不化，肿腐难愈。对疔疮的治疗，喻文球教授认为疔疮乃毒火之证，因其来势迅疾，易散难聚，热毒不仅直入血分，并与心、肝二经有直接关系，因此须急用生地黄、黄芩、黄连、水牛角、羚羊角、丹皮、赤芍等清热凉血解毒剂；对湿热火毒为患之疔疮，除用黄芩、黄连、水牛角、羚羊角清热解毒外，还应该用淡渗之品，与上述专治毒火则微分门径。至于疮疡溃后，喻文球教授主张有火宜清，但又强调清解时必须"顾其元气，调和胃气"，因为若只知苦寒清解，必然败胃，且耗真元。

所谓辨病，就是认识和掌握疾病的现象、本质及其变化规律。例如均为疔疮，疫疔、手足疔疮、颜面疔疮的症状表现、施治方法和预后转归等是不同的。所谓辨证，就是将四诊（望、闻、问、切）所收集的资料、症状和体征，通过分析、综合，辨清疾病的原因、性质、部位，以及邪正之间的关系，概括、判断为某种性质的证。中医认识并治疗疾病，是既辨病又辨证。辨证首先着眼于证的分辨，然后才能正确施治。例如蛇串疮，见皮肤上出现红斑、水疱或丘疱疹，累累如串珠，排列成带状，沿一侧周围神经分布区出现，局部刺痛等症状，病位在表，但由于致病因素和机体反应性的不同，又常表现为肝经郁热、脾虚湿蕴和气滞血瘀不同的证型。只有把蛇串疮所表现的"证"是属于哪一证型辨别清楚，才能确定用清泻肝火、健脾利湿或理气活血方法，给以适当的治疗。

喻文球教授指出，外科疾病始终要坚持辨病论治与辨证论治相结合的原则，辨病是正确治疗的保障，辨证论治则是中医的精华，可以抓住矛盾的关键所在，从而进行针对性的治疗。

如银屑病病因复杂，可因风、寒、湿、燥、毒邪客于机体或素体禀赋不耐、饮食不节、情志内伤等影响血分、冲任，致营血不和，脏腑失调，肌肤失养而成。《诸病源候论·干癣候》所载："皆是风湿邪气，客于腠理。复值寒湿，与血气相搏所生。"血分有热被认为是主要原因。或因风寒外袭，腠理密闭，阳气郁络，久而化热；或因风热之邪结聚肌腠；或风湿相兼，怫郁肌肤；或因燥金气行耗血伤阴；或因素体血虚，阴血耗伤，外感风邪，气滞血瘀；或因饮食不当，平素嗜好烟酒及辛辣之物、肥甘动风之品，以致脾虚湿盛，郁久化热；或因脾虚之人，湿困脾阳，郁久化热；或因情志内伤，肝郁气结，郁而化热；或因冲任不调，内热外发，终致血热。血分伏热，风邪外客，风热相搏，发于肌肤，可见皮肤潮红、起屑；邪郁化火，耗伤阴血，化燥生风，肌肤失养，可见皮肤干燥、叠起白屑；病久络脉不宣，气血凝滞则皮疹增厚，色呈暗红，日久不消，缠绵难愈。总之，外因以风邪为主，与寒、湿、燥、毒邪等相兼致病；内因则重在血分，可因血热、血燥、血虚及血瘀所致，与饮食、情志因素密切相关。

喻文球教授认为银屑病常分为如下7个证型：

（1）血热风盛型：症见发病急，皮疹呈点滴状、钱币状的红斑丘疹，色深红或鲜红，上覆银白鳞屑，刮后有薄膜和点状出血，外伤或搔抓后引起同形反应，新疹不断出现，伴瘙痒，心烦口渴，大便干，小便黄。舌质红，苔黄或腻，脉弦滑或滑数。治宜清热凉血、祛风润燥，选方土槐饮加减。常用药物有土茯苓、生槐花、白茅根、生地黄、丹皮、紫草、当归、首乌、蝉蜕、僵蚕、白鲜皮、生甘草。

（2）血虚风燥型：症见皮损色淡红或暗褐，鳞屑较多，新疹较少，伴口干，便干，舌淡红，苔薄白，脉细缓。治宜养血润燥、祛风止痒，选方养血润肤饮加减。常用药物有当归、丹参、生地黄、首乌、白芍、玄参、麦冬、白鲜皮、蝉蜕、甘草。

（3）瘀滞肌肤型：症见皮损肥厚浸润，色暗红，经久不退，鳞屑附着较紧，肌肤甲错，时有痛痒，伴口干不欲饮，舌质紫黯有瘀斑，苔薄白或薄黄，脉弦涩或细缓。治宜活血化瘀、行气通络，选方桃红四物汤加减。常用药物有桃仁、红花、当归、生地黄、鸡血藤、川芎、鬼箭羽、丹参、牛膝、枳壳、香附、三棱、莪术、蜈蚣、陈皮。

（4）冲任不调型：症见皮损发生与经期、妊娠有关，多在经期、妊娠、产前发病或皮损加重，少数经后、产后发病。周身皮损呈丘疹与斑片，色鲜红或淡红，覆盖银白色鳞屑，伴微痒，心烦口干，头晕腰酸，舌质红或淡红，苔薄，脉滑数或沉细。治宜养血调经、调摄冲任，选方二仙汤合四物汤加减。常用药物有当归、赤芍、熟地黄、首乌、仙茅、淫羊藿、女贞子、旱莲草、菟丝子、徐长卿、知母。

（5）热毒夹湿型：症见发病急骤，迅速泛发大片红斑，斑上密集针尖至粟粒大小黄色脓疱，疱壁薄，破后融合成片，结痂与鳞屑相兼附于表面，皮肤皱褶处湿烂脓痂，伴发热面赤、心烦口渴，便秘尿黄，舌质红，苔黄腻，脉弦滑或滑数。治宜清热解毒、泻火化湿，选方五味消毒饮加减。常用药物有金银花、野菊花、蒲公英、黄芩、栀子、车前子、泽泻、苡仁、竹叶、土茯苓、生甘草。

（6）风湿痹阻型：症见皮损呈红斑、丘疹，上覆银白色鳞屑，刮后见点状出血，有时可见脓疱，关节肿胀疼痛，屈伸不利，多见于手指、足趾末节关节，舌淡苔薄白腻，脉弦滑或濡。治宜活血通络、祛风除湿，选方独活寄生汤加减。常用药物有独活、桑寄生、秦艽、防风、桂枝、威灵仙、当归、川芎、牛膝、赤芍、鸡血藤、土茯苓、生甘草。

（7）热毒伤阴型：发病急骤，全身及面部皮损呈弥漫性红斑，触之灼热，压之退色，鳞屑呈大片脱落，伴高热烦躁，恶寒，心烦，口渴，便秘溲赤。舌质红绛，苔薄或无苔或有裂纹，脉滑数或弦数。治宜清营解毒、凉血养阴，选方清营汤加减。常用药物有生石膏、生地黄、赤芍、丹皮、水牛角片、栀子、知母、黄连、连翘、竹叶、生甘草。

在辨证的基础上，选用菝葜、白花蛇舌草、半枝莲、土茯苓、喜树碱、青黛、雷公藤等现代研究已证实能抑制表皮细胞合成，使表皮细胞增生减量而兼有控制感染灶等作用的中药能提高疗效；加用狼毒、丹参、红花、桃仁、虎杖、六月雪、平地木等活血化瘀中药可改善机体微循环，促使银屑病细胞增生病变的转变或吸收，同时起到抑制银屑病细胞过度增生的作用，可提高疗效。

在临床上，喻文球教授主张病证结合，以明病为先，病证的取舍以实用为原则。舍病从证的情况，如结缔组织病、大疱性皮肤病、免疫缺陷性疾病等临床常见疾病，对于这些疾病西医学目前缺乏成熟的治疗方法，而中医辨证治疗却能取得可靠的疗效。因此在这种情况下，宜舍其病而重中医之证。舍证从病的情况，如药疹，临床一旦诊断确立，就能做到及时停用致敏药物，给予对症处理与支持疗法，对其预后作出较为准确的判断；如果只求辨证，不明病名，就有可能在未停用致敏药物的情况下，一味给予中医药论治，以致于出现病因未除、中药缓不济急、预后不良的现象。因此，病证取舍要以临床实用为原则。

辨证是决定立法、遣方用药的前提和依据，是中医诊断学最具特征的核心部分，包括病因、病机、病位、病势、病症等，均在辨证的范围内。病有内同而外异，也有内异而外同，必须进行全面的检诊，对患者的病情加以详尽透彻、触及本质的分析，继而选择治疗方案，决不可按图索骥地绳于经典、墨守成规套用成方，即或是同一病的反复诊治，因其个体差异、时间的不同，也可能不是简单的重复，须细心观察。在诊疗疾病的整个过程中，异中求同，认识其共性，同中求异，认识其特性，显示辨证论治的多点性、位点性，内外相应性的整体治疗。

十三、顾护脾胃

喻文球教授在治疗外科疾病的过程中非常注重顾护脾胃，强调中土虚弱，诸疾可生。脾胃是后天之本，气血生化之源，气血为疮疡化毒之本，脓为气血所化。喻文球教授认为，脾胃和气血盛衰与疮疡的发生、发展、变化与顺逆转化密切相关。脾胃健盛则正气充足，内外之邪不易入侵，疮疡无从发生，或易于起发、破溃及生肌收口；脾胃损伤，则生化乏源，气血津液不足，疮疡难以起发、破溃及溃后疮面难敛。尤其在疮疡七恶辨证中，更注重脾胃是否衰败，如虽患重症，脾胃未败，乃"得谷者昌"，尚有起死回生之机；如脾胃已败，则百药难施，乃"绝谷者亡"，多凶险难治。疮疡致病因素中，以"火毒""热毒"多见，清热解毒法为大法，然清热解毒药物多为苦寒之品，或可短期使用，大量或长期使用则必损伤脾胃，或伤及阳气，或冰凝血脉，脾胃伤败，毒不得发，必致僵持不化，甚者内攻，导致疮疡难消、难脓、难溃，或变生他证等；尤其是疮疡溃后，脓血大泄，更耗气血津液，致使疮面难以收口。宗《外科正宗》"盖疮全赖脾土，调理必要端详"思想，喻文球教授治疗疮疡时总以顾护脾胃为本，使生化有源，气血充足，"使脓秽自排，毒气自解，死肉自溃，新肉自生，饮食自进，疮口自敛"。

1. 健脾益气

胃司受纳，脾司运化，一纳一运，生化精气，脾升胃降，纳运相得，将饮食水谷化生为水谷精气。健脾益气可补益正气，调整脏腑功能，以助疾病向愈，此法适用于外科疮疡溃后期，如产后乳痈、搭背等。由于此类疾病治疗早期通常需用大量清热解毒之品，加之邪盛，脾胃受到不同程度损伤，故后期脾胃之气的调护很重要。通过调补脾胃，使生化之源不竭，正气充盛，从而祛邪除疾。喻文球教授强调临床治疗此类疾病须注意寒凉药的用量及使用时间，依据病变情况及时调整药味及用量，以防寒凉伤正，临床多以茯苓、白术、山药顾护脾胃，补益正气。对于素体虚弱，复感实邪，或因患病时间较长，用药苦寒过度，导致脾胃损伤，正气不足，临床上出现气滞血瘀之证，局部表现为炎症性硬块，不消不溃者，喻文球教授认为乃因正气不足，无逐邪散结之力而成的半阴半阳证，切不可过用消法，应使用健脾益气法，以生黄芪、党参、茯苓、白术等药使脾气健运，生化有源，重用生黄芪温升肝脾之气，再加用活血化瘀、解毒通络之药，使结块消散，收效满意。

2. 健脾和胃

脾主运化，胃主腐熟，食入之水谷通过脾胃的功能得以消化、吸收，最终生成机体赖以生存的气血。脾胃功能健运与否，是影响诸多外科疾病转归及预后的重要因素，故在治疗外科疾病中，同样需要重视脾胃功能的调整与修复，扶正与祛邪的恰当处理。喻文球教授在治疗外科各种疮疡后期恢复时尤为注意此法应用。临证善用茯苓、白术先补脾胃之弱，再以陈皮、炒谷稻芽提升胃气。若消化迟钝，气机痞滞，可加用木香、砂仁适量即可。

脾主运化，胃主受纳；脾升则健，胃降为顺。脾胃的正常生理功能，是其他脏腑正常功能活动的枢纽。陈实功特别重视外科疾病与脾胃的关系，提出"盖疮全赖脾土，调理必须端详"理念，对中医外科的辨证论治有重要的指导价值。他认为"脾胃者，脾为仓廪之官，胃为水谷之海。胃主司纳，脾主消导，一表一里，一纳一消，运行不息，生化无穷……至于周身气血、遍体脉络、四肢百骸、五脏六腑，皆借此以生养"，又谓"得土者昌，失土者亡"，认为外科疾病的发生、发展、预后及转归均与脾胃气血盛衰有着密切关系。脾为后天之本，气血生化之源，脏腑经络功能能够正常发挥，均赖气血濡养。"盖脾胃盛者，则多食而易饥，其人多肥，气血亦壮；脾胃弱者，则少食而难化，其人多瘦，气血亦衰，所以命赖以活，病赖以安，况外科尤关重要。"

脾胃气血旺盛，外邪不易侵袭；脾胃气血亏虚，外邪易乘虚侵袭。而且内服药物也要由脾胃运化吸收后才能发挥治疗作用，所以在治疗和调理过程中喻文球教授尤其注重后天，强调脾胃。脾胃健运，气血生化充足，则外科疾病易愈。如调理失宜，脾胃受损，易生百病。"故知脾胃不可不端详矣。"

3. 治脾调肝

肝主疏泄，脾主运化，脾的运化有赖于肝的疏泄。肝的疏泄功能正常，则脾的运化功能健旺，若肝失疏泄，就会影响脾的运化功能。脾运化功能不健，一方面使体内水湿代谢失常，湿浊内蕴，日久化热、化痰；另一方面致气生成不足，气虚运血无力，气机不畅，日久成瘀、瘀热互结、痰瘀互结，可导致多种外科疾病的发生，如瘰疬、瘿病、乳癖等。在上述疾病的治疗中需采用疏肝解郁、健脾理气之法，使机体气机畅通，疾病得愈。喻文球教授在治疗此类疾病时常用柴胡、白芍、枳壳疏肝理气、解郁通络，若肝郁气滞较重者，则常用香附、郁金加强疏肝解郁之力；益气健脾常用陈皮；脾虚较甚者加用山药、茯苓、白术等。

4. 脾肾同治

肾为先天之本，脾为后天之本，二者在生理上相互资生，病理上相互影响，互为因果。肾中精气有赖于水谷精微的培育和充养，才能不断充盈和成熟；而脾之健运，化生精微，须借助于肾阳的温煦，即"脾阳根于肾阳"之说。在外科疾病中，有些是由于脾肾不足，日久致体内痰、湿、瘀互结为患所致，如某些阴证疮疡、脱疽、乳癖等。因此在治疗上需通过补脾益肾来调整才能达到治疗目的。喻文球教授临证多用山药、桑寄生、杜仲、川断健脾益肾，女贞子、旱莲草滋补肾阴，淫羊藿、菟丝子调补肾阳，通过扶助正气，以祛除体内痰湿、血瘀之邪气。

喻文球教授认为，外科病证多根于脾肾，如阴疽流痰，症发于外，其由气血脾肾先衰于里；脑疽疔疮虽见于外，受病之源在于脏腑蕴毒。脑疽可见诸肾火内伏，煎灼真阴而发；疔疮则由嗜食膏粱厚味，脾胃蕴毒而成。脾为气血生化之源，气血又是化毒之本，因此在疮疡诊治中应十分重视脾肾，其对脾胃学说、脾肾学说的研究颇具心得，认为脾肾功能之强弱与疮疡之顺逆转化密切相关。虽患重症，若脾肾未败，尚有转机之望；如脾肾已败，百药难施，症多凶险难治。在外科疾病治疗中，时时处处兼顾固护脾肾。就其治疗疮疡而言，初期采用消法，以制其亢胜，衰其病势，保持机体的平衡，兼顾脾肾为治疗原则，则其初起能消，溃则易敛，或则以大化小，不致变证。他常常告诫学生，外科消法中经常用大剂苦寒药物，易损伤脾胃，因此常于苦寒之药中加薏苡仁、茯苓、山药等健脾益气之品，意在维护和恢复脾气之健运，以助养正气，正所谓："所有虚实传变，都应以护脾为要。"就内治中托、补法而言，更是基于"诸疮全赖脾土"的观点，处处以固护脾肾为要，借水谷精微的培养，以先天、后天共济，以助气血恢复，纠其偏胜，补其不足，以调整机体功能而消除正虚现象。

5. 攻伐勿伤脾胃

外邪入侵，必须施以攻邪之药。祛邪之法，医家常用黄芩、黄连等寒凉解毒攻邪之品，虽可祛邪解毒，但在攻邪的同时也易损伤脾胃的阳气。脾胃受损则气血失充，御邪乏力，无力清除余邪，同时后期生肌收敛之力又将减弱，致使生肌迟缓，病程冗长，反易加重病情。"药难执方，全在治法，大抵关节首尾，俱不可损伤元气脾胃为要。"强调了脾胃的重要性，攻邪的同时勿忘脾胃，以"脾胃为要"，"慎用内消攻伐之药，以伤脾气，脓反难成，多致不能溃敛"。在具体临床中，对形体壮实、毒势较盛者，可用寒凉败毒之剂，更要慎用攻伐之品；要培补脾胃，增强脾胃功能，托毒外出，这些都是"脾胃为要"的具体体现。

喻文球教授对《外科正宗》所述"诸疮全赖脾土，调理必须端详"的观点十分推崇，认为疮疡患者在肿痛之际，自然痛伤胃气，诸味不喜，一待脓毒已泄，胃气得回，如仍忌口过严，反逆胃气，不利溃疡之收敛。同时他指出，疮痈虽属火毒之证，但一待脓出毒泄，用药上也应旋即减除苦寒之品，以防损伤胃气。更忌疮疡内脓已成，再强求内消，妄投苦寒之品，致气血冰凝，脾胃伤败，毒不得发，反致内攻。

6. 托补要依赖脾胃

陈实功治疗外疡遵循消、托、补三大治法，其中托补之法中更加体现了陈氏的脾胃观，治法中常有"脾胃"二字。云："盖托里则气血壮而脾胃盛，使脓秽自排，毒气自解，死肉自溃，新肉自生，饮食自进，疮口自敛。"可见陈氏对脾胃在外科治疗中特殊性的认识。只要脾胃健运，气血充实，则可托毒外出，病可痊愈。至于用于疮疡溃后邪正俱虚所用之补法更加体现了脾胃的重要性，如其云："但见脾虚下陷食少，虚热间作者，便进补中益气汤。"但见脾亏气弱，身凉脉细，大便溏泄，可服"托里温中汤"。其实陈氏用调理脾胃之法，不一定具有脾虚胃弱之典型征象才用补益脾胃之法，而是在各种治法如补益气血、调补肝肾等法中加入调理脾胃之药，可当臣药，亦或为佐使之剂。

7. 调护须培补脾胃

对外科疾病的治疗，除了采取相应的药物及刀针等法外，还须注意饮食起居护理，而且后期调护尤为重要，防病养生时也要注意调护。"凡人无病时，不善调理而致生百病，况既病之后，若不加调摄，而病岂能得愈乎。"喻文球教授非常重视调理，在调理之中又以培补脾胃为重，脾胃强盛，气血充实，则可缩短病程。正如陈实功云："凡病虽在于用药调理，而又要关于杂禁之法"，同时又提出了"善养生者，节饮食，调寒暑，戒喜怒，省劳役，此则不损其脾胃也""至脓溃之后，生冷硬物一概禁之，不然伤脾损胃，脓必难成，致疮软陷，又难溃敛。"由此可见，重视脾胃调理具有非常重要的临床意义，喻文球教授认为脾胃的调理是后期溃疡收敛的关键。在疾病调护方面，喻文球教授十分注意饮食营养的调补，反对无依据的忌口，他指出，脓毒一旦排出，胃气便开始恢复，患者多见食欲增加的征象，此时但凡是患者喜爱吃的，除生冷难化、肥腻辛辣之品外，便可以予之食，通过进食来滋养脾胃之气血。

十四、体表肿瘤中医研究

体表肿瘤属于中医外科肿疡疾病的瘤病范畴，其中包括软组织肿瘤和骨肿瘤。这些肿瘤都有肿块外形呈现于体表或者通过简单的触摸即可扪得。另外，软组织内一些非肿瘤性肿块也具有这一特点，所以也应该包括在内。

瘤者，留滞不去之意。《灵枢·刺节真邪》说："虚邪之入于身也深，寒与热相搏，久留而内着，寒胜其热，则骨疼肉枯，热胜其寒，则烂肉腐肌为脓，内伤骨。内伤骨为骨蚀，有所疾前筋，筋屈不能伸，邪气居其间而不反，发为筋溜；有所结，气归之，卫气留之，不得反，津液久留，合而为肠溜；久者数岁乃成，以手按之柔，已有所结，气归之，津液留之，邪气中之，凝结日以易甚，连以聚居，为昔瘤；以手按之坚，有所结，深中骨，气因于骨，骨与气并，日以益大，则为骨疽；有所结，中于肉，宗气归之，邪留而不去，有热则化而为脓，无热则为肉疽"。这里指出了瘤是由于邪气留滞与气、津液等凝结而成筋瘤、肠瘤、昔瘤、骨瘤等。历代文献都有一些关于瘤的论述，如《诸病源候论》有关于瘤的症状和注意事项的论述。《三因极一病证方论》将瘤分为骨瘤、脂瘤、气瘤、肉瘤、脓瘤、血瘤六种。《薛氏医案·外科枢要》及《外科正宗》等文献，根据瘤发生于皮、肉、筋、脉、骨部位，并与五脏配套，具体将瘤分类为气瘤、肉瘤、血瘤、筋瘤、骨瘤。以后各家文献还有脂瘤、胶瘤、发瘤、红丝瘤、黑砂瘤、虱瘤、物瘤等多种瘤病。关于对瘤的性质认识方面，大多认为瘤属良性，但也有关于瘤属恶性肿瘤的论述，如《外科正宗》论骨瘤是"形色紫黑，坚硬如石，疙瘩高起，推之不移，昂昂坚贴于骨"，这相当于现代骨肉瘤的症状。

　　软组织和骨肿瘤有良性和恶性之分，一般将良性肿瘤称为"瘤"，而将恶性肿瘤称为"肉瘤"。软组织的范围很广，广义地说，除皮肤表皮及附件、内脏、骨骼及淋巴结外，其余都属于软组织，它包括了黏液、纤维、脂肪、平滑肌、横纹肌、滑膜、血管、淋巴管、周围神经系统等。所以单纯依靠传统的五脏归类法来概括软组织肿瘤和骨肿瘤，显然是不太符合临床实际的。

　　喻文球教授认为，体表肿瘤属于中医外科肿疡的范畴，中医外科最早只分为肿疡和溃疡两大类，肿疡泛指一切未溃之肿块，包括了体表肿瘤和体表非肿瘤肿物在内。我们要在继承的基础上研究和发展，提升中医外科肿疡的学术水平和临床技能，就必须对体表肿瘤和肿块作出基本能符合临床实际需要的整理和研讨。

1. 病因病机

　　古代论瘤的病因有两种看法。《灵枢·刺节真邪》论瘤，认为瘤与外感邪气有关，而《外科正宗》则认为瘤不是外邪与内正搏结凝滞产生的，而主要是由于五脏病变而发生的。喻文球教授认为以上两种对瘤的病因病机偏执于一方的观点都是局限的，因为外因致病要通过内因起作用；而脏腑功能紊乱和阴阳气血失调，与机体外环境紊乱也密切相关。因此综合历代各家论述，瘤的病因病机可分如下方面。

（1）外邪入侵：六淫邪毒、疫疠邪毒等外邪入侵人体，"寒与热相搏，久留而内着……有所结，气归之，卫气留之，不得反，津液久留……凝结日以易其"而成。也就是说外感邪气，留结于体内，并与气血、津、液等凝结而成为瘤病。

（2）阳虚凝聚：发生上述病理变化，若人体阳气不虚，则可凝滞化热而成为化脓感染性疾病；若素体阳气亏弱，则凝滞不能热化，而寒凝为瘤。

（3）脏腑失调：陈实功等人认为，瘤是由于"五脏瘀血、浊气、痰凝而成"。然而脏腑功能紊乱，不仅可由五脏生态关系紊乱而引起，更可以由外邪入侵，阴阳失调所致。脏腑功能紊乱可产生形成瘤的病理产物。如肝气不疏，心气不足，邪凝气机，都可产生瘀血；肝郁、脾结、肺气不调等可产生浊气；脾气不运，肺失宣降，火邪炼液，可内生痰邪。以致瘀血、浊气、痰凝结成瘤病。

（4）瘤结于表：我们这里讨论诊治的瘤，系指体表肿瘤或肿物。不管是由哪一种原因而发生的瘤病，它们的病位都在皮里膜外、皮肉之间或皮肉以下，共同一个特点是有外形征象可见。中医外科的表证尚包括有外形显露于体表的表证。外形显露明显，病邪凝结于表；外形显露不很明显，病邪凝结在半表半里。

综上所述，瘤病是由于外邪入侵、脏腑功能紊乱等原因，而使瘀血、浊气、痰凝滞于皮里膜外、皮肉之间、皮肉以下；由于素体阳气不足，这种凝滞很难从热而化，从而凝滞为瘤。由于它生长的部位较浅，所以有外形征象可见。但是这种表证不是新感邪气犯表，而是邪毒凝滞在表或五脏之毒外达结于表。

2. 辨病

体表软组织肿瘤可发生于全身各处的软组织，由于不同类型与发生部位而各具特点。此外，骨肿瘤和其他软组织非肿瘤性肿物也是如此。

（1）好发部位：肿瘤生长的部位有时可提示它的起源，如纤维肉瘤大多来自躯干的皮肤和皮下组织；脂肪肉瘤多来自脂肪组织较多的臀部和大腿；滑膜肉瘤多来自下肢和上肢大关节附近；横纹肌肉瘤好发在下肢肌层内；平滑肌肉瘤以躯干和腹腔较多见。纤维瘤均发生于皮内、皮下，以及浅表筋膜或腱鞘等处；滑膜瘤大都来自腱鞘及滑囊，绝大多数位于手足，越靠近肢体远端则越多。骨肿瘤发于四肢长骨较躯干骨多；软骨瘤多发生于手足短骨。

（2）疼痛：软组织肉瘤常为无痛性肿块，但有的也伴有疼痛。某些纤维肉瘤和滑膜肉瘤发生的初期没有疼痛，到复发后才疼痛。良性骨肿瘤有轻度疼痛，而恶性肉瘤则呈钻孔样疼痛。若肿瘤生长快，压迫或浸润神经时则导致顽固性疼痛。

（3）体积：良性肿瘤生长缓慢，体积一般较小，但有的也可以长得很大。有时仅针头大小即可引起患者重视，如皮肤平滑肌瘤常有疼痛，假肉瘤性筋膜炎也常有压痛，就诊时瘤的体积却比较小；但脂肪瘤、脂肪肉瘤等由于早期症状少而轻，就诊时瘤的体积多已较大。恶性肿瘤生长快，体积一般较大，如横纹肌肉瘤、滑膜肉瘤、骨肉瘤等，直径多超过5cm。

（4）硬度：软组织肿瘤的硬度可因其血液供应和病理类型的

不同而有差别。良性肿瘤胶原纤维、纤维细胞或平滑肌细胞成分多的质地比较坚硬，如纤维瘤、平滑肌瘤等；纤维成分少的或血管、淋巴管成分多的，质地就比较软，如脂肪瘤等。软组织肉瘤恶性程度高的质地大都比较软，纤维成分少的脂肪肉瘤和黏液肉瘤质地较软，纤维成分多的高分化纤维肉瘤较坚硬。如果肿瘤位置较深，在局部组织较紧张时可呈假坚硬感。骨肿瘤的质地多是坚硬。

（5）活动度：软组织肿瘤的活动度与其发生部位和病期有关，良性或低度恶性的一般较易活动；生长于肌层内的肿瘤，当肌肉放松时可左右推动，肌肉收缩时则固定。高度恶性的肉瘤和骨肿瘤呈浸润生长，多表现为固定不移。

（6）表面温度：肿瘤如位于浅部，血液供应丰富或因肿瘤细胞代谢旺盛，皮肤温度可较周围为高。

（7）皮肤表面的表现：神经纤维瘤皮肤有淡褐色斑。隆起性皮肤纤维肉瘤表现为典型的光滑、萎缩，伴有毛细血管扩张的表皮。其他常见的肉瘤因多发生在较深部，在初发时表面皮肤是正常的，但由于生长迅速很快就可以累及表面皮肤形成溃疡。

（8）发展速度：良性肿瘤一般生长较慢，病史可长；但低恶性的肉瘤亦可生长较慢。有的良性肿瘤存在多年，突然增长速度变快，应考虑有恶变可能。

（9）区域性淋巴结肿大：软组织肉瘤远处转移常见，但有时也可以有区域性淋巴结转移。

3. 辨证

尽管体表肿瘤和肿块种类较多，但根据其症状和发病机理可以把它们分成肾气不足证、肝脾郁结证、气滞血瘀证、瘀毒化热证等4个证型。

（1）肾气不足证：肿块质硬，无痛或一般不痛，增长缓慢，局部皮温低，颜色暗淡，或色褐或灰黑。舌苔薄白，舌质淡红，脉沉细或细弱。

（2）肝脾郁结证：肿块质韧或有囊性感，具有不同程度的酸胀痛感，有的可随喜怒而肿块大小消长。与周围组织具有一定的粘连，活动度较差。或肿块质地柔软，边界不清，无自觉痛，无压痛。有的只有疼痛不适之症状，而肿块小如针头，极少数的只有疼痛而摸不到肿块。舌苔黄微腻，舌质红，脉弦或弦滑。

（3）气滞血瘀证：肿块坚硬如石，表面高低不平，与周围组织粘连固定，推之不活动。肿块表皮可有血管怒张，疼痛或剧烈疼痛，或伴放射性麻木或疼痛，或病变处肌肉萎缩。舌苔黄，舌质红有瘀斑，脉弦涩。

（4）瘀毒化热证：肿块上皮肤萎缩变薄、轻度灼热，有红斑、水肿、溃疡，极易出血，可伴有轻度发热及头痛等全身不适症状。或表现为红色软性肿瘤，高出皮肤，易出血和感染。此外，肝脾郁结证和气滞血瘀证日久也有可能化为热毒，出现肿块增大膨胀、发热、疼痛等症状。

4. 治疗

（1）内治法

①肾气不足证：治宜温肾益气，散寒化毒。方选二仙汤或右归丸合万灵丹加减。常用药物有鹿角霜、鹿角胶、白芥子、制附子、菟丝子、补骨脂、仙茅、淫羊藿、细辛、麻黄、肉桂、小茴香等。

②肝脾郁结证：治宜疏肝理脾，化痰散结。方选通气散坚丸或顺气归脾丸；或逍遥散合二陈汤加减化裁。常用药物有陈皮、香附、郁金、台乌、厚朴、橘核、九香虫、枳壳、枳实、海藻、

昆布、胆南星、僵蚕、山慈菇、猫爪草、夏枯草等。

③气滞血瘀证：治宜活血化瘀，解毒散结。方选活血散瘀汤加减。常用药物有柴胡、花粉、三棱、莪术、楤木、鬼箭羽、土鳖虫、水蛭、白花蛇舌草、半枝莲、七叶一枝花、十大功劳等。

④瘀毒化热证：治宜凉血活血，清热解毒。方选芩连二母丸或犀角地黄汤合五味消毒饮。若在头面部则合普济消毒饮，在躯干部合黄连解毒汤，在下肢合五神汤，在上肢合五味消毒饮。常用药物有羚羊角、生石膏、生玳瑁、紫草、赤芍、丹皮、生地黄、生槐花、鸡冠花、半枝莲、半边莲、知母、黄柏等。

（2）外治法

①阳和解凝膏外贴。

②阿魏化痞膏外敷。

③消瘤二反膏外敷。

④天仙子适量，水调外敷。

第三章　医论医话

一、解表通里法之解毒排毒

西医学把全身性感染分为菌血症、毒血症、败血症和脓血症。菌血症是细菌进入血液，但很快被消灭，只产生轻度的发热或恶寒症状，这相当于中医的表证。毒血症是细菌的毒素进入血液循环对血液产生毒害，发生持续性高热；败血症为细菌在血液循环中生长繁殖，发生稽留热型的寒战高热；脓血症为细菌栓子进入血循环，或随血循环停留于某些组织器官中，发生弛张热型的寒战高热。这三种全身性感染相当于中医的气、营、血分证。

邪毒进入机体后在早期大量的毒素可以经肾脏从小便排出，而到了中晚期则主要依靠网状内皮系统和肝脏的解毒功能了。从这里我们已经能够看出通利二便对于解毒排毒的重要性。

外科邪毒感染的早期属于菌血症，由于细菌及其毒素的刺激产生表寒或表热之证。解表药具有发汗解热、增强体表循环、抗菌抗毒、镇痛等作用。发汗解热可降低机体过高体温和排除毒素，增强体表循环可以改善体表小动脉痉挛，使恶寒症状解除；抗毒抗菌可以消除致病动因；镇痛作用的发挥可以改善机体痛和抗痛平衡的失调。解表药的"解表"作用，可能就是上述药理作用的综合。

《黄帝内经》对于应用解表法治疗外科邪毒所致疾病早有深刻的认识，"汗之则疮已"就是说通过发汗使侵入肌表、卫表的邪毒随汗出而解。因为外科的有形之表证较长的时间都存在，再者肌表溃破外邪还会不断入侵，所以外科表证虽然会改变，但却存在时间长，所以决定了在较长时间内都要应用解表法。

阳明或气分的气热内结，大便不通，邪毒内蓄，出现邪毒炽盛的里实热证。泻下法具有祛邪扶正的作用。现代研究发现泻下法可排除蓄积大便，避免自家中毒，具有排毒作用。邪毒侵入人体的中后期依赖网状内皮系统和肝脏解毒，若大便不通则肝脏解毒功能受影响，因此通涤大便具有促进肝脏解毒的作用。泻下法还具有诱导消炎作用，因为泄泻作用可反射性诱导其他部位炎症的消除。总之，通里法可以疏通脏腑，排泄内蕴之热毒，从而使邪去毒消，脏腑安和，营卫昌盛。

太阳寒毒不化，循经可侵入膀胱，使寒水毒邪凝结于内。又因"诸痛痒疮皆属于心"，心经火毒可移热于小肠下注膀胱，使膀胱积热，水液黏滞，小便短赤，使热水毒邪凝结于内。三焦亦为水之道路，三焦之湿热邪毒也可以注入膀胱而使湿热邪毒蕴结于内。采用不同的利尿方法，均可以排除体内的邪毒，此与通便排毒意义同等重要。

基于上述原因，决定了解表通里法是治疗外科邪毒所致疾病的主要法则。

《灵枢·本脏》说："肾合三焦膀胱，三焦膀胱者，腠理毫毛其应。"这说明了人体水脏、水腑、水道三位一体的气化功能，太阳经和皮毛疾病很容易影响肾与膀胱的气化功能，这不仅因为外邪可循经传入本腑，而且还可以表里相传直接入里。另外，太阳传阳明、卫分传气分所致的气热内结都循经而传，故外科表证很容易出现热结便秘，表里俱实之证发生较多，这就需要表里双解，内外分消，才能干净彻底地驱除毒邪。

二、如意金黄散的解析

处方：大黄、黄柏、姜黄、白芷各 250g，南星、陈皮、苍术、厚朴、甘草各 100g，天花粉 500g，共研细末。

功用：清热除湿、散瘀化痰、止痛消肿，用于一切疮疡阳证。

用法：可用葱汁、酒、醋、麻油、蜜、菊花露、银花露、丝瓜叶捣汁调敷。

分析：

（1）性味比例：大黄 250g，黄柏 250g，天花粉 500g，寒凉药共计 1000g，姜黄 250g，白芷 250g，南星 100g，陈皮 100g，苍术 100g，厚朴 100g，辛温药共计 900g，调和药甘草 100g。

（2）苦寒药 1000g——热者寒之，正治。

辛温药 900g——热因热用，反治。

调和药 100g——发挥协同作用，防止拮抗。

（3）大黄、黄柏——合黄连解毒汤，诸痛痒疮，皆属于心。

（4）陈皮、苍术、厚朴、甘草——合平胃散，健脾燥湿，诸湿肿满皆属于脾。

（5）黄柏、苍术——合二妙散，清热燥湿。

（6）大黄、厚朴——加枳壳（陈皮代）合小承气，通脉泄热。

（7）白芷、苍术——解表散寒、除湿，汗之则疮已，发表不远热。

（8）姜黄、大黄、天花粉——活血和营。

（9）陈皮、厚朴——行气活血。

（10）南星、陈皮——化痰散结。

（11）南星、姜黄——止痛。

（12）苍术——含维生素A；甘草——含类激素，共同促进吸收。

（13）炎症四症：

红——清热药，泻下药。

肿——清热、燥湿、化痰药。

热——清热药，养阴之天花粉。

痛——消肿止痛，南星、姜黄止痛。

从中医理论及临床实践来分析，如意金黄散制方有深厚中医理论内涵和丰富的临床经验积累。

三、逆病机疗法与肿块消散

1. 肿块的概念

这里所说的肿块主要指体表肿块。浅表肿物没有一个精确的含义，也缺乏明确的范围，我们所研究的是指肉眼能看见的，或经过简单的触诊即能明确诊断的体表肿瘤和浅表性局限肿块。它们多数是独立性疾病，也有相当多的是全身性疾病的一个表现。

中医外科古称疡医，疡包括肿疡和溃疡两个方面。肿疡泛指一切体表未溃肿块，溃疡泛指体表一切溃破的疮面。浅表肿块属中医外科肿疡范畴，包括体表常见肿瘤、炎症、发育异常、增生或退行性病变，以及由外伤、寄生虫、过敏、代谢障碍等原因引起的肿物。其分类如下：

（1）皮肤及附属器肿物：皮赘、乳头状瘤、疤瘢疙瘩、皮肤囊肿、皮肤癌、色素瘤、结节性红斑、硬结性红斑。

（2）软组织肿瘤及非肿瘤性肿块：如脂肪瘤、纤维瘤、周围神经瘤、血管瘤、淋巴管瘤、软组织肉瘤、感染性结节、软组织结核、骨化性肌炎、痛风结石。

（3）骨性脓肿、骨瘤、软骨瘤、成骨肉瘤。

（4）淋巴结肿块：淋巴结核、淋巴结炎、淋巴瘤、淋巴结增生。

（5）颈部肿块：甲状腺癌、非化脓性甲状腺炎、涎腺肿瘤、涎腺癌、腮腺结核、舌下腺囊肿、颈部淋巴结转移癌。

（6）乳腺肿块：乳腺纤维瘤、乳腺增生、乳腺结核、乳腺癌。

（7）生殖器肿块：男性阴茎癌、阴茎硬结症、睾丸肿瘤、附睾肿物、精索肿物、阴囊肿物。女性前庭腺囊肿、女性外阴癌等。

2. 浅表肿块成因

由于论述的浅表肿块种类很多，西医学已有充分数据研究资料，以说明各种不同性质肿物的成因，其机理较为复杂，这里不论述，可详见有关参考资料。

我们这里主要论述浅表肿块的中医病因病机。浅表肿块总的来说属肿疡范畴，根据其不同的性质，又分为瘿、瘤、岩、痰核、瘰疬等，具体又分为良性肿块和恶性肿块两类。

（1）良性肿块：薛己认为"夫瘤者留也，随气凝滞，皆因脏腑受伤，气血乖违。"陈实功说："瘤非阴阳正气结肿，乃五脏瘀血、浊气、痰凝而成。"皇甫中《明医指掌·瘿瘤》说："若人之元气循环周流，脉络清顺流通，焉有瘿瘤之患也，必因气滞痰凝、隧道中有所留止故也。"

（2）恶性肿块：中医学注重内在因素在发病中的主导地位，其中七情内伤、脏腑功能失调可使阴阳失调、正气不足、气机不畅、气血运行失常，从而导致局部气滞、血瘀、痰凝，阴毒结聚不散而成肿块。因而正气内亏为本，气滞、血瘀、痰凝、阴毒结聚为标。

陈实功论乳岩说："忧郁伤肝，思虑伤脾，积想在心，所愿不得志者，故经络痞涩，结聚成核。"朱丹溪论乳岩说："忧郁怒闷，朝夕积累，脾气消沮，肝气横逆，遂成隐核。"说明脏腑功能失调的病理产物可发生癌肿，而且脏腑功能失调可直接发生某些相关部位的恶性肿瘤，如心脾郁热导致舌岩，肝肾阴亏导致肾岩，脾胃湿浊导致唇茧等。

一些慢性物理刺激因素及饮食因素也可以使湿浊内生，痰火互结，从而促使肿瘤的发生。因此，《灵枢·九针论》说："四时八风之客于经络之中，为瘤病也。"说明了各种化学、物理、病菌等致病因素，也可以促使肿瘤的发生。

3. 应用逆病机运动观治疗体表肿块

机体发生浅表性肿块的过程，自始至终都存在着机体正气与病邪相互斗争的矛盾。而肿块的发生就是在脏腑功能紊乱、机体正气虚弱的条件下，由显现的或潜在的致病因素，发展到单纯的病理产物和复合的病理产物，最终生成体表肿物。体表肿块的生成过程，也就是它的病理发展、矛盾运动转化、结局的全过程。

辩证唯物主义认为，一切事物都处于不断发生、发展和消亡的运动过程。因此，当体表肿块一旦完成了它的生成发展运动的过程，也可能在一定的条件下逆转病机运动，使肿块及其病理产物消散及灭亡。遵照这一事物发生发展的规律，采用逆病机运动的治疗方法，通过外部用药来改善机体内部环境和条件，来逆转肿块的病机运动，可使有形的肿块消散于无形之中。

逆病机运动转化的条件是一个完整的系统，其包括了条件的系统性和有序性等方面。

（1）肿块病机逆转的系统性：根据体表肿块生成的病机分

析，可以得到调节脏腑系统功能为逆病机总的治疗原则，这样才能杜绝和防止新的单纯病理产物和复合病理产物的继续发生。若治肿块以化痰解毒为总原则，就可能会边化痰边生痰，边解毒边生毒。所以，中医学称之为"见痰休治痰"。

常说"无痰不成核"，就是说明痰毒是肿块发生的主要病理物质。从系统论来讲，必须健脾疏土，以绝痰湿之源；疏肝理气，以除生火之祸；清热泻火，以消炼液成痰之因；对于虚火之痰，则采用滋肝肾阴血的方法，以制阴虚之火，不使其炼液成痰。对于因寒凝水液为痰，则当温脾肾之阳，以化阴之痰；对于外感风痰，则健脾、宣肺、疏风化痰。

以上治痰无不从系统上进行整体调节，使机体内环境趋于正常，从而创造一个有利于病机逆转的有利内部条件。

（2）肿块病机逆转的有序性：在系统性的前提下，其有序性主要针对肿块的形态和病理产物。分别按如下次序进行：

①攻坚：由于病理转化，邪毒盘结，日积月累，形成坚硬或较为坚硬的有形肿块。在调节脏腑机能前提下，而且机体相对不太虚弱，都应该采用攻坚疗法。所谓攻坚疗法，实际就是"以毒攻毒"，应用具有攻坚破积作用的䗪虫、露蜂房、水蛭、全蝎、蜗牛、守宫、蟾皮、制马钱子等虫类药及其他有毒药。目前国内应用蛇毒、蝎毒抗癌已有较成熟的经验和成果，这是"以毒攻毒"在新的历史条件下的科学发展。例如蛇毒的纯化工艺，去掉其对人体组织脏器不利的一面，取其用于治疗的一面。如蝮蛇毒是一种混合毒，分离出抗凝剂促使癌细胞溶解，分离出蛇毒膜活性多肽可干扰癌细胞膜，同时祛除有害于人体的神经毒成分。

攻坚破积的有毒药物系反物质属性，反物质具有用量小、能量大、攻击性强的特点。虫类毒性药物的毒是一个毒蛋白物质，经干燥炮制、煎煮及消化液的处理后，已基本纯化，对人体害处不大，而且可保留治疗作用。很多实验证明，毒蛋白是高级蛋白质，富有营养性，可强壮身体（如蕲蛇就有壮阳的作用，常用于治疗阳痿），可增强免疫力。反物质毒蛋白的双向调节功效用于攻坚破积，可谓安全。

②分解复合的病理产物：毒瘀互结是使郁气、郁火、郁湿、郁痰交凝结合的媒介物质。复合病理产物相当于西医学抗原抗体复合物或肿瘤细胞。因为肿瘤细胞结构与功能尚与组织细胞有相似之处，而且常与正常细胞混杂一团，现代抗肿瘤药难于针对靶细胞，这正是肿瘤性疾病的难治之处。

从中医辨证的角度认为，久病多瘀，瘀滞化毒，毒瘀互结形成顽症，故可从活血解毒破瘀论治。常应用三棱、莪术（莪术注射液广泛用于抗癌及治疗不可溶性抗原抗体复合物疾病）、菝葜、鬼箭羽、白花蛇舌草（既解毒又化瘀）、生大黄、五灵脂、制乳香、制没药、半枝莲。

不可溶性抗原抗体复合物及肿瘤细胞已和组织结合，其解毒分离需网状内皮系统和肝脏参与。因此，可应用灵芝、白花蛇舌草等解毒药调动网状内皮系统吞噬机能，用绣花针、茵陈、九香虫、十大功劳等疏肝利胆，促进肝脏解毒排毒机能。

③清除单纯的、游离的病理产物：当肿块变软、缩小，复合病理产物大都分解了，这时症状已有明显的好转，但是病理产物并没有完全消除，而是从复合的分解为游离的、单纯的病理产物，如湿邪、痰邪、热邪、郁气团、瘀血块、瘀毒小节等。如不加以处理，在一定条件作用下，又可以重新集结成复合病理产物。这些游离产物大致相当于自由基，肿块分解物，组织代谢物及其他物理的、化学的、生物的因素。对于这些病理产物，分别

采取利湿、化痰、行气、活血、解毒治疗方法。利湿用苍术、薏苡米、茯苓、茵陈、车前子；化痰用川贝、浙贝、胆南星、猫爪草、远志、海藻、昆布、夏枯草、牛蒡子、法半夏；清热解毒用玄参、十大功劳、丹皮、栀子、鳖甲、知母、生石膏、板蓝根、青黛、半枝莲、白花蛇舌草、肿节风等；行气用九香虫、陈皮、厚朴、神曲、香橼皮、枳壳、大腹皮、槟榔、荔枝核、橘核等；活血用紫草、丹参、益母草、茜草、天花粉、丹皮、赤芍、当归、田七、鸡冠花等。

在癌变的诱癌与促癌期都有自由基的参与，致癌物质必须经过代谢成为自由基后才致癌。自由基是机体代谢过程中产生的一类内源性毒物，包括超氧阴离子（O_2^-）、过氧化氢（H_2O_2）、羟基自由基（OH^-）和单线态氧（O_2），其生成的自由基的能力与其致癌能力之间有平行关系，一些药物所以能抗癌也与消除自由基有关。

4. 肿块消散的形式

应用逆病机治疗，可使致病的动因和动机都得到消除，从而使肿块从有到无。这种从有到无的基本形式，有液化和气化及二者相兼 3 种。通过攻坚、清热、利湿、化痰，使肿块液化，通过脾的吸收运化、肺的宣泄、肾和膀胱的尿液排出，或经脾运化而重新改造吸收。通过攻坚、行气、化瘀、通络、解毒而使肿块气化，经肝胆疏泄、肺的宣泄、肾的气化而外出或改造利用。有的肿块的消散则兼有气化和液化二者的综合形式。

5. 结语

（1）本文研究肿块的成因，根据"百病生于气"和"无痰不成核"的观点，认为肿块与气滞、痰凝、毒结有关。因此，顺病机、逆病机及其治疗都应遵循这一观点。

（2）脏腑系统调节以消除有利于肿块形成的生存环境，攻坚破结从总体上动摇肿块的根基。毒瘀交结是复合病理产物的媒介物质或黏合剂。单纯和游离的病理产物得不到清除，在一定条件下尚可重新集结为复合病理产物。

（3）利用事物发生、发展、转化的运动规律，采用逆病机疗法，符合矛盾运动规律及事物发展的规律。

（4）肿块从有到无是一种逆向运动，是随着逆病机疗法而运动消亡的。其消散的形式可分为气化、液化或二者兼有 3 种形式，这可以使我们比较科学地认识并坚定信念，即不经形态上开刀切除，也可以应用中医药治疗使肿块消散。

四、浅谈疮疡

（一）分类

外科疮疡一般可以分为两大类，就是痈疽和杂症。这种分法正与内科分为伤寒、温病和杂症的情况相似。有关痈疽的知识是中医外科的基本部分，这不仅因为痈、疽两病最常见，而且广义地说，痈、疽也包括了所有的肿疡和溃疡。

广义地说，凡是表现为红肿高大，焮热疼痛，未成脓易消散，已成脓易破溃，溃后易愈，脓液黏稠的都属于痈，治疗以清凉消散为主，为阳证。凡表现为漫肿平塌，不热少痛，未成脓难消散，已成脓难破溃，破后难敛，脓少清稀的都属于疽，治疗以温经通络为主，为阴证。

（二）中西医对疮疡的认识

1. 中医对病因的认识

（1）内伤

①情志内伤：气、火、痰阻于经络，气血阻滞，聚结成块。

例如失荣、乳岩、肉瘤、瘰疬等。

②饮食不节：脾胃机能失调，嗜食膏粱厚味，火毒内生；或胃肠失运，六腑不通，湿热瘀血郁结。例如痈、疖、有头疽、颜面疔。

③房劳过度：肾气亏损，骨髓空虚，外邪乘虚而入。例如流痰。

④阴火内生：灼津为痰，痰滞凝结。例如瘰疬。

（2）外因

①外感六淫之邪：六淫皆可化火，形成热毒火毒。例如痈、疽（有头）、疔、疖。

②感受特殊之毒：如蛇咬伤、疫疔、狂犬病。

③外来伤害：跌打损伤。

2. 西医对病因的认识

①生物性刺激：如细菌、寄生虫、病毒等。

②理化因素：如冷、热、外伤、放射性物质。

（三）疮疡辨证要点

疮疡辨证要点包括病史询问、体格检查、实验室检查、辅助检查，以及病因、病位、病态等。

1. 阴证

不发热，怕冷喜暖，倦怠无力，呼吸低微，语声微弱，舌质胖嫩，色淡苔白，脉沉细无力。

2. 阳证

发热，狂躁不安，气粗，喘急，烦渴，便秘，尿赤。舌质红，苔黄燥，脉浮洪数，有余之脉。

（四）疮疡机理

肿、痛、痒、脓是疮疡的主要4大症状，其机理分别如下。

（1）肿：为经络阻塞，气血凝滞而成。外形上有：①局限型：气血充实，阳证，实证。②弥漫型：阳证者为邪盛毒势不聚；阴证者为气血不流。③全身型：气血亏虚，脾阳不振。

（2）痛：为气血阻滞，阻塞不通所致，为病势进退的表现。

（3）痒：为风、湿、热毒、血瘀所致，热甚则痛，热结则痒。

（4）脓：因肌腠之内热胜肉腐蒸酿而成，为气血化毒，出脓为托毒外泄。

五、论通法在外科的应用及体会

《医学正传》曰："夫通则不痛，理也。但通之之法，各有不同，调气以和血，调血以和气，通也；下逆者使之上行，中结者使之旁达，亦通也；虚者使之通，寒者温之使之通，无非通之之法也。若必以下泄为通，则妄矣。"由此可见，中医学对通法的认识甚多，并非只有治急腹症之攻里通下法。

人体是一个有机的整体，脏与腑、腑与脏、体表与内脏，都是相互联结的，这种联系依靠经络及流注在经络的气血实现。人体的排泄物和代谢产物分别从二便、皮肤、肺输布于体外，体内正常的排泄是脏腑功能正常及机体内外环境保持正常的必要前提，这些排泄系统的阻塞疏通不畅，就会导致体内代谢产物的堆积，导致体内毒性物质增多，引起脏腑功能紊乱，疾病由此而生。

以下从4个方面来说明外科疾病治疗中通法的应用。

1. 疮疡的通法

疮疡的发生乃外感六淫，或内壅脏腑火毒，及其他致病因素，引起脏腑功能失调，气血紊乱，气滞血瘀，阻塞皮肉经络而成。局部经络受阻，气血不通，则代谢产物郁积，化热为脓。《黄帝内经》云："汗之则疮已。"陈实功《外科正宗》曰："凡疮初起，七日之前，或已灸之，后未他药，毒气随汗而散，最为捷径。"指在局部瘀阻早期，运用发汗解表药物，疏通经络，开通郁结，使留于肌表的毒邪随汗而泄。

2. 温通经络，疏通脉道法

用温通经络的药物使阴寒凝滞之邪驱散，使阳气散布，脉道疏通，血流畅通，如治疗冻疮、脱疽及一些阴寒证的痈疽。代表方剂有温经散寒、活血祛瘀的桂枝加当归汤，温经通阳、散寒化瘀的阳和汤。

3. 通利小便

尿液为脏腑代谢的废物，由肾的气化、膀胱的开合而排出体外。这种代谢产物如果排泄不畅，就会损及肾的气化作用，小便异常增多又会损伤体内阴液物质，因此，必须正确掌握通利小便法。

如膀胱湿热证，湿热下注，肾和膀胱气化不利，湿热壅滞膀胱，小便不利，尿中杂质凝集砂石，久之气滞血瘀，不通则痛。治疗用通淋消石法，以八正散、石韦散加减，或采取尿路结石总攻疗法，目的是利尿通淋排出结石。

4. 除积导滞，疏通肠道

肠管是传化之所，可行水谷的传送、消化、传输之职，以通降下行为顺。气血郁滞、热结寒留、食虫阻积等造成通降失调，使肠道气血痞结，滞塞上逆，形成痛、呕、胀、闭的病理现象。

肠道阻塞，下行不通，肠管高度充气充液，一则本身血循障碍，再则影响肝气的疏泄，形成肝郁气滞，肠胃阻梗，影响膈肌升降及腹肌、肋间肌等呼吸肌的收缩，造成肺气的宣降不利，形成许多复杂的病机。

（1）大肠梗阻，下行不通，肺与大肠相表里，可造成肺气肃降不利，肺气肃降不利又可造成大肠气机不利，形成一对恶性循环病机。

（2）肠道主传导、消化吸收，肝主疏泄。大肠的传导有赖于肝气的疏泄，肝气的疏泄条达也赖于大肠的传导通顺。大肠梗阻，肝失疏泄而郁滞，导致气机不利而腹胀痞满，形成一对恶性病机。

（3）气血运行与肠道的传导功能相关，气血运行通畅，方能供给肠道传导之动力；同样，大肠的功能活动又能加速它本身的血液循环。大肠梗阻，功能活动失常，导致气滞血瘀，又形成一对恶性病机。

（4）小肠泌别清浊的功能与津液有密切关系。小肠具有泌别清浊的作用，清者为营气归降吸收，上注心肺，变化为津血，浊者能入大肠。今肠管不通，清浊不分，积于肠道，丢失大量的体液，导致伤津，可表现为水电解质紊乱。

（5）湿热型胆道蛔虫症为蛔虫入"膈"，肝胆气滞血瘀，郁而化热，湿热蕴结而成，相当于西医学的胆道蛔虫病。喻文球教授曾治一女性患者，20岁，发热畏寒，口苦咽干，食欲不振，呕吐蛔虫一条，小便黄赤，大便干燥，墨菲征（＋），苔黄腻，脉细浮数，拟大柴胡汤加乌梅、茵陈、丹参两剂，大便泄泻，打下蛔虫数十条。

（6）疮疡热毒入脉。疮疡初期进入中期，表证已罢，热毒由太阳入于阳明大肠，表现为红、肿、热、痛、高热、大便秘结，用苦寒逐下药物，使蓄积在脏腑内的邪毒得以疏通排泄，可用清热攻下法的内疏黄连汤。

综上所述，通法是使机体代谢产物的通路及经络、脉管畅通，目的是使郁积在阳明之毒物尽早排泄。有时治疗其他疾病，借助这些通路，使邪有出路，邪去正气复，邪去则机体功能恢复，使之升降正常，阴阳平衡。所以通法是外科治疗的强有力手段之一，我们应该进一步研究它。

喻文球教授曾在临床治疗一例粘连性肠梗阻，便秘七日未解，腹胀如鼓，眼眶下陷，半卧位，呼吸不利，脉弦细，舌质红苔黄；X线检查：整个结肠充气扩张，降结肠下端有液平面。患者曾做结肠肿瘤手术，前医用外科导泻及大承气汤数剂，大便未通，腹胀加剧，皆建议其手术治疗，而且有可能做"腹壁造瘘"，患者不同意，遂邀喻文球教授会诊。喻文球教授分析，该患者痞、满、闭、伤阴、气滞血瘀皆存在，视肠腔充满气为痞满的主要原因，遂用小承气汤，遂以疏肝引气为主，加宣降肺气之药，再加活血化瘀药。服后半小时腹痛，为通之兆，加针灸足三里承顺胃气下降，少许，大便畅通，解便数次，约有半桶，尽是迂腐臭水。

六、腹部外科手术后中医中药的配合治疗

1. 促进手术后胃肠道及全身机能恢复

手术后由于割、切、牵拉使肠胃机能发生障碍，形成气滞血瘀，应用活血化瘀、理气、补血、通便之剂，能促使胃肠道及全身机能早日恢复，这样可早进饮食，减少补液，减轻病人身体和精神受损。

2. 解毒排脓，消除残余感染

对待实证性疾病（腹膜炎，或化脓破溃型阑尾炎），手术后可及早用清热、理气、活血等方法，有助于残余病灶的吸收及

消散。

3. 调理脾胃气血，缩短手术后恢复期

对术后食纳不佳、腹胀便秘、二便不调的病人给予调理脾胃之剂，对气血不足者补气血，都有益于健康的恢复。

七、近代外科医家对中医外科的贡献

1. 马培之

马培之，江苏武进县孟河人。精于《灵》《素》，博采众长，兼长内外，尤擅疡科，家传医学已七世。外科著作有《马评外科证治全生集》《外科传薪集》《马培之外科医案》。他认为"疮疡之生，六淫伤于外，七情扰于中，气血阻滞经脉，隧道为之壅塞，无论恶候危症，还是疥癣小患，无一不由内而达于外，故痈疽可以内散，破溃之后亦以内收"。他对外科疾病治疗重视辨证施治，用药攻补兼施。

2. 吴师机

吴师机，字尚先，浙江钱塘人。1862年著《理瀹骈文》，是我国医学史上仅有的一部外治法专书。他主张以外治法通治内、外诸病，书中辨证用药都是以膏药为主，附以敷、熨、熏、浸、洗、擦、坐、嚏、缚、刮痧、火罐、推拿、按摩等法，深受广大劳动人民欢迎。"凡病多以外入，故医有外治法，经文内取外取并列，未尝教人专用内治也。""外治之理，即内治之理，外治之药，亦即内治之药，所异者，法耳。"

3. 余听鸿

著《外科医案汇编》，继承和发展了心得派学说，将外科理论与实践发展到一个新的阶段。

4. 张山霞

张山霞的《疡科纲要》开创外科中西医结合的先河。该书对外科病因、辨证论治更加精确，并纠正了前人一些错误观点，补充不足之处，除引用西医学名词解释中医症状，并收入红汞、碘酒等西医外科药。

5. 现代名老中医对中医外科的贡献

（1）赵炳南，北京中医医院皮肤科，著《赵炳南临床经验集》，善治慢性顽固性皮肤病。

（2）朱仁康，中国中医科学院广安门医院，著《朱仁康临床经验集》，以中医皮肤科为主，善治疗牛皮癣。

（3）顾伯华，上海中医药大学龙华医院，善治疗中医外科杂病及疮疡、窦道、乳腺病，著《顾伯华外科经验选》。

（4）张觉人，成都市中医院，著《外科十三方》《中国炼丹术及炼丹》。擅长中医外科制剂学及单方应用。

其他对中医外科发展有较大贡献的代表人物有张志礼、顾伯康、刘再朋、施汉章、汪谓忠、凌云鹏、徐宜厚等。

八、论封建社会的停滞与外科实用主义的发展

自秦至宋，封建王朝不断更替，中国社会发展历经曲折，人类历史上经历过一些最黑暗与腐败的时期，但是由于战祸连绵及人们生活贫困，创伤及外科感染较多，这也为外科的发展创造了实践的机会。

1. 外科手术的发展

（1）《后汉书·华佗》记载了华佗的外科手术与麻沸散。麻醉是手术的前提和关键，三国时期华佗能应用麻沸散麻醉施行外科手术，而在西医学发展到18世纪中叶末期才发明乙醚，日本

外科医生华岗青州氏在 1865 年使用曼陀罗作外科手术麻药，被称为世界麻醉史的先例。

（2）晋代《晋书·魏咏之传》记载有成功开展唇裂修补手术。

（3）隋代《诸病源候论·金创病诸候》对腹部外科手术作了详细记载。对网膜脱出的手术，指出先用外线结扎血管，然后再截除；本书还有"肠吻合术"的记载，即"如肠两头见者，可速续之。先以针缕如法连续断肠，便取鸡血涂其际"。

（4）唐代孙思邈《备急千金要方》记载对尿潴留用葱管导尿，这是世界上最先用导尿术治疗疾病的记载。

2. 对外科疾病认识及先进实践理论

汉·张仲景《伤寒论》提出"疮家不可汗"的著名论述，从而弥补了《黄帝内经》"汗之则疮已"的不足之处。在《金匮要略》中，论述了多种外科病的治疗：①肠痈用大黄牡丹汤。②寒疝："腹痛，脉弦而紧，弦则卫气不行，即恶寒，紧则不欲食，邪正相搏，即为寒疝"，寒疝包括范围广，多用大乌头煎方、当归生姜羊肉方、乌头桂枝汤方。③浸淫疮："浸淫疮，黄连粉主之"，疮从口向下蔓延至四肢为轻，从四肢向上蔓延至口为恶。诸痛痒疮皆属于心，故用黄连泻心汤。④狐惑病："狐惑之为病，状如伤寒，默默欲眠，目不得闭，卧起不安，蚀于喉为惑，蚀于阴为狐，不欲饮食，恶闻食臭，其面目乍赤、乍黑、乍白。蚀于上部则声喝，甘草泻心汤主之。甘草、黄芩、人参、干姜、黄连、大枣、半夏"。甘草、黄连、黄芩清热解毒，与干姜同用辛苦相合，人参、大枣、半夏健运中焦、清化湿热。蚀于下部则咽干，苦参汤洗之，苦参煎水熏洗，一日三次。蚀于肛者，雄黄熏之。

晋代有了我国现存的第一部外科学专著《刘涓子鬼遗方》，

成书于 499 年。此书记载了痛疽的鉴别诊断，并记载了金创、痈疽、疮疖、皮肤病及外伤应用止血、收敛、止痛药，有内外处方 140 多个。书中使用水银膏治疗皮肤病的记载，比其他国家早 600 多年。

晋·葛洪《肘后备急方》中记载海藻治瘿，用海藻、昆布类含碘药物治疗甲状腺肿，疯狗脑敷治疯犬咬伤，开创了免疫疗法的先河。

隋·巢元方《诸病源候论》是病因病机专著，有不少外科内容，记有 40 多种皮肤病。

唐·孙思邈《备急千金要方》记载了脏器疗法，用羊靥、鹿靥治疗甲状腺肿大，都是用动物甲状腺器官治疗人体疾病。

3. 丹药应用的发展及其他外用药

周代开始炼丹治疗外科疾病，后来方士为了迎合统治者长生不老欲望而炼口服丹，到了唐代终于得到纠正。蜡疗、火针也得到不断发展。这一阶段虽然中医外科得到一定的发展，但是中医外科基础理论并无明显进步。

九、罕见型粘连性肠梗阻治愈体会与讨论

1. 简要病例报告

占某，男，51 岁，怀玉山农场职工，1976 年 9 月 13 日就诊，阵发性腹痛 11 天，便闭不矢气 10 天。2 年前患者在某县人民医院住院做"结肠肿瘤"切除术，术后经常腹胀。腹部膨胀，不解大便、不矢气，持续 5 天后，于 9 月 9 日来住院治疗，诊断为粘连性肠梗阻，经解痉镇静、输液、盐水灌肠、中药大承气汤内服等治疗 4 天，症状不能缓解。近 3 天为轻微腹痛，腹部进行性胀大，决定外科手术治疗，考虑到有可能为结肠肿瘤恶化转移及肠

道功能不良等因素，向患者及家属说明有可能要做"腹壁造瘘"，因患者本人及家属都不愿意做手术而邀请会诊。

【诊疗经过】

9月13日12时初诊：患者大便10日未解，亦不矢气；阵发性腹痛8日，近3日为轻微腹痛，腹胀大如鼓，按之疼痛，时呕吐，口渴欲饮，呼吸不利，小便短少。舌苔黄而燥裂，舌质红干，脉弦细。X线腹透：整个结肠管充气扩张，于回盲部及降结肠下端有一水液面。

辨证：气机壅滞，痞结不通。

治则：破气散结，破血行瘀，佐降肺气。

方药：青皮10g，枳实10g，槟榔10g，厚朴10g，大腹皮10g，大黄12g，赤芍12g，桃仁10g，杏仁12g，甘草5g。1剂，水煎分2次服。

9月13日18时10分：患者于今日下午17时服下中药，1小时后腹痛剧烈，并呕出食物和污臭水。根据药后变化，为药到病所，但通结下降效力不够，应鼓舞胃气下降以助药力。急用注射用水双侧足三里穴位各注射2mL，顿时止痛转舒。

9月13日20时：患者有便意感，坐在粪桶上，先解出1块硬大便，随后解出大量污水样水便，继续服第2遍中药。

9月14日9时30分：从昨晚20时至今晨共解大便3次，总量约3500g，便色便质如污浊之水。现患者腹胀已消，但仍自觉胀感，腹部有压痛。舌苔黄，舌质红但湿润，脉细弦。

分析：虽闭塞已通，但肠腑正气未复，气机不利仍存在，故自觉胀感；压痛是血瘀未完全改善。证属肠腑通后正虚，气滞血瘀未除。治则：扶正补虚，行气通滞，活血化瘀。方药：党参15g，谷芽12g，枳壳6g，槟榔6g，厚朴6g，丹参12g，大黄

9g，赤芍 9g，杏仁 9g，甘草 5g。1 剂，水煎分 2 次服。

9 月 15 日 9 时：第 2 剂药后又解大便 2 次，自觉腹胀减轻，腹部无压痛。欲食但不能多吃。舌苔薄而微黄，舌质淡红，脉细。治宜健脾益气，佐行气活血而善后。用香砂六君子丸加减，方药：太子参 15g，白术 6g，茯苓 12g，甘草 5g，谷芽 15g，麦芽 15g，鸡内金 10g，杏仁 6g，广木香 5g，砂仁 6g，丹参 10g，白花蛇舌草 15g。5 剂，带药出院。

【体会与讨论】

（1）肝主疏泄与大肠主传导、小肠主分清别浊的关系。肝主疏泄，则气机调畅，可协助调节脾胃的升降功能。肠腑气机壅滞不通，则胃气不得下降，则脾胃壅滞致肝气不舒而肝气郁滞，形成恶性循环。本例首诊主用疏肝破气法，疏肝可调达肝气，破气则可散结，降则肠腑可通畅，升则能运化水谷精微，不致水谷停于肠中。

（2）降与大肠主传导的关系。肺主宣发肃降的功能对气机升降出入起重要作用，其肃降功能可通过肺与大肠相表里的关系，使大肠传导通畅。杏仁是一种以降肺为主的药，又因质润多油，故又可直接润肠通便。《珍珠囊》论述杏仁言其"除肺热，治上焦风燥，利胸膈气逆，润大肠气秘"。本例治疗始终都用杏仁，取其降肺气、通大便和润大肠气秘的功效。

（3）肠腑本身气血运行与肠管传导功能的关系。肠腑本身气血运行通畅，是保证肠管功能活动的前提；而肠管的正常功能活动，又可促进其本身的气血运行。因此，改善肠腑气血运行是治疗气滞瘀结的粘连性肠梗阻的关键问题。本例首诊气滞血瘀较严重，采用破气破血逐瘀的方药，破除瘀血恶阻才能恢复肠道功能。大便通畅以后，则将性质峻猛的破气破血逐瘀药物改为性质较和缓的活血化瘀药物。

（4）小肠分清别浊与津液损伤的关系。大肠滞结，脾胃升降失和，小肠清浊不分，大量的水谷精微及浊气积于肠道，水谷精微不能被身体所利用，造成伤津，产生口干、尿少、舌质红、舌苔黄糙裂等热象。只有通下了痞结，恢复脾胃升降和小肠分清别浊机能，才能改善伤阴，而应用滋阴法、输液等均无济于事。

（5）药后疼痛加剧应如何看待和处理。本例患者首诊药后引起剧烈疼痛，是因为疏肝破气的药物和破血行瘀的药物药到病所攻逐痞结，但因为痞结太盛，一时难以攻破，梗阻上端病机在肝气的强烈疏泄下引起激烈的活动，由于这些气机活动受到梗阻的阻碍，不能通畅下达则痛。这也为通之先兆，只因药力不够，所以应用足三里穴位注射鼓舞胃气，并承顺胃气下降。现代研究表明，针刺足三里具有加强胃肠平滑肌收缩作用，胃肠平滑肌紧张时，针刺本穴能使之弛缓。可以这样理解，患者服药后腹痛加剧，为胃肠平滑肌收缩所致；足三里穴位注射后，腹痛缓解后排大便，则为胃肠平滑肌松弛，而肛门括约肌舒张，梗阻端则通畅。正是这一缩一舒，促进了肠腑功能发挥而通便。

十、喻文球教授对气、火、痰与肿瘤关系的认识

气、火、痰为机体脏腑受外界各种因素刺激，如物理性的、化学性的、生物性的及精神刺激等，使脏腑功能紊乱，升降失常，气血紊乱，气机郁滞，化火，炼液为痰。"百病皆由痰作祟"，痰、火、气又可互结，停留组织之中，为不正常的异物。各种物理、化学、生物、精神等因素刺激机体，导致肝失疏泄条达，肝气郁结，郁而化火（气有余便是火），火炼津液，湿浊停聚而化痰。肝郁乘脾，脾失健运，湿浊停聚，土不生金，致肺虚

而又生痰，痰、火、湿浊互结，难分难消而化为瘿、为瘤、为岩。脾失健运，后天不养先天，累及肾，致冲任不调，肾水亏而化骨瘤；相火内生，湿热下注而化肾岩。水不济火，心火旺盛，可生舌岩、茧唇。本质上是脏腑的虚损，气、火、痰为虚损的病理产物，病变主要在肝，故疏泄肝气才能条达全身气机，抑制病态继续发展，治疗以活血、化痰、软坚为主，以消解已成的瘤岩等。调理脏器功能在于提高机体抵抗力，使邪毒不致走散转移变生他患。攻克顽痰毒邪不可一味攻伐，顽痰毒邪乃肝火长期灼炼，脾湿与之交结而成。若体虚病久者，阳气已虚，今要化顽痰，不可过分寒凉，必用疏、温、补、软、活之法，待阳气恢复，加重解毒之品，总之应扶正祛邪并重。近年来，治肿瘤效果不佳，可能就是这个原因，医生们只运用攻克解毒之剂，结果脾胃大败。

十一、喻文球教授对三陷证成因及治疗法则的认识

凡是疮疡，毒不外泄，入里为内陷，除了疗为"走黄"外，余皆称内陷。正气内虚，大毒炽盛，失治误治，导致正不胜邪，毒不外泄，反陷入里，客于营血，内犯脏腑而成。三陷，正气内虚为主要矛盾，但有邪盛轻重不同。早期多由阴液不足、火毒炽盛、挤压误治等而形成火陷，为热证重，一般 1～2 周毒盛，局部根盘散漫，疮色紫，疮口无脓，伴有壮热、烦躁等火热证候，脉洪，苔黄腻。治疗以凉血解毒、泄热养阴、清心开窍为主，用清营汤加黄连解毒汤加安宫牛黄丸。中期多由气血两亏，正不胜邪，不酿为脓等而形成干陷，为无脓，一般 2～3 周局部不腐不透，疮口中央烂，脓少，色灰暗，肿势散漫，伴有发热或恶寒、神疲、少食、肢冷、大便溏，舌质淡，脉沉细。治疗以补益

气血、托毒透邪、清心安神为主，用托里消毒散加安宫牛黄丸。后期多由气血大亏、脾肾阳虚、阴阳两竭等而形成虚陷，为纯虚证，一般4周为收口期，肿退腐肉不收，脓水灰绿，新肉不生，状如镜面，全身虚热不退，肢冷，舌质红、脉细数为胃败，舌质红、脉沉细为脾肾阳虚。治疗以温补脾肾、生津养胃为主，用附子理中丸加益胃汤。

十二、乳痈的辨证论治和治疗方法

中医学认为乳头属肝经，乳房属胃经，凡是郁怒伤肝致使肝气郁滞或胃热壅盛，阻滞气机，或乳头破碎，外邪侵入致乳络不通，气血瘀滞，发为乳痈。西医学认为致病菌由乳头皮肤皲裂处进入并沿淋巴管或乳晕延及乳房，也有血行感染或其他原因的外伤而形成乳痈。喻文球教授认为肝气抑郁或胃热，使胎气旺盛，胸满气上，气失疏泄，邪热壅于阳明而形成内吹乳痈；外邪感染而致乳房破溃，胎儿吸乳，肝气抑郁或胃热可形成外吹乳痈。

乳痈可分为4期，即郁滞期、化热期、化脓期和破溃收口期。乳汁为气血化生，而气血源出于胃，肝主疏泄，能调节乳汁分泌，若肝胃不和，致经络阻塞，气滞血瘀，则化生肿块或脓。外吹乳痈治疗以疏肝清胃为主，选瓜蒌牛蒡汤加减，方中疏肝的有柴胡、香附、桔梗叶，清胃的有黄芩、瓜蒌，解毒的有金银花、连翘、蒲公英，通络的有牛蒡子。喻文球教授在临床治疗哺乳期乳汁壅滞的多用鹿角粉、王不留行、路路通、漏芦，断乳或回乳多用山楂、麦芽，治疗肿块多当归尾、赤芍，成脓的多用皂角刺，气郁多用金铃子、合欢皮、枳壳，产后恶露多用当归、川芎、益母草并减少寒凉药的使用。内吹乳痈治疗以疏肝清胃安胎为主，选橘叶散加减，方中有柴胡、橘叶、香附、金银花、连翘、苎麻根、苏梗、白术、山楂等。

十三、论系统性红斑狼疮之阴精亏损

系统性红斑狼疮是一种自身免疫性疾病。所谓自身免疫是机体的自稳功能紊乱，不能识别自身组织，而对自身组织产生免疫反应。《素问·生气通天论》说："阴平阳秘，精神乃治。"说明阴阳平衡是保证人体内环境稳定的重要前提。这种平衡一旦失调，便发生"阴胜则阳病，阳胜则阴病"的自稳失调性病变。张景岳说："阴阳二气，最不宜偏，不偏则气和而生物，偏则气乖而杀物。"说明阴阳的偏胜可引起自稳障碍，进而可产生自身组织的损伤。

《素问·金匮真言论》说："夫精者，身之本也。"说明精是构成人体的基本物质，又是人体各种功能的物质基础。精属阴，故常称阴精，它包括了先天之精和后天之精。后天之精来源于饮食水谷，转输各腑，作为各脏腑和全身活动的物质基础，故又称为脏腑之精，它包括了血、津液等物质。喻文球教授根据几十年来治疗系统性红斑狼疮的临床经验，认为系统性红斑狼疮的发病与阴精亏损有着密切的联系。下面从临床几个病例的剖析来加以阐述。

（一）典型病例剖析

1. 阴精亏损，热毒炽盛

潘某，29岁，女，1992年9月23日初诊。患者一贯月经量多，每次行经一周以上，经常头昏眼花、全身乏力、关节酸痛。一年前经省某医院确诊为系统性红斑狼疮，一直西医治疗。现每日发烧，体温38.5～39℃，烦躁，口渴喜冷饮，大便干、小便量少，面部有蝶形红斑，关节、肌肉酸痛，心悸气促，胸闷。脉细数，舌质红，苔薄黄。

辨证分析：患者因平素月经过多，耗伤精血，以致亏损。阴不胜阳则热毒炽盛，热邪伤肺胃之阴，故口渴，喜冷饮，大便干；热邪伤肾阴，故小便少和发热不退；热伤心阴，心神失养，故心烦心悸；热壅胸中，宣降失利，故气促胸闷；热性上炎，迫血妄行，故颜面有蝶形红斑；热结成毒，毒性黏滞，故发热延绵；肌肉疼痛为毒热阻塞经络所致。

辨证：阴精亏损，热毒炽盛。

治法：清热凉血，养阴通络。

方药：生玳瑁 10g，白茅根 30g，赤芍 10g，丹皮 10g，生地黄 15g，花粉 15g，板蓝根 30g，白花蛇舌草 30g，川连 3g（冲），丹参 10g，秦艽 15g，鸡血藤 15g。

治疗经过：服药 7 剂，发热降至 37.5℃，心烦、心悸好转，关节肌肉酸痛缓解，面部红斑减退，口渴减轻；原方去生玳瑁继服 7 剂，而诸证基本平息。

治疗分析：本例以犀角地黄汤清热凉血，用生玳瑁易犀角之缺；辅以板蓝根、白花蛇舌草清热解壅滞，以免热去毒留而致再次火毒燔炽；加川连清心，加花粉合生地黄养肺胃之阴而除口渴；加白茅根渗利导热；加秦艽、鸡血藤、丹参活瘀血而通热毒。组方用犀角地黄汤乃遵热在营血之治。

2.气阴两伤，经络阻塞

许某，20 岁，女，1993 年 8 月 15 日复诊。患者素体虚弱，3 岁患小儿肺炎，8 岁患伤寒病，7 年前先患盘状红斑狼疮，3 年后经临川某医院确诊为系统性红斑狼疮。伴月经不调，肝肾损害及雷诺征。从 1988 年起在临川某医院用西医方法治疗，其中地塞米松每日 0.75mg×10 片，量减病情就恶化。1992 年 8 月 10

日来本院初诊，以养阴通络行滞法施治，处方：生黄芪10g，党参10g，白术10g，茯苓10g，菟丝子10g，女贞子10g，枸杞子10g，车前子15g，鸡血藤15g，丹参15g，石斛15g，沙参15g，益母草10g，片姜黄10g，每日1剂，则地塞米松逐渐减至每日2片，但停服中药症状就加重，故一直在当地坚持服上方。现地塞米松每日0.75mg已维持3个月。

现症：月经基本正常，肝功能恢复正常，雷诺征发作减轻、次数减少，饮食一般，失眠梦多，乏力，关节疼痛，上肢及颜面尚有轻度水肿性红斑，面部盘状溃疡已愈，但口唇仍有溃疡，大便日数次不爽，小便少黄。苔微黄，舌尖红，舌体胖嫩，脉沉细。

辨证分析：患者素体多病，以致气阴亏损而发生系统性红斑狼疮。现症气阴亏虚尚未完全恢复，气虚则力不足运动其血，亦可瘀滞；精血虚，血不充则流而不畅，亦可致瘀。气血瘀滞、经络不畅，故有关节、肌肉疼痛及雷诺征。又阴精亏损，虚火上亢无制，故有面部红斑及口唇溃疡。

辨证：气阴亏损，经络阻塞。

治法：气阴双补，活瘀通络。

方药：用补益通络汤，药用生黄芪10g，党参10g，茯苓10g，菟丝子10g，女贞子30g，枸杞子15g，车前子15g，首乌藤30g，莲子心10g，合欢皮20g，鸡血藤15g，丹参15g，秦艽15g。

治疗分析：张景岳说："善治精者，能使精中生气，善治气者，能使气中生精。"本方气阴双补，是以补阴精以化阳气，补阳气以生阴精。这样滋阴不离补气，补气不离滋阴，既补气阴之双亏，又能促使气阴的相互转化，阴虚得补则虚火有制，阴血得补则血充脉道流畅，阳气得补则运于诸末，加活血通络之品通达因虚之滞，则气血畅通，自然痹阻解除，红斑能散，坏死复生，溃疡能敛。

3. 脾肾两虚，湿毒留恋

王某，35岁，女，1993年6月2日来诊。患者从1970年起四肢关节疼痛，1979年经某院诊为风湿病，1984年患肝炎，1989年9月经某院确诊为系统性红斑狼疮。今全身浮肿，面部有水肿性红斑，纳差，乏力，肢软，肌肉关节疼痛，腰痛，眼花耳鸣，脱发，腹胀便溏，尿少，月经不调。舌苔白腻，舌质淡，舌体胖嫩边有齿印，脉沉细。尿化验：蛋白（+++），红细胞2～5个，白细胞3～7个。

辨证分析：病由风湿热毒之邪久恋，耗伤阴精所致。肾为先天精之本，脾为后天精之源，精亏则脾受损，精亏则阳气生化乏源。脾虚不制水则水湿泛滥，肾虚气化不利故浮肿尿少，肾虚则肝亏，故脱发并月经不调。脾有统摄气血之功，虚则统摄失司，故属阴精的红细胞、白细胞、血蛋白等随尿丢失。

辨证：脾肾两虚，湿毒留恋。

治法：补气益精，利湿解毒。

方药：用补益解毒汤，药用生黄芪15g，党参10g，白术10g，茯苓10g，菟丝子10g，女贞子15g，车前子15g，鸭跖草15g，萹蓄15g，瞿麦15g，石韦15g，白茅根30g，秦艽15g，鸡血藤15g。

治疗经过：经中药配合激素治疗1个多月，水肿消失，面部水肿性红斑消除，月经基本正常，诸症显著缓解。尿检查：蛋白（+）、红细胞0～1个、白细胞0～1个。

治疗分析：方以参术健脾气，脾旺则能制水，脾旺则化生精血有源，脾气固摄则血蛋白、红细胞等不致丢失。菟丝子合女贞子益肝肾之精气，肾气充则开合有权。又脾气一虚，肺气先绝，故用生黄芪护皮毛而闭腠理，充卫气而御外邪。湿毒留恋不去，故用车前子、石韦等渗利水湿，用鸭跖草利湿解毒。本方补泻并重，然补精气而无滋腻留邪之品，泻湿毒而无苦寒伤正之弊。

4. 阴损及阳，脾肾阳虚

涂某，22岁，女，1993年6月9日初诊。患者3岁丧母，其母长期关节疼痛，后全身浮肿而死亡。患者确诊系统性红斑狼疮10余年。今浮肿，腹胀，纳差，便溏，尿少，畏寒肢冷，心慌心悸气短，脱发，关节疼痛。舌苔白滑，舌质淡暗，舌体胖嫩，脉沉细。

辨证分析：患者很可能是由于先天禀赋不足而发生系统性红斑狼疮。今因病久阴精愈损，阴精乃阳气之根，如无阴精之形，便不足以载阳之气，则阳气化生乏源且无阴体所附而易耗散。

辨证：脾肾阳虚，寒水泛滥。

治法：温阳利水，益气行滞。

方药：用真武汤加减，药用制附子10g，茯苓15g，白术10g，干姜10g，淫羊藿10g，仙茅10g，生黄芪15g，党参10g，菟丝子10g，枸杞子10g，厚朴10g，车前子15g，冬瓜皮15g，胡芦巴15g。

治疗经过：服药7剂，肢体转温，畏寒减轻，心慌心悸气短改善，小便通利，浮肿大消。

治疗分析：方用干姜、附子等温阳益火以消阴翳；用参、术补气，黄芪固表御邪，此皆益气，气旺可行水；菟丝子、枸杞子等益肝肾之阴精，是从阴中求阳；厚朴行气化滞，气行水亦行；车前子、冬瓜皮、胡芦巴之辈使寒水渗利外出。

（二）理论探讨

1. 阴精亏损是系统性红斑狼疮的发病基础

通过上述病例分析，可以看到阴精亏损与系统性红斑狼疮的发病有密切的关系。例1潘某为长期月经过多致阴精耗损而发病，张景岳说："血即精之属也。"脱血即亡精。例2许某和例3王某则因素体长期多病耗伤精血所致，张景岳说："五脏之伤，穷必及肾。"说明久病耗伤肾精。例4涂某与先天遗传有关，其母患过类似疾病。《灵枢》曰："人之生也，有刚有柔，有弱有强，有短有长，有阴有阳。"说明先天之精存在着体格及机体反应等禀赋的差异。上述原因可引起阴精亏损，使机体阴阳平衡失调，从而发生"阳更胜"的自身损害性病变。

2. 热毒炽盛是阴精亏损的病理变化

薛己说："阴血既伤，则阳气偏胜，而变为矣。"说明阴精亏损则阴不胜阳，而阳气偏亢则产生热毒邪的病理变化；又阴精亏损，卫气化生乏源，卫气虚弱而外邪易于侵入，若合并外邪入侵则邪热更炽。

吴鞠通说："盖热病未有不耗阴者。"叶天士进一步指出："热邪不燥胃津，必耗肾液。"若热邪先伤胃之津，则见发热、烦躁、口渴、大便秘结；若耗心肝肾之精血，则可出现神昏谵语及动风抽搐之症。热毒伤五脏精气，可产生脏腑损害，热毒伤心则心悸气急；热毒伤肺则呼吸不利；热毒伤脾，使固摄精血及运化水湿失职，出现红细胞、血蛋白等从尿中丢失及水液泛滥形成浮肿；热毒伤肝脾，则疏泄、运化障碍，湿热壅滞肝胆可发生黄疸，阻于脾胃则食欲不振及恶心呕吐。

总之，阴精亏损引起热毒炽盛，热毒炽盛又可耗伤阴精，从而形成一对互为因果的病理机转。

3. 阴阳失调是阴精亏损的病机表现

张景岳说:"阴不可以无阳,非气无以生形也;阳不可以无阴,非形无以载气也。"人身之阴阳气血本浑然一体,互相滋生,互相涵养,阴精亏损则一损俱损,而形成阴阳失调的病机表现。

《张氏医通》说:"气不耗,归精于肾而为精;气不泄,归精于肝而化精血。"阴精亏损,则气无所附而耗散,则不能归精于肾,久则气阴双亏,临床表现为全身乏力、精神萎靡、心悸气短、低热、心烦等。又阴精亏损久则损及阳,可导致脾肾阳虚,有阳虚生寒及寒水泛滥的症状。

4. 经络阻塞是阴精亏损的结果

陆平一说:"凡常人于气滞者,知破之散之……不知实则气滞,虚则为力不足运动其气,亦气滞。"说明阴精亏损,精气虚则力不足运动导致气虚血虚,血不充则流而不畅,二者都可导致气血瘀滞。

《灵枢》说:"经脉者,所以行气血而营阴阳。"王肯堂说:"夫气阳也,血阴也,阳动则阴随气运,阻塞则阴凝,气弱则血死,血死则肌死,肌死则病未有不死者。"说明经络阻塞不能行气血而营阴阳,可使组织器官变性坏死,临床病理检查可见真皮、皮下小动脉及重要脏器发生血管炎,产生组织水肿、红斑、紫癜、结节、坏死、溃疡等病理变化。故诸方应用补益通络之品,以助其正气,疏通其经络,使因虚之滞再通。

(三)结语

系统性红斑狼疮是在阴精亏损的基础上,在阴阳平衡的条件下,产生"阴胜则阳病,阳胜则阴病"的自身阴阳更胜之变。故应该自始至终"谨察阴阳之所在以调之"而达到"以平为期"的治疗目的。阴精包括先天之精和后天之精,先天与后天之精存在着生养关系。后天之精包括了脏腑之精和血、津液等，它们之间存在着极其密切的关系，我们必须把阴精和血、津液等共同联系起来，以求系统、全面地认识阴精亏损的本质。

系统性红斑狼疮的发生和发展，都与物质基础"阴精"内在运动状况紧密相关，因而辨证论治必须立足于阴精这一基础，并始终注意扶植正气。要防止一见热毒只知清热解毒、一见湿滞便一味利水渗湿，这样才不会重伤阴精而引起更复杂的病理变化。

系统性红斑狼疮是一个病理机制十分复杂的多脏腑多系统的全身性病变。我们强调阴精亏损作为本病辨证论治的病机基础，并不排除适当结合使用激素和其他西医疗法，其阴精亏损、阴阳失调等病理变化需要长期和耐心的调理。

十四、集科学、哲学、美学为一体的铅丹硬膏药

1. 膏药的源流

膏药是中医药学的重要组成部分，战国秦汉时期的《黄帝内经》《神农本草经》《难经》都有关于膏药制剂及临床应用的记载。东汉末年张仲景《伤寒杂病论》记载："导引吐纳为针灸膏摩勿令九窍闭塞。"说明膏药已开始临床进一步应用。汉代《后汉书方术传》记载华佗应用"神膏"愈合手术创口。魏晋南北朝膏药得到最广泛应用，《刘涓子鬼遗方》大量记载膏药处方配制及应用。西晋《崔化方》有乌膏记载，完善了铅丹黑膏药的理论、制作及应用。《神农本草经》对黄丹（铅丹）认识极为深刻。葛洪《抱朴子内篇》重点论述黑膏药炼制。唐代孙思邈《千金翼方》和王焘《外台秘要》汇集了以前的铅丹黑膏药制法及应用。宋代国家组织编写的《太平圣惠方》对膏药炼制及质量标准有了论述。明清时代《外科正宗》《外科理例》《本草纲目》《医

宗金鉴》《理瀹骈文》，在《黄帝内经》《伤寒论》等理论基础上，进一步应用阴阳五行和精气血津液、人与自然关系等学说构建了膏药外治学术体系。综上所述，膏药是中医药学中丸、散、膏、丹、汤五大剂型之一，是中医学的重要特色和传统优势。

2. 膏药的科学观

黑膏药或硬膏药包括膏和药两个部分，用麻油加热加入广丹（黄丹），经高温化学反应而成。《本草纲目》论麻油能"解热毒、食毒、虫毒，杀诸虫蝼蚁"；铅丹又名广丹、黄丹等，黄宫绣《本草求真》说："铅丹亦名黄丹，系用黑铅、硝黄、盐矾锻炼而成，故味兼咸而走血，其性亦能杀虫解热，坠痰祛积，且更能拔毒祛瘀，长肉生肌。"麻油和广丹作为膏药的基质，其本身就具有临床治疗要求的某些性能，加之掺和药物（此掺药须根据症状辨证用药做成精制粉末），膏与药共同相得益彰而发挥疗效。

膏药的处方来源于一般中药方剂，或根据经验积累或根据辨证配方，一般应去其轻淡平温之剂，益以气味俱厚、生香引导之药组方；药味常较多而形成大复方，治疗多靶点，全面覆盖；利用膏药的赋型剂，防臭、防燥、保护创面，使药效持久。贴于患处刺激神经末梢，通过反射及经穴传感原理调整机体抗病力，达到镇静、消炎、解毒止痛等诸多功效。

3. 膏药的哲学观

膏药体现了时间医药学观。膏药熬制定律不是一成不变，而是要因时因地制宜。比如说要做 1 斤油的膏，春夏用丹为 180 ～ 200g，秋冬应用丹 200 ～ 215g。

熬膏药讲究气候风向，在适宜地点及季节，适宜温度，适宜环境，在安静、清宁时间地点炼制。

膏药之油剂以麻油滋润养护解毒之阴与桐油刚烈拔毒定痛

之阳相配伍，麻油滋润之阴可增强膏药柔润弹性，桐油刚燥成形好，拔引力强，此阴阳相济，既成形好又弹性好。膏药之药物选择辛温发散之属性为阳的药物，又配伍收敛安抚之属性为阴的药物，把发散与收敛统一起来。可配伍芳香开窍之升药，同时又配伍质重之沉降药物，以此构成升降关系。疾病的发生发展变化充满了矛盾，而对立统一又是事物发展变化的客观规律，熬制膏药每一环节都必须考虑这个鲜明的哲学观。

4. 膏药的美学观

膏药之药布外白内红，摊成膏药的药布外方、药肉内圆，体现方圆之美。

炼制药油达到滴水成珠之美，炼制过程高温化学反应表现出由橙黄变乌黑发亮之美，膏药的纤维如发之美，膏药施贴于患部疗效之美，无不体现膏药的美学观，体现膏药形体美、质之美、疗效美。

膏药的源流、科学配制、哲学观念、美学特征共同构成了博大精深的传统膏药非物质文化。对于这一非物质文化遗产，我们应当努力发掘，加以提高，以便更好地继承传统，坚持特色，发扬优势，造福于人民。

十五、论泌尿系结石

泌尿系结石临床上可引起肾绞痛、血尿、梗阻积水、继发感染等。本病多发于 30 ～ 40 岁男性，是临床常见病、多发病。

1. 病因病理

泌尿系结石由尿内成分集结而成，从一个核心开始，尿盐逐渐附着而增大，核心的形成是产生结石的关键。

（1）胶体与晶体平衡调节：尿酸、草酸、磷酸等晶体均在过饱和状态，能维持这种过饱和状态是由于尿里的胶体，如黏蛋白、核酸、硫酸软骨素等存在。当胶体和晶体平衡失调时，晶体的过饱和状态不能维持，发生晶体沉淀，如有核心存在，沉淀的盐类便能附着形成结石。

（2）营养：维生素 A 缺乏，肾上皮细胞角化而脱落，可成为结石核心。

（3）感染：变形杆菌、沙门菌属、葡萄球菌等可将尿素分解为氨，使尿转为碱性，引起磷酸盐沉淀，从而有利于结石形成。另外，坏死组织及细菌也可成为结石的核心。

（4）尿郁积：可使盐类易沉淀及脱钙排钙增加。

（5）新陈代谢：新陈代谢的障碍可导致神经体液调节功能紊乱，特别是甲状旁腺功能亢进（甲状腺癌、瘤）、钙磷代谢紊乱。

泌尿系功能结构或全身代谢异常，加之饮水之中电解质含量等因素，导致尿液胶体与晶体平衡破坏，从而凝为结石。结石致尿流淤滞、继发感染和出血等因素，与结石可互为因果。

《中藏经》曰："又如水煮盐，火大水少，盐渐成石。"

《丹溪心法》曰："诸淋所发，皆肾虚而膀胱生热也，水火不交，膀胱里急，膏、血、砂、石从小便遁出焉……于是有欲出不出、淋沥不断之状，甚者窒塞其间，则令人闷绝矣。"

泌尿功能的气化根源在肾，"肾司二便"，肾气亏损、劳伤可致膀胱气化失常，继而生热，煎熬尿中杂质，凝聚成砂，久之则如水煮盐，火大水少，盐渐成石，阻塞气血则痛及尿不通，热伤血络则出血。

2. 辨证

气滞：腰部隐痛、钝痛，脉弦。

血瘀：腰痛如折，牵引少腹，尿血，脉沉涩。

湿热：尿频、急、痛、混浊，沙、石、血可见。

肾虚：结石日久可出现虚证，腰酸为主，包括阴虚、阳虚。

3.治疗

（1）治疗原则：通淋排石，清热利湿。结石小的要急排石，大的要化石。

（2）治法：①清热利湿、通淋排石，用八正散加减；②化气利水、消瘀排石，用五苓散加减；③补水清火、益肾化石，用六味地黄丸加减。

如《医学入门》治石淋，用郁金、琥珀开郁，青皮、木香行气，蒲黄、川牛膝化瘀，黄柏、生地黄滋阴。

（3）经验用药

行气：枳实、青皮、台乌。

活血：川牛膝、蒲黄、生大黄、王不留行、皂刺。

清热解毒：蒲公英、白花蛇舌草、金银花、半边莲。

利下：海金沙、车前草、泽泻、木通、石韦、滑石。

化石：金钱草、鸡内金、龟甲、芒硝。

温阳化气：制附子、肉桂、桂枝、淫羊藿、仙茅。

滋阴清火：生地黄、黄柏、知母、玄参、阿胶、山萸肉。

十六、学习中医外科应掌握的重点

（一）中医外科是一门什么样的科学

中医外科学是一门以中医基本理论为指导思想，以四诊八纲为基本方法，从人体内外是一个统一的整体来认识外科疾病，在外科疾病的发生与发展上强调毒邪与正气的关系，在诊断上重视辨证与辨病相结合，在治疗上要求局部与全身并重的一门系统的、完整的科学。

（二）中医外科病因病机的特点

每一种外科疾病都有它的病因，病因不同，病机也相异，治疗原则也各不相同。因此了解中医外科病因病机的特点，是我们学习中医外科的重点之一。

1. 病因特点

①以热毒、火毒最为多见。

②特殊邪毒（如毒蛇咬伤及疫毒等）和强烈外来伤害，不受人的正气影响也可以发生外科疾病。

③情志内伤多形成气郁、化火、痰浊，产生赘生性为主的外科疾病。

④饮食失节，湿热火毒可以内生，发生外科疾病。

⑤房事损伤，导致肾气亏虚，可发为虚劳性外科疾病。

⑥发病原因与发病部位有一定关系。

2. 病机特点

外科疾病的发生、发展变化过程，与气血、脏腑、经络的关系非常密切。外科致病因素作用于机体，初起引起营卫不和，经络阻塞，气血瘀滞，脏腑功能失调；中期瘀滞化热，热胜肉腐，肉腐为脓；后期穿孔破溃脓出。其中经络阻塞与气血瘀滞可形成一对恶性病机，脏腑功能失调与局部病变又可相互影响。此外，气血盛衰，脏腑功能正常与否，对外科疾病的发病及预后等均有决定性的关系。

鉴于上述特点，我们在辨证施治时，既要重视局部，又要重视整体，考虑病人正气强弱与邪正斗争关系，把握住病机，采取不同的治疗原则，促进疾病朝着康复转化。

（三）内治法的理解及应用

没有学过中医外科的人，一般都认为外科内服方药都是清热解毒。这种认识一方面是受西医外科对炎症用抗菌消炎疗法的影响，另一方面是受中医外科病大多为毒邪引起的影响，从而认为只抓住清热解毒就可以。中医外科内治法的理解及应用可以从两个方面来认识。

1. 病理疗法

根据外科疾病分初起、成脓、溃后 3 个病理阶段，相应地设立了消法、托法和补法三个基本法则，因为这三法是根据病理变化而设立，可以称之为病理疗法。

（1）消法：这是治疗外科疾病最重要的方法。在外科疾病初起红肿结聚之际，针对病因应用不同性质的消散药物，行气活血，解毒消肿，使初起肿疡得以消散，从而免除溃脓和开刀之苦。这是一切肿疡初起的治疗总纲。

消者即消灭致病因素和消除肿胀结聚。但各种致病因素都可引起结肿，因此就应该探本求源，针对不同的病因进行施治。如表证用解表，里实证用通里，热蕴宜清热，寒宜温通，痰凝祛痰，湿滞应理湿，气滞该行气，血瘀该行瘀。这样才能有效地消除病因，逆转病机，不致热化，从而达到使肿疡消散的目的。

（2）托法：这是外科疾病中期的应用方法。这时内已成脓，脓毒已成就不能消散了，就必须借助药的托力，托脓外出，使之毒随脓解。冲托之力须赖正气，正气不足冲托是难于溃破的，必致毒邪深窜或腐蚀筋骨或内陷脏腑。因此，托法是用补益气血和透托的药物，扶助正气，托毒外出。

托法应用也须辨证，如正气尚盛而不溃破，可用清热解毒透脓，用穿透力较强的透脓散；若正虚毒盛不溃的，就应补助正气，扶正托毒，用托里消毒散。

（3）补法：疮疡后期，毒势已去，正气亦在与邪相争过程中虚损，又脓为血肉所化，况且创面的生肌愈合最需气血滋养。因此，应用补养的药物恢复正气，调补气血，助其新生，使疮口早日愈合，就是补法的宗旨。补法的运用包括调补气血和调补脾胃等。

2. 病因疗法

由于发病原因不同，病情变化不一，因此要辨清病因病理，针对疾病致病原因进行治疗。

（1）具体应用

①初期

表寒：辛温解表，用荆防败毒散。

表热：辛凉解表，用银翘散等。

里实热：攻下，用大承气汤。

里虚热：润下，用润肠汤。

热结气分：苦寒泻火，用黄连解毒汤、五味消毒饮。

热结血分：凉血清热，用犀角地黄汤。

阴证寒凝：温经通阳、散寒化痰，用阳和汤。

肝气郁滞：疏肝行气，用逍遥散。

瘀血凝滞：和营祛瘀，用桃红四物汤。

②中期

正盛毒盛：透脓托毒，用透脓散。

正虚毒盛：扶正托毒，用托里消毒散。

③后期

气血两虚：气血双补，用八珍汤。

阴虚：补阴，用六味地黄丸。

阳虚：补阳，用右归丸。

湿浊中阻，胃失和降：和胃化浊，用二陈汤加减。

胃阴不足：清养胃阴，用益胃汤。

（2）说明

①解表法：这是根据《黄帝内经》"汗之则疮已"而立的治法。一方面用辛散疏表药物发汗，使毒随汗解；一方面利用解表药疏利经脉，使气血通畅，经络不致阻塞；再则在解表方剂中配以清热解毒药清解热毒。把这三方面结合起来，才是解表剂的真正作用，而不是单纯为了发汗。

此外，《伤寒论》提出"疮家不可汗"，则是应用解表法的注意事项。这里所说的"疮"是指"金创"即创伤大出血，以及疮疡溃脓过多，二者皆可使气血阴津耗损，如再用解表发汗则重伤津液，以致阴液大伤而发生痉症。

②通里法：陈实功指出："肿疡时内热口干，脉实烦躁，便秘喜冷者，此为邪毒在里，急与寒凉攻利。"是指疮疡患者有里实热结才用此法。因此对体内无里实热结及年老体虚妊妇等均不宜使用。

③清热法：张山雷指出："外疡为病，外因有四时六淫之感触，内因有七情六郁之损伤……盖外感六淫无不化热，内因五志变动皆有火生……此世俗治疡，无不注意清润寒凉。"这是说明外科疾病以热邪、火毒为患较多，因此只要发现热象，就有清热的必要。

陈实功说："疮本发于阳者，为痛，为热，为实，为痛，此原属阳证易治。多因患者不求早治，反又受风寒内伤生冷，或又被医生失于补托，而又以凉药敷围，图以消之，以合病家之意，多致气血冰凝，脾胃伤败，使疮毒不得外发，必致内攻，凡此证往往不救者多矣。"这说明苦寒太过可败脾胃，而脾胃一败，则百药难施；再则寒凉直折可冰凝气血，苦寒太过可化燥生热。陈实功的话是我们应用清热法时应该值得注意的。

④温通法：本法是针对阴寒凝滞的外科疾病而设立的。但我们应该认识到，寒凝过久亦会化热，如果单纯使用温热药物过多，有可能会助其化热；特别是阴虚患者，更不能乱用。

⑤祛痰与理湿法：痰湿为患的外科疾病与脏腑关系极为密切。在治疗时，一方面要解除有关病因，但更重要的是调理脏腑功能，"见痰休治痰"就是这个意思。祛痰理湿药物又多温燥，容易伤阴，治疗时应加注意。

⑥行气法与和营法：各种原因引起的外科疾病，总的病机都是经络阻塞，气血瘀滞。因此，这两法是贯穿应用于其他各法之中。要了解气血之间的相互关系，气与血运行通畅是相辅相成的，一方病变可影响另一方。因此，行气、活血往往同时使用。在热毒炽盛之时，就不可乱投行气活血之品，以免助邪毒走窜，而应该以清热解毒药为主。

⑦内托法：齐德之《外科精义》指出："凡为疡医，不可一日无托里之法。脓未成者，使脓早成；脓已溃者，使新肉早生；气血虚者，托里补之；阴阳不和，托里调之。"说明托里法临床应用非常之多。一般来诊病人，大多脓已成形，进入中期阶段才来就诊，所以齐德之认为"不可一日无托里之法"。病人中期，脓未完全成熟，用补托法使脓早成而破溃毒解，对于缩短病程有重要意义。即使已溃，但脓尚未尽，且可继续用托法，扶正托毒，使新肉早生。当然，内托之法也当分辨虚实而治之。

⑧补益法：外科疾病的过程，是正邪斗争的过程，在疾病过程中，特别是溃后，机体正气受到损伤，所以补益法不仅可用于溃后，还可以用于疾病过程之中。其应用原则为：一切虚损之证，不论已溃未溃，确属虚者；外疡溃后毒势已去，精神衰

疲，脓液清稀，疮口难愈者；脑疽、发背等，因气血不充，疮虚陷不起，或溃后脓出不畅，腐肉不脱者，即用补托结合方法。其注意点：阳证溃后多不用，但可用清热养阴醒胃法；毒邪未尽有虚象，应以清里为主，佐以补益；注意先复脾胃功能，防止虚不受补。

（四）外治法的学习要点

外治法在外科治疗中占有非常重要的地位。正确使用外治法，不仅可以配合内治法提高疗效，而且疮疡轻浅之症，有时可以专用外治法收功。外治法包括药物外治及手术疗法等，这里主要讲药物外治法的学习要点。

1. 抓住基础剂

所谓基础剂，就是各种剂型的变化基础。药粉是中医外科外用药的最基本剂型。药粉是根据病情辨证配方，经粉碎而成。其与油类调制可制成油膏；与水、蜜及植物汁调可制成箍围药；若直接掺创口或膏药上，就叫掺药。

2. 抓住赋型剂

赋型剂是根据疾病特点附加在一定剂型中的某种物质。如病灶在凹陷、皱褶处或破溃腐烂的疮面及皮肤病，往往以油类作赋型剂调药粉制成油膏，应用上有柔软、润滑、保护等优点。以水、蜜、鸡蛋清及植物汁作赋型剂调药，称之为箍围药，敷上后水分易于挥发，药粉便有箍集围聚、收束疮毒的作用。又如应用升丹，根据病情分别配成九一、八二、七三、各半的熟石膏与升丹比例，是应用石膏这种赋型剂稀释升丹的副作用。

3. 掌握硬膏及红白二丹的应用

硬膏又称膏药，是按配方用若干药物浸于油中煎熬，并利用黄丹在高热下经物理变化而凝结成的制剂。因富有黏性，敷贴患处能固定位置，同时赖药力作用治疗外科疾病。

所谓红白二丹，即红升丹和白降丹。红升丹系提脓祛腐药，在外疡破溃之初应用。白降丹系腐蚀平胬药，具有腐蚀组织作用，能使外疡不正常的组织如息肉、赘疣等腐蚀枯落，能使疮口增生的肉芽组织收缩平复。

4. 辨证应用外用药

一般可把疮疡分为阳证、阴证、半阴半阳证三大类。若阳证可使用太乙膏、金黄膏（散）、玉露膏（散）、阳毒内消散等；阴证外疡应用阳和解凝膏、回阳玉龙膏、阴毒内消散；半阴半阳证应用冲和膏。此外，生肌外用药、升丹、降丹等也须辨证使用。

（五）着重掌握疮疡基础知识

我们前面讲的病因病机、内外治法是整个中医外科基础的重要部分，而关于疮疡的知识则又是中医外科临床基础部分。学好疮疡基础知识，对学习其他外科杂病有指导性作用。疮疡的病因病机、治疗方法等与前面论述基本相同，这里提示如下几个重点掌握的方面：

1. 疮疡的概念

古文献有"疮者创也，疡者伤也"的记载，这是从字义上把疮疡看作是机体在致病因素作用下，产生损伤病变的一种外科疾病。历代中医外科文献又常用痈疽来概括疮疡疾病。痈疽是外科两种最常见的疾病，包括了所有的肿疡和溃疡，即所有的体表化脓性感染。

因此，所谓疮疡系指各种致病因素（西医学称之为细菌及其他病原微生物）侵入人体局部肌肤或全身经络气血（西医学称血循环），引起经络阻塞、气血瘀滞及脏腑功能失调等邪正斗争反应（西医称炎症反应），包括局部的郁而化热、热胜肉腐成脓及邪毒内陷扩入营血所致的全身症状。其外形表现，在肿疡阶段有红、肿、热、痛表现；在溃疡阶段则有溃腐流脓及肌肤组织损伤的症状，与此同时也可以出现功能障碍及全身中毒症状。

2. 痈、疽、疔、疖、发的定义及关系

《医宗金鉴·外科心法要诀》说："痈疽原是火毒生……疽由筋骨阴分发，肉脉阳分发曰痈，疡起皮里肉之外，疮发皮肤疖通名。"注曰："人之身体，计有五层，皮、脉、肉、筋、骨也。发于筋骨间，名疽，属阴，发于肉脉之间者，名痈，属阳；发于皮里肉外者，名曰疡毒；只发于皮肤之上者，名曰疮疖。"这是从发病部位深浅论述了几种常见疮疡的命名，有一定的临床意义。但综合一些现代中医外科专书，一般认为痈、疽、疔、疖、发的概念如下：

（1）疖：生于皮肤浅表，范围多在1寸左右的化脓性炎症。它是一个毛囊及其所属皮脂腺的急性化脓性感染，中西医都称为"疖"。

（2）疔：一般指发于面部、手足部的疖（烂疔、疫疔除外）。其特征是病势急剧，疮顶特殊坚硬，痛痒麻木，可造成损筋坏骨，甚则易于发生疔毒走黄。

（3）痈：是一种皮肉之间的急性化脓性炎症，范围多在2～3寸，表现为红肿高大，焮热疼痛，相当于西医学的体表脓肿，如急性淋巴结炎等。在某种意义上说，它可以包括疔与疖。

（4）疽：分有头疽和无头疽。有头疽除同痈的症状有相同外，其发作特点是病势较猛，破溃后形如蜂窝，范围多为3～4寸或更大，是多个毛囊和皮脂腺的急性化脓性感染。也可以说是由多数疡合并而成，或由一个疖发展而来。

无头疽表现为漫肿平塌，色白，疼痛彻骨，难消、难溃、难破，溃后多伤筋骨，相当于西医学的化脓性骨髓炎及化脓性关节炎等，亦可由疗疮发展而来。

（5）发：严格地讲，"发"不是一个病而是一个症状。《医学大辞典》解释"发"说："痈疽之毒发于外者。"又说："痈之大者名发。"是指发为较大的痈疽及痈疽之毒溃破外发疮面大。

很多外科学者习惯把痈、疽、疗、疖、发连起来讲，是有一定学术意义的。通过上述分析，我们可以得出如下总结：①痈、疽、疗、疖、发都是指体表化脓性感染；②痈、疽是由疗、疖发展而来的；③痈疽之毒外溃，溃烂面积较大，为毒气外发；④痈疽之大者可称之为发。

了解痈、疽、疗、疖、发的这些概念和关系，对于我们正确理解疮疡的概念有重要意义。尽管它们病变部位深浅不同，面积大小不一，症状轻重有异，但它们都属体表化脓性感染，它们的致病因素大多为大毒或其他致病因素化为大毒所致。因此在治疗上，既要根据病情轻重缓急不同进行辨证施治，又可根据共同的病因病机特点，找到共同的治疗方法。

3. 疮疡的转化过程

了解疮疡的发展、转化、结局，对于指导外科医疗实践十分重要。病邪同人体防御能力之间的斗争，也就是邪正相争，决定着疮疡的发展和结局。

疮疡的初期，如果人体抗病力较强，正能胜邪，可拒邪于外，热壅于表，使邪热不能张。反之则正不胜邪，久则热胜肉腐，肉腐成脓，此即进入疮疡中期。此时若治疗得当，及时切开引流，脓液畅泄，毒从外解，形成溃疡，逐渐腐肉脱落，新肉生长，最后疮口结痂愈合；或抗病能力尚强，可使脓肿自溃而腐脱新生，进而愈合，这是疮疡的后期。

若在疮疡初中期，人体气血两虚，抵抗力低下，则不能托毒外达，疮疡难溃难腐；如未及时处理或处理不当，可使邪毒走散，扩入营血，形成"走黄""内陷"，出现恶逆亡证，可以危及生命。疮疡后期毒从外解则病邪衰退；若由于气血大伤，脾胃生化功能不得恢复，加之肾阳亦衰，可导致生化乏源，阴阳两竭，同样可使毒邪内陷（虚陷）。

掌握了疮疡转化过程规律，就可以抓住主要矛盾，在转化的每一阶段中进行恰当的治疗，为矛盾转化提供必要条件。如初期宜消散，以祛邪为主；中期宜外托，以扶正祛邪并重；后期宜补养，以扶正为主。

关于皮肤、乳房、瘿瘤、肛肠等其他外科杂病，只要掌握了上述基本知识，同时注意杂病的特点，就比较容易学习和掌握了。

第四章　中医皮肤美容

我国美容医学有着悠久的历史。《中华古今注》记载，自纣时"以红兰花汁凝做燕支。以燕地所生，故曰燕支，涂之作桃花妆"，并且指出"三代，以铅为粉"。《山海经》介绍了"荀草""窑草"两味中药，"服之美人色""服之媚以人"。《春秋左传正义》还记载了孕妇食兰花可美孕子，至今仍流传于民间。

随着社会的进步，人们生活水平的提高，对于损美性皮肤病的治疗也显得尤为迫切。于是在美容手段上，逐渐分支为美容外科、美容口腔、美容皮肤及中医美容，而中医美容因为其悠久历史及独特的治疗手段，为广大爱美者所追随。中医美容注重整体，把容颜与脏腑、气血、经络相结合，因此经过无数人的反复运用、筛选，现最常用的方法有药物美容、针灸美容、气功美容、推拿美容及其他美容方法。

喻文球教授主要从皮肤乳化剂原理及应用、玉容高级保健美容皂的研制及应用、疏肝理气祛斑汤加面针围刺治疗损容性皮肤病黄褐斑等几方面研究中医美容。现介绍如下。

第一节　美容新概念与露特丹本草舒美精华水

1. 皮肤美容与问题皮肤

喻文球教授认为中医皮肤美容的根本任务是延长人们的青春，核心的问题是遵循皮肤的生物学性质，正确养护皮肤，克服皮肤出现的问题。而养护皮肤的基本原则是润泽、营养、保护。

提出问题皮肤的概念，是因为正常皮肤的表皮、真皮及皮下组织共同形成一个整体，它坚韧、柔软、光洁，具有一定的张力和弹性，这些皮肤性能发生变化，即可称之为问题皮肤，如发生皮炎、痤疮、色斑、粗糙、皱纹等问题。

2. 皮肤透明度与自然美

皮肤具有一定的透明度，透明度高，肤色鲜艳、美丽。皮肤透明度与很多因素相关，如皮肤充实性，角质层或表皮的厚度和性质，表皮内黑素量，真皮内水分量，皮下脂肪量等。在中医学美容方面，应设法增加透明度，方能显示出皮肤的自然美。

3. 露特丹本草舒美精华水研制

基于上述皮肤美容及问题皮肤等基本理论，喻文球教授在长期的中医皮肤美容临床实践及中医美容产品研制的基础上，设计与研制了"露特丹本草舒美精华水"。

（1）药物组成：益母草、田七花、杭菊花、莱菔子、菟丝子。

（2）功效分析：益母草，味辛，甘，气微温，可增加血流量，使闭锁的毛细血管重新开放；纠正失调的免疫机能，使之恢复常态平衡；且具有抑菌、祛瘀生新、滋润皮肤、抗氧化防衰老、益颜美容功效。田七花，味甘，性凉，可促进多能造血干细胞、红细胞、网织细胞、血红蛋白的恢复；增加血流量，改善氧供给，抗氧化，提高 SOD 活力。杭菊花，味甘苦，微寒，可散风、扩张血管，增加血流量；还可解毒、润肤增白、祛皱；对积存的有害性化学和放射性物质有抵抗、排出疗效。莱菔子，味辛甘，长于利气、散风寒，可消疱疹与肿毒，抗氧化，消除自由基。菟丝子，气味辛甘，可平补肾气，充实卫气，润肤、消痤，健康肌肤。

全方合用具有行气活血、解毒祛邪、滋养皮肤、抗皱润肤、祛斑增白等功效。

（3）制剂法：将益母草、田七花、杭菊花用水浸煮，蒸馏法提取药物成分。莱菔子、菟丝子碾粗末，75% 乙醇渗漉提取，两液混合而成。

（4）用法：面膜纸湿润外敷法、喷雾法、涂搽法，根据具体情况选用。

（5）适应证：皮炎、痤疮、脂溢性皮炎、皮肤粗糙、皱纹、色斑等。

4.1000 例问题皮肤效果观察

1000 例问题皮肤包括痤疮、无渗出性皮炎、黄褐斑与色素沉着、皮肤粗糙、皱纹共 5 类，每类各 200 例，单纯外用露特丹本草舒美精华水，使用时间为 15 ～ 30 天。结果见表 4-1。

表 4-1　1000 例问题皮肤使用露特丹本草舒美精华水效果

问题皮肤	消失（例）	显效（例）	有效（例）	无效（例）
痤疮	60	80	50	10
无渗出性皮炎	50	80	50	20
黄褐斑与色素沉着	30	100	50	20
皮肤粗糙	30	70	80	20
皱纹	10	60	100	30

5. 调气血、充卫气、美肌肤

《灵枢·本脏》说："卫气者，所以温分肉，充皮肤，肥腠理，司开合者也。"气和血相互依存，相辅相成，流注腠理，充养肌肤，从而使皮肤柔润，肌肉坚满，玄府宣通，腠理致密，肌肤健美。

露特丹本草精华水以益母草、田七花活血化瘀、润肤养肤、祛瘀通络；莱菔子行气理气，与益母草、田七花共用可调理皮肤气血，调整新陈代谢，使气血流注腠理，充养肌肤；杭菊花解毒祛邪，润肤增白；菟丝子补益滋养，平补肾气，肾气充足则卫气化生有源，抗邪有力，肌肤健美。

第二节　玉容高级保健美容皂的研制及美容疗效报告

喻文球教授是较早研究中医药美容产品的专家。在 1985 年，他应江西油脂化工厂邀请，研制了玉容高级保健美容皂。1986 年产品上市，为该厂创造了较好的社会效益和经济效应。

玉容高级保健美容皂采用高级天然油脂和中草药为主要原料精制而成。经广东省中医院、江西中医学院附属医院等有关部门临床验证，具有祛除面部黄褐斑及色素沉着，消除颜面粉刺及防治脂溢性皮炎等多种功能。

喻文球教授认为，黄褐斑、面部色素沉着及粉刺等是影响颜面美容的常见疾病，依靠内服中药固然有一定的疗效，但煎服中药对患者来说总是一个很大的麻烦，因此有必要研究这些影响美容疾病的外治疗法。1985 年 1 月喻文球教授和他的合作者们研究出"玉容高级保健美容皂"（以下简称"玉容香皂"）。

1. 玉容香皂的研制

本药皂的设计把日用洗涤和中医药美容融为一体，既符合一般香皂的日用要求，而且适应人体皮肤新陈代谢的特点，久用可保持皮肤洁白、柔润，并能治疗黄褐斑、色素沉着、粉刺等疾病。应用本皂可保健颜面皮肤，又能治疗有碍美容的疾病，从而达到美容目的。

喻文球教授根据中医美容实践经验，发挥江西省中草药资源丰富的优势，反复精选中草药处方。该处方以辛味药为主，足以辛温善散，取其开泄结滞之力，达到祛斑目的；配以有润肤作用的药物中和辛味药对皮肤的刺激；应用有收湿除湿功效、辛温燥湿的药物，故又可治疗脂溢性皮炎和粉刺等疾病。采用对皮肤无明显刺激作用、无游离碱的弱碱性油脂皂，皂中含有一定的有机硅油，能保护和润滑皮肤，以对抗碱性物质对皮肤的刺激。总之，本皂的研制设计符合颜面皮肤保健和美容的要求。

本皂于 1985 年 5 ～ 9 月投放并初步试用，其信息反馈显示符合设计要求。1985 年 10 ～ 12 月分别在北京中医医院、广东省中医院、江西中医学院附属医院、解放军第 94 医院进行临床验证及临床毒性观察共计 175 例，验证结果显示疗效显著，完全达到设计要求。1986 年 8 月 20 日通过了由江西省轻工业厅组织的，有国内皮肤科专家和化工专家参加的省级鉴定会；同年正式投产进入市场，受到社会各界的欢迎。1987 年获江西省优秀产品奖，1988 年获南昌市政府优秀科技成果三等奖。

2. 临床验证疗效报告

本皂于 1985 年 10 ～ 12 月分别在北京中医医院、广东省中医院、江西中医学院附属医院、解放军第 94 医院进行临床验证及临床毒性观察。

北京中医医院验证治疗 30 例黄褐斑总有效率为 97%，治疗 10 例粉刺总有效率为 90%；广东省中医院验证治疗黄褐斑 15 例总有效率为 88%，治疗 15 例粉刺总有效率为 93.37%；江西中医学院附属医院验证治疗 20 例黄褐斑总有效率为 85%，治疗 20 例粉刺总有效率为 90%；解放军第 94 医院验证治疗黄褐斑 4 例总有效率为 100%，治疗粉刺 61 例总有效率为 90%。

4 个单位共验证治疗黄褐斑 69 例，平均总有效率为 89.85%；共验证治疗粉刺 106 例，平均总有效率为 90.56%。

疗效标准定为痊愈、显效、有效、无效 4 个等级。凡应用玉容香皂外洗粉刺或黄褐斑完全消失为痊愈，大部分消失或明显改善为显效，部分消失或改善为有效，应用本品外洗，皮损毫无改善为无效。

治疗方法：患者先用温水洗脸，然后将玉容香皂均匀涂展于颜面，用手摩擦 1 ～ 2 分钟后洗去，洗毕用一般护肤霜保护皮肤。每日应用 1 ～ 2 次，每例患者一般应用 7 ～ 14 天。

3. 临床毒性观察报告

4 个单位进行 175 例临床验证，无一例发现因使用本品而产生全身或局部的过敏反应及毒性反应现象。

解放军第 94 医院应用本皂进行临床毒性观察 30 例，使用本皂前每例患者分别检查心电图、肝功能、尿常规和血常规。应用本品洗脸、洗澡，连续使用 14 天后，再做上述检查并进行使用本品前后的常规检查对照，结果无一例有异常改变。

4. 总结

根据 4 个验证单位的验证报告，以及广大用户的反映，可综合得出如下结论：

（1）应用玉容香皂洗涤，具有使皮肤清爽、洁白功效，适应皮肤新陈代谢的特点，长期使用本品能使皮肤洁白、柔润。

（2）应用玉容香皂洗涤，能有效地祛除面部油腻及色素沉着，能控制粉刺的生长，对黄褐斑、面部色素沉着、粉刺、痤疮、脂溢性皮炎有较好的治疗作用。

（3）应用玉容香皂洗涤，无局部及全身皮肤过敏现象，对人体内脏组织及血液系统无毒性作用。

5. 讨论

（1）颜面黄褐斑、色素沉着、皮肤粗糙、粉刺、脂溢性皮炎与局部风湿热邪蕴结有关。应用辛温开泄及收湿、除湿、燥湿的药物，散风合燥湿能祛斑，辛温散风合收湿、除湿可治疗粉刺等脂溢性疾病；又辛散开泄可调和气血，促进新陈代谢。

（2）采用无游离碱的弱碱性油脂皂，配上适当的润滑剂、营养剂，可避免碱性物质对皮肤的刺激；而应用本皂洗涤后，皮肤弱酸性环境易于恢复；加之中药处方中配伍的反佐药物，共同达到祛邪而不伤正的目的。

玉容高级保健美容皂的中医处方是根据中医理论和喻文球教授中医美容实践研究经验而制定的；玉容高级保健美容皂疗效显著，体现了中医药美容的优势；玉容高级保健美容皂把中药与现代日用洗涤香皂融为一体，将传统医学美容与现代科学相结合，使中医药美容疗法更易于广泛地推广。玉容高级保健美容皂的中医美容处方具有广泛的开发前景，不仅可以做成香皂，而且可以做成面霜、洗面乳、面膜等美容产品。

第三节　皮肤乳化剂原理及应用

喻文球教授常说，我们必须不断学习原来不懂的知识，不仅要精通中医外科制剂学，还要善于学习和掌握现代乳化剂技术，以创造新的中医外科美容制剂，以适应现代中医美容的需要。现将喻文球教授有关乳化剂的讲课内容整理如下：

皮肤乳化剂是皮肤科临床最常用的外用制剂。自然界及日常生活中普遍存在乳化现象及基本原理，掌握必要的乳化剂知识有助于开发研制更加适合人体及临床需要的乳化剂。

一、乳化剂概述

乳化剂是一种多相分散体系，是一种极小的液滴形成分散在另一种与其不相溶的液体中所构成。

皮肤干燥是由于缺水和营养物质造成的，皮肤补充水分和营养是化妆品的主要作用。若直接将水涂于皮肤表面，难于吸收而且会很快蒸发。如在皮肤上直接涂上油膜，虽然可抑制水的蒸发，但容易阻碍皮肤正常呼吸和代谢，不利于皮肤健康。许多营养成分是油溶性的，只有将其溶于油中才能被皮肤吸收利用。在表面活性剂帮助下，将油分和水分有效混合可制成乳化剂，可给皮肤补充水分，可在皮肤表面形成油膜，防止水分过快蒸发。乳化剂添加表面活性剂后易于清洗。

乳化液的一相是水，另一相是与水不相混溶的有机相，亦称为油相。

乳化剂主要有两种类型：油分散于水中（如牛奶），称为水包油型（o/w）；水分散于油中（如原油），称为油包水型（w/o）。油、水二相不一定是单一组分，每相可包含多种组分。

二、物质的表面现象

物质以气、液、固三态（或称三相）存在，气相与液相或固相的两相界面称为表面；物质两相界面发生的物理化学现象（表面能、溶解度、吸附能力、润湿、铺展、反应速度、生化学、光学性质），称为界面现象，在气相与其他相之间则称为表面现象。溶解、润湿、乳化、混悬、吸附、药物动力学等都涉及表面现象知识及原理。

水滴在荷叶上可成水珠，因为它具有表面张力，水的浮力亦是张力的体现。降低两相表面张力是乳化剂制剂的重要问题，降低固 – 液表面张力可使固体有效成分能稳定混悬于液体中，制成"混悬剂"；降低液 – 液表面张力可使不相混合的油和水乳化，制成乳剂；降低固－固表面张力后可熔融固体，制成分散剂；降低气－液表面张力后可制成气溶胶。

三、表面活性剂

表面活性剂能降低表面张力（或称界面张力）的物质称表面活性剂，阴离子型表面活性剂是在水中电离后起降低表面张力作用的活性剂，如钠盐、钾盐、脂肪酸金属盐；阳离子型表面活性剂为饱和脂肪酸，稳定性好，具有防腐作用，分子溶于水与亲油基相连带阳电荷；非离子表面活性剂溶于水或悬浮于水中，不离解成离子，或呈中性状态，如吐温等。

四、表面活性剂性能——胶束

把两相不溶的物质溶在一起，就形成一个胶束。应用最少的活性剂，达到最好的乳化作用，称为临界胶束浓度。当溶液中表面活性剂的浓度达到或超过临界胶束浓度时，原来不溶于或微溶于水的物质的溶解度显著增加的现象称为增溶作用，其机制主要是有机物（药物）溶于胶束内部，或有机物以其分子与胶束内部表面活性剂分子一起穿插排列而溶解，或有机物以吸附于胶束表面形成而溶解，或有机物被包含于非离子表面活性剂胶束而溶解。

五、黄连皮炎膏的研制

1. 设计要求

（1）制剂功效：清热解毒、利湿、润肤止痒。

（2）适应证：红斑、丘疹、结痂、鳞屑、脱屑、干燥、皲裂、苔藓样变、瘙痒性皮损。

（3）理论依据：针对风湿热邪毒蕴滞肌肤，根据"诸痛痒疮，皆属于心""肺主皮毛"理论，以苦寒清热燥湿为治疗原则。

（4）应用乳化剂理论制剂：根据制剂功效和治疗皮损主症，确立本剂型为水包油乳化剂（o/w）。因其水分散失快而散热性强，对局部起冷却作用，从而与药物共同发挥清热解毒、止痒作用。以往中药乳化剂有效成分含量少，作用差，本制剂将药粉煮熟过筛为水糊，作为制剂的水相，大大提高了制剂中药物含量。本制剂性能稳定，呈乳膏状，保质期2年。

2. 中药处方设计

黄连泻心火、清热解毒，为君药；黄芩清泄肺热，可清泄皮肤中的湿热郁毒，为臣药；苦参清热燥湿止痒，枯矾杀虫止痒，同为佐使之药。

黄连：黄芩：苦参：枯矾 =3：3：3：1，共研细末。

3. 膏霜剂（乳化剂）配方（表 4–2）

表 4–2　膏霜剂（乳化剂）配方

油相成分	十六醇	1%	
	十八醇	1%	
	白油	15%	
	硬脂酸	6%	
	羊毛脂	5%	
	单甘酯	5%	
表面活性剂	吐温 –80	5%	
水相成分	混合中药粉水糊	65%	表面活性剂放水相中
	甘油	8%	

将水相、油相水浴加热至85℃左右，将水相倾入油相之中，不停地顺时针搅拌、冷却，做成乳化剂黄连皮炎膏。

第四节　美尔颜面霜研究及疗效报告

喻文球教授于 1990 ～ 1999 年进行了美尔颜面霜的研究工作，其中包括中医药处方研究、制剂研究及美容功效临床验证等。现将有关研究报告如下：

1. 美尔颜面霜的中医药处方研究

1987 年喻文球教授主持"玉容高级保健美容皂"课题研究，1988 年参与主持"美佳丽面膜"课题研究，分别将中药有效成分加入香皂和面膜之中，外洗面部和涂抹于面部，以达到颜面部美容的目的。又于 1990 年在此两项课题的基础上结合查阅古代美容文献资料，研究出美尔颜面霜（曾定名"真美丽面霜"）的中医药处方。

颜面部黄褐斑、色素沉着、皮肤粗糙、皱纹等多为邪气瘀滞于面部而成，而粉刺、痤疮等则多为湿热蕴结于面部。

美尔颜面霜的中药处方主要有白附子、白芷、柿叶、苍术、马齿苋、枇杷叶等。本方以辛味药白附子为主，辛温善散，可开泄结滞，祛斑除皱；苍术、柿叶、枇杷叶、马齿苋等有收敛油脂溢出、收湿燥湿清热等作用，能消除粉刺及红斑；苍术、白芷、马齿苋等有养颜润肤之功效。全方共奏祛斑除皱、消除粉刺、养颜润肤之功效。

2. 美尔颜面霜制剂工艺研究

美尔颜面霜的基质油相部分选十八醇、单甘酯、硬脂酸、白油等；水相部分选丙三醇、吐温 –60、精制药水等。

芳香类中药用醇提法提取有效成分，其余药物应用水提法，并把所提有效成分的药物混合，共同作为水相（精制药水部分）。油相与水相经水浴加温后，将水相倒入油相之中共同乳化出水包油（o/w）乳剂。此乳剂保湿性较好，有促进渗透吸收、散热强等特点；pH 值为 6，成形好，无水分析出；稳定性好，耐冷、耐热；香气宜人，保质期 1 年以上。

3. 美容功效临床验证观察

研究美尔颜面霜 9 年来，曾多次小试生产，在一定范围应用并听取用户反馈，得到了充分的肯定。1990 年 4～6 月进行临床验证，共验证 80 例，其中黄褐斑及面部色素沉着和皮肤粗糙 67 例，验证粉刺 13 例。年龄最小 18 岁，最大 55 岁；病史最短半年，最长 11 年。患者使用美尔颜面霜之前，先洗净面部，取适量面霜在面部均匀涂展，并按摩 1～2 分钟，每日 2～3 次，一般 7～10 天复诊一次，复诊 2 次后评价疗效。皮损及病变全部消失为痊愈，皮损及病变部分改善或好转为有效，皮损及病变经治疗 20 天无变化者为无效。

验证结果：67 例黄褐斑、面部色素沉着、皮肤粗糙痊愈 4 例，占 6%；有效 59 例，占 88%；无效 4 例，占 6%。13 例粉刺痊愈 7 例，占 54%；有效 5 例，占 38%；无效 1 例，占 8%。总有效率为 93.75%。与此同时进行了不良反应观察，除少数人外用本品有皮肤一过性轻度辣刺感外（但再次擦本品即无此反应），均未发现任何不良反应。

典型病例举例：梁某，女，32 岁，工人，广州市人，诉面部出现色素斑半年。查见颜面部有黄褐斑、色素沉着斑，右侧 3cm×3cm，左侧 2cm×2cm，皮疹边界尚清。嘱早晚各一次美尔颜面霜外搽并略揉按。10 日后复诊，色素斑大部分消退，残留轻微色素沉着。继续使用本制剂，又 10 日后复诊，色斑已消失。

4. 总结

（1）美尔颜面霜中医药处方来源于临床实践，是针对邪气瘀滞和湿热蕴结面部影响颜面美容而设立的，开泄结滞、祛斑增白、收湿清热、养颜润肤是本方主要功效，故本制剂可治疗多种影响颜面美容的疾病。

（2）美尔颜面霜系水包油乳化剂（o/w），配方科学，工艺考究，透皮和吸收性能好。该制剂将中药有效成分溶于水相之中，而水相在乳化剂中比例较大，所以药物含量较多。制剂中祛斑成分、清热燥湿成分、润肤成分各自发挥作用，由于油相部分的协调，可有效地降低其剥脱祛斑可能产生的刺激作用，从而促进新陈代谢又保护肌肤，达到双向调节的目的。

（3）验证结果及 9 年来用户反映表明，使用本品防治黄褐斑、色素沉着、皮肤粗糙、粉刺等，其功效与病情病期、疗程有关，病情轻则疗程短，疗程长则疗效好。患者使用本品后普遍反映面部皮肤较使用本品前要嫩滑得多，具有较好的祛除颜面部黄褐斑、色素沉着及消除粉刺、润肤、增白等功效，是较为理想的、安全的中草药型美容化妆品。

第五节　过敏性皮肤病的中医药辨证施治

喻文球教授认为掌握有关过敏反应的中西医理论，对于开展中医美容关系重大，不仅能有效地治疗过敏性疾病如化妆品过敏等，而且在美容治疗和新型化妆品研发等方面都具有指导意义。

过敏性反应是由变应原引起的异常免疫反应，结果导致组织炎症或器官功能障碍（以皮肤、呼吸道、消化道受累多见）。

过敏反应包括四要素：过敏原、易感者、变态反应机制及结果。

一、变应原（过敏原）

1. 吸入性过敏原

吸入性过敏原是指能够经呼吸道吸入的物质，如尘土、微生物、动物皮屑皮毛、烟雾、漆、气体及药物，产生呼吸道症状。风寒、风热犯肺，可引发特异性（异位性）皮炎、荨麻疹、接触性皮炎，化热化毒可致全身性重症过敏。

2. 食入过敏原

食入类包括食物、药物、病菌污染物。食入腥荤发物，动风化热，生湿化毒，外犯肌肤，内侵脏腑，可发生荨麻疹、湿疹、异位性皮炎、药疹、过敏性胃肠炎、哮喘等。

3. 注射入过敏原

注射入类包括使用药物及昆虫叮咬、毒蛇咬伤注入人体的毒液。由于禀赋不耐，药反成毒，成为风毒、火毒、湿毒、虫蛇之毒，大多具有风火毒邪特性，风火相煽，邪毒炽盛，可引起荨麻疹、药疹、血清病样综合征等严重损害。

4. 接触过敏原

通过皮肤或黏膜直接接触过敏原，如衣物、染料、化妆品、首饰、外用品、漆、胶等。机体禀赋不耐，接触后化热化毒，引起接触性皮炎。

二、西医病因病理及中医病因病机、治则

1. Ⅰ型变态反应（速发型变态反应）

Ⅰ型变态反应是由变应原特异性 IgE 抗体介导的变态反应，过敏原系大分子蛋白质或糖蛋白，如鱼虾、牛羊肉、蛋、血液制品、疫苗、药物、昆虫等。

过敏原反复接触人体后，产生过敏原特异性IgE，与肥大细胞或嗜碱性粒细胞表面的受体结合后，引起肥大细胞脱颗粒并释放炎症介质，如组胺、激肽释放酶等，合成血小板激活因子、白三烯及细胞因子等。炎症介质可使毛细血管通透性增加，发生组织水肿、风团，使平滑肌收缩导致哮喘、咳嗽；使消化道平滑肌收缩，产生腹痛、腹泻；使周围血管扩张，发生红斑、风团；也可导致血液再分布，血压下降，严重者出现过敏性休克。

其中医病机为邪毒蕴化，风寒、风热之邪犯表，卫气壅遏而不得行，风邪、热邪、寒邪犯肺，肺失宣降；风邪及寒、湿、热邪可致胃肠气机逆乱；风邪还可使气血逆乱，阴阳失调，甚者阴阳互格而发生危重证候。治宜祛风、散寒、清热、利湿、解毒、活血、调气、调血、调理阴阳。

2. Ⅱ型变态反应（细胞毒型变态反应）

Ⅱ型变态反应是由IgG、IgM抗体介导，对携带了过敏原的自身细胞产生毒性反应。过敏因素包括物理、化学、感染、药物或内环境变化等。在上述因素作用下，自身细胞结构发生变化成为新的抗原，并刺激机体产生抗体，产生的IgG、IgM抗体与抗原细胞结合后，通过激活补体系统，引起细胞溶解。或通过调理吞噬作用，吞噬细胞吞噬、破坏靶细胞。使具有受体的多形核白细胞、巨噬细胞、淋巴细胞、NK细胞等效应细胞溶解或杀伤靶细胞。临床表现除严重的皮损外，还包括药物性肝肾损害及血液系统损害，IgG、IgM抗体阳性，血清补体下降。病程2～3个月。

其中医病机为热毒、火毒、湿热蕴滞肌肤，客入营血，腐败组织，损伤脏器。治宜清热、泻火、化湿、解毒、清营、凉血、活血，可按照卫气营血及三焦证治。

3. Ⅲ型变态反应（免疫复合物型变态反应）

Ⅲ型变态反应是由过敏原与其特异性 IgG、IgM 抗体复合物在局部沉积，激活补体造成的反应。主要过敏原包括药物、动物血清及微生物等。

当抗原量稍超过抗体量，可形成中等大小的可溶性免疫复合物。该复合物不能通过肾排出，亦不易被吞噬细胞吞噬，可在血管壁的基底膜沉积。免疫复合物容易沉积在皮肤、肺、肾等处。抗原抗体复合物沉积于血管壁可激活补体，产生过敏毒素、趋化因子，引起肥大细胞释放组胺等炎症介质，引起局部炎症。免疫复合物使血小板聚集，局部形成微血栓，造成局部缺血或出血而形成紫癜。上述诸因素共同作用形成血管炎表现。

其中医病机为湿毒、热毒之邪侵犯人体，湿邪阻滞气机，热毒煎熬阴血，热邪迫血妄行可致出血，形成紫癜；湿热犯肺，上焦不利，可导致肺气宣降失司；湿热阻滞下焦，气化不利，可导致水液代谢障碍。相机投以清热、化湿、解毒、凉血、活血、散瘀、行气、养阴、宣肺、化气、利水，使不易通过肾排出的邪毒得以从尿排出。

4. Ⅳ型变态反应（迟发型变态反应）

Ⅳ型变态反应是由 T 淋巴细胞介导的变态反应，变应原多为小分子化学物质，如金属镍、染发剂中对苯二胺等。

变应原进入人体，使 T 淋巴细胞活化，产生致敏淋巴细胞，在再次接触该变应原后发生反应。从机体接触变应原到致敏 T 淋巴细胞活化的过程称为Ⅳ型过敏反应的传入期或诱导期，一般至少 3 天以上，有些甚至要几年。从致敏者再次接触变应原到发生炎症反应，这一阶段叫激发期，通常在 18 ～ 48 小时后达到高峰。

中医学认为此类毒多为金石毒、重金属之毒，亦有湿邪之重浊特性，经较长时间化风生热，与气血相搏，外犯肌肤，内伤脏腑。因为其性重浊，不易从表解，故拟疏肝通腑、化气利尿，从二便解毒排毒为宜，佐以祛风清热治标。

5. 混合性变态反应

很多过敏性疾病具有多种过敏反应。如速发型Ⅰ型变态反应虽然大多发得快、消得快，但其双相反应者在接触过敏原后迅速出现反应，消退后 2～4 小时又出现新的皮损，6～12 小时后达高峰，并可持续 24 小时，前者是Ⅰ型变态反应，而后者出现的反应为Ⅰ型变态反应的迟发相反应。又如药物变态反应，可同时出现皮疹及内脏损害，过敏原检查可呈阳性结果，而血清中又可检出药物特异性抗体，则称之为"混合变态反应"。

中医学认为混合性变态反应是由于体质、邪毒性质二者共同决定变态反应的特殊发病机制，形成治疗上的复杂性，辨证施治须全面辨邪，结合体质因素，予以祛邪、抗毒、排毒、扶正等，通盘考虑。

三、抗过敏中药方剂的合理应用

解表为主，常用方剂有麻黄汤、桂枝汤、小柴胡汤、万灵丹和银翘散等。

解表清里，常用方剂有消风散和麻杏石甘汤。

解表通里，常用方剂有防风通圣散、内疏黄连饮、甘露消毒饮和三仁汤等。

清泄里热，常用方剂有龙胆泻肝汤、黄连解毒汤和承气汤等。

清营凉血，常用方剂有清营汤、化斑汤、清瘟败毒饮等。

凉血护心，常用方剂有犀角地黄汤和安宫牛黄丸。

益气固表，常用方剂有玉屏风散和牡蛎散。

养阴益气固表，常用方剂有参脉饮合玉屏风散合六味地黄汤。

疏肝解毒，常用方剂有逍遥散合茵陈蒿汤。

化气利水解毒，常用方剂有五苓散、导赤散合五味消毒饮。

四、过敏性皮肤病综合辨证施治

西医学治疗过敏性皮肤病，对Ⅰ型变态反应主要应用抗组胺药，而Ⅱ型、Ⅲ型、Ⅳ型变态反应的治疗则以糖皮质激素为主。

过敏性皮肤病的中医辨证施治主要应参考过敏疾病四要素：①过敏原（病因）：即外感六淫邪毒和虫毒，要把一切可能引起过敏的物理、化学、生物、矿物等因素以六淫为纲进行分析归纳；②易感者：对患者体质、禀赋，以阴阳气血为纲进行辨别；③变态反应机制：即过敏的病理机制，正邪斗争所致机体损害可应用伤寒、温病、脏腑辨证为纲领归纳分析，表里寒热虚实条目穿插于其中。④反应结果所出现的症状和体征：分析治标的方法，以及防止疾病传变的基本原则。上述治则和方药，有时可单独使用，有时须多种法则综合应用，要正确把握人、病、药的辩证关系。

第六节　疏肝理气祛斑汤加面针围刺治疗损容性皮肤病黄褐斑临床研究

喻文球教授认为黄褐斑的发生主要与肝气郁结、情志抑郁、肾精亏损、冲任失调、脾胃损伤、外感风邪、经络失调、气滞血瘀等因素有关。

一、对病因病机的认识

（一）肝气郁结，情志抑郁

《普济方》说："面尘脱色，是主肝。"《外科证治全书·面尘》曰："面色如尘垢，日久煤黑……由忧思抑郁，血弱不华……外用玉容散，内宜疏胆气兼清肝。"《普济方》直接说明黄褐斑主要是肝的病变。《外科证治全书》则指出无论本病是新是久，斑色是淡是深，都是由于情志抑郁、肝气郁结所致。

喻文球教授认为情志活动以肝血为物质基础，无论是忧思抑郁还是恼怒气急，都是耗伤肝血，致肝失濡养而肝气郁结；肝气郁结致气机条达不利，一则肝藏血主疏泄障碍而导致气血不能很好地敷布于面部，二则肝气郁结可致气血瘀滞，亦使面部因瘀滞而失于气血荣润，再则肝郁克脾土，使湿痰瘀滞，可使面部失于气血濡养，三者皆可发生黄褐斑。

（二）肾精亏损，冲任失调

《灵枢·五阅五使》曰："肾病者，颧与颜黑。"《难经》曰："肾，外证面黑，善恐欠。"是说肾者主黑色，肾亏者本质外露，即黑色外泛面部。《外科正宗》强调肾的阴精亏损、肾水不足、阴虚火旺，可导致面部阴伤津亏，火燥结成黑斑，并指出不仅要调理情志，而且不能过度房事及劳作，从而指出本病与房劳有关。

《太平圣惠方·治妇人月水久不通》曰："妇人月水久不通。年月深远，面上皯黑……此由凝血在脏，热入血室。"《圣济总录·虚劳腰痛》曰："妇人子脏久冷，头鬓疏薄，面生皯黑。"《太平圣惠方》所指的是因为肝气郁结，肝血耗伤，肝郁化火，由于阴血耗伤而月经久不通；又由于肝郁气结致脏腑气血凝滞，热邪入于血室，煎熬血液变为浊阴外泛面部而成本病。《圣济总录》所指则为肾的阳气和精气耗伤，温煦失利而成脏寒，寒瘀凝结面部而成本病，故冲任失调产生的寒、热证都可发生黄褐斑。

喻文球教授认为肾精是人体生命的根本，即先天之本。精能化气，气能生精；精能化血，血能生精，精血同源。肾精亏损可包括肾的精气亏损，如《难经》所指肾精气亏损，有面黑，而且很怕恐吓。肾精亏损大多又指肾的精血和阴液亏损，如《外科正宗》所指水亏不能制火的病理机制。

由于肝血肾精可相互转化，临床又常见肝肾亏损，故在辨证肾精亏损时，尚应全面考虑肝肾亏损病机问题。

（三）脾胃损伤

《证治准绳》指出情绪不畅、肝郁气滞易导致脾胃损伤，出现面部色泽不均匀，尤其在口唇周围。《医碥》认为面部黑斑为脾胃阳气不足、肾阳亏损以致寒水浊邪瘀结面部而成色斑。《张氏医通》说："痰饮积脏腑，则面黯。"喻文球教授认为脾胃为气血化生之源，脾胃功能失调则气血和水谷精微失于濡养面部，故面部长色斑；脾胃虚则脾土不能克制肾水，使脾肾内生浊气凝结于面部。

（四）外感风邪

风邪为百病之长，可兼夹其他邪气致病。风邪有多犯上的特点。《本草纲目》提出"风邪客于皮肤，痰饮渍于脏腑"的观点。

喻文球教授认为古文献所指的风邪大部分是多种外邪的泛称，由于风邪易夹热、夹痰、夹火、夹毒、夹湿、夹寒等特点，故所谓风邪应该理解为各种复合外感之邪，应包括气象因素、紫外线等日光因素在内，病机上能引起面部气血不和，正气受损，邪气凝结成斑。

（五）经络失调，气滞血瘀

《灵枢》曰："胃足阳明之脉……是动则病洒洒振寒，善呻数欠，颜黑。""肾足少阴之脉……是动则病饥不欲食，面如漆柴。""胆足少阳之脉……是动则病口苦，善太息，心胁痛，不能转侧，甚则面微有尘。""肝足厥阴之脉……是动则为腰痛不可以俯仰……甚则嗌干，面尘脱色。"喻文球教授认为五脏六腑的精气血都通过经络循行于颜面部，颜面部的络脉十分丰富，正常人颜面经络通畅，能得到五脏六腑之精气血滋养，故面色华润。若脏腑功能失调，精气亏损，或湿痰浊邪内生，或因外感风邪，不仅可导致颜面失去正常色泽，而且可因颜面经络瘀阻，发生黑色沉着之黄褐斑。

《灵枢·经脉》曰："血不流则毛色不泽，故其面黑如漆柴者。"《普济方》又说："妇人月水不通，年月深远，面上皯黵……此由凝血在脏。"《灵枢》所指是面部局部经络阻塞，气血凝滞而发的黑斑。《普济方》所指是因脏腑气血凝滞而产生的代谢产物上注于面部产生的黑斑。古人认为"无瘀不成斑"。

喻文球教授认为各种病因可导致经络阻塞，经络阻塞又发生气血瘀滞，气血瘀滞又可加重经络阻塞，形成互为因果的循环病机。除应用疏经通络、活血化瘀治法方药外，还应加强经络穴位的治疗和注重面部经络的疏通。

目前临床上以肝气郁结、情志抑郁发生黄褐斑最为多见，针对这一多发症，喻文球教授制定疏肝理气祛斑汤内服。他还认为黄褐斑发生于面部，除内服方药外，还应当从局部着手，可应用面针围刺法进行联合治疗。临床实践证明，联合治疗方法疗效好。为了进一步阐明机理，利于推广名老中医经验，特设计课题进行研究。

二、课题研究

本课题研究病例来源于江西中医药大学附属医院皮肤科门诊2014 年 1 ～ 6 月就诊的黄褐斑患者。

（一）研究对象

本课题共观察病例 75 例，将全部入选者按就诊顺序编号，采用 SPSS 软件进行随机分配，分为联合治疗组（口服疏肝理气祛斑汤 + 面针围刺）、中药内服对照组（服用疏肝理气祛斑汤）和面针围刺组（单用面针围刺疗法），三组均为 25 例。在治疗过程中，面针围刺组因疗程不足中途脱落 1 人。符合要求的联合治疗组年龄最小 33 岁，年龄最大 49 岁，平均年龄 41.20 岁，病程最短 3 个月，最长 115 个月，平均病程 44.6 个月；中药内服组年龄最小 34 岁，最大 45 岁，平均年龄 40.48 岁，病程最短 5 个月，最长 92 个月，平均病程 47.08 个月；面针围刺组年龄最小 30 岁，最大 48 岁，平均年龄 40.88 岁，病程最短 2 个月，最长 92 个月，平均病程 44.5 个月。

（二）治疗方法

疏肝理气祛斑汤（喻文球教授经验方）：柴胡 12g，当归10g，白芍 12g，黄芩 10g，白术 10g，甘草 6g，薄荷 6g，郁金10g，香附 10g，茯苓 10g，川芎 10g，益母草 20g，菟丝子 15g，杭菊花 6g，白花蛇舌草 15g，白芷 10g。每日 1 剂，用自动煎药机煎成水剂，取 300mL，分装 2 袋，每袋 150mL，口服，每次 1袋，每日 2 次，早晚分服；连服 20 天为 1 个疗程，共 3 个疗程60 天。

面针围刺：局部常规消毒后，采用 0.25mm×13mm 一次性针灸针，在黄褐斑片边缘正常皮肤处平刺进针，针尖刺向病灶中心部位，缓刺入皮内 2～3mm，针尖所在处皮肤微突起，形成一个小丘。根据病变范围的大小，每隔 1～1.5cm 刺入 1 针，每侧面部刺 10～15 针，留针 30 分钟。10 次为 1 个疗程，隔日 1 次，治疗 3 个疗程。

联合治疗组采用口服疏肝理气祛斑汤联合面针围刺治疗；中药内服组单用疏肝理气祛斑汤内服；面针围刺组单用面针围刺治疗。

三组均采用随机、对照给药方法。

（三）治疗结果分析

本研究共完成临床观察 74 例。其中治疗组 25 例，基本治愈 13 例，占 52%；显效 10 例，占 40%；有效 1 例，占 4%；无效 1 例，占 4%。中药内服组 25 例，基本治愈 10 例，占 40%；显效 8 例，占 32%；有效 4 例，占 16%；无效 3 例，占 12%。面针围刺组 24 例，基本治愈 6 例，占 25%；显效 9 例，占 37.5%；有效 3 例，占 12.5%；无效 6 例，占 25%。

（四）课题设计动机及研究目的

喻文球教授认为黄褐斑是一种多病因的复杂性疾病。由于人们的生活和工作节奏加快，社会日新月异的变化，人们的精神压力加大，黄褐斑的发病率有上升趋势。另一方面由于黄褐斑发生于面部，有损患者的颜面美容，影响患者的自信心，加重患者精神负担，而不良情绪变化又可加重黄褐斑的病情。凡情志失调，可使气机紊乱，气血运行不畅，不得上荣于面部而发生黄褐斑；或肝气郁结，久郁化热，耗伤肝血，肝火上冲，血热不能华面所致。本研究选择肝郁气滞型黄褐斑。

黄褐斑发病机制非常复杂，既有全身性症状，更有局部损容性体征，任何单一的内服或外治法都具有一定的局限性，因此本研究以内服中药加局部面部围刺为研究重点，并分别以单纯内服中药及单纯面针围刺为对照，以求找到较为理想的治疗方法。

（五）肝郁气滞型黄褐斑的病因病机分析

《医宗金鉴·外科心法要诀》说："由忧思抑郁，血弱不华，火燥结滞而生于面上。"《外科证治全书·面部证治·面尘》强调情志损伤的发病机制，而且指出是肝郁克脾，气血化生不利，以致面部色素沉着及面色不华。《证治准绳·杂病·面黑》说："忧思不已，饮食失节，脾胃有伤，面色黧黑不泽。"以上均论述了黄褐斑与肝郁气滞的关系。

肝气不舒，气机郁滞，导致缺乏运行气血的动力，以致气血不能上荣于面部而色泽失华；或气郁化火燥结于面部而生色斑。

肝郁气滞，木克脾土，脾失健运，气血化生不利，不能上荣面部致面部色泽失华；另外，脾虚痰湿内生，可结于面部而成色斑。

肝郁气滞，肝血受损，因肝肾同源，可致肾之精血亏损而黑素外泛面部；精血亏损，水亏不能制火，虚火外泛面部可形成色斑。

本病之早期、中期多以肝脾同损为主，病之后期多有肝脾肾同损；亦有少数患者起病不久即有肝脾肾同损。丛春雨认为："黄褐斑的病因主要为情志所伤、劳伤脾土、肾经受损三个方面，它的产生与肝、脾、肾三脏功能失衡及气血郁滞、冲任失调三者密切相关。"张文高也认为："本病的发生机制为血气不和，涉及血瘀和血虚，以致血滞经络，上不能荣于面，下不能充盈血海；病机的关键与肝、脾、肾之脏有关。"

本课题研究的肝郁气滞型黄褐斑以肝气郁结为中心，肝郁可克脾土，肝郁可伤肾精气血，强调情志活动太过产生气血和肾精的亏损一面，其病理产物有气血瘀滞、风湿火痰浊邪凝结，其病变表现既有情志不舒、纳差、冲任不调、月经不调，又有局部面色失华、黄褐斑产生。在治疗上谨守病机，分析肝郁与他脏关联，既治已病，又治传变之病。通过疏肝解郁调理肝、脾、肾功能，调补气、血、精之亏，又着重活血行气理湿、散风、清火、化痰、消浊，达到祛斑的疗效。

本研究 74 例患者黄褐斑病程在 2 ～ 115 个月，这正是病情的进展期和不稳定期，并且这一范围的病程也是治疗效果明显的时期。患者要求治疗的心情急迫，依从性相对好。74 例患者均有不同程度的胸胁胀痛、烦躁易怒、月经不调或痛经，经过 60 天的治疗，黄褐斑颜色、胸胁胀痛、烦躁易怒、月经不调、痛经等症状均有不同程度改善，说明本研究治疗方法对肝郁气滞型黄褐斑患者局部症状和全身症状都有较好疗效。通过治疗，特别是病人看到疗效后，其抑郁和焦虑逐渐改善，甚至治愈，说明疏肝理气法可以祛斑，同时祛斑效果也可以条达肝气，二者相辅相成。

（六）肝郁气滞型黄褐斑神经 - 内分泌发病机制探讨

黄褐斑是一种常见的色素分解障碍性损容性皮肤病。人体内存在着分泌黑色素的黑素细胞，黑素细胞在酪氨酸的催化氧化作用下转化为多巴和多巴醌，这两种物质通过随机组合配对聚合，再与蛋白质合成黑素蛋白，从而产生皮肤的颜色。如果人体的黑素蛋白沉着较多，就会导致局部皮肤色素沉着。此外，人体内还存在着与之拮抗的一种组织——上皮细胞，上皮细胞吸收和分解清除黑色素，上皮细胞吸收分解功能下降会导致黄褐斑的发生。重要的是多巴和多巴醌并不只来源于黑色素的氧化，它还受到人体神经 - 内分泌功能的影响。肝郁气滞、精神紧张、焦虑、烦躁使机体处于应激状态，产生刺激中枢的脉冲，使脑垂体前叶分泌较多的促黑素分泌素，会使酪氨酸的活性大大增强，多巴生成会增多，从而发生黄褐斑。

肝郁气滞型黄褐斑患者不同程度地存在烦躁、易怒、焦虑等精神问题。杨慧兰对本病进行流行病学调查，结果经 Logistic 分析显示精神因素与黄褐斑发病密切相关。杨庆琪研究发现 59.69% 的黄褐斑患者自觉病情轻重与情绪有关。一般认为交感神经兴奋时产生黑素抑制因子，拮抗促黑激素（MSH）作用而使色素减退；副交感神经兴奋则可使色素增加；情绪通过下丘脑－垂体作用使 MSH 释放而导致色素沉着。

综上所述，肝郁气滞型黄褐斑患者常伴烦躁、易怒、焦虑等情绪变化，而情绪变化、精神抑郁或激动常导致色素加深，这一变化可能是通过下丘脑－垂体系统使促黑激素（MSH）释放增加而导致色素沉着，提示调畅情志、缓解不利的精神刺激是治疗黄褐斑的重要方法。

本课题经联合治疗组 25 例口服疏肝理气祛斑汤联合面针围刺，中药内服组 25 例口服疏肝理气祛斑汤，面针围刺组 24 例单纯面针围刺，各组黄褐斑面积、颜色与肝郁气滞症状均有逐渐改善现象，尤其联合治疗组疗效较为明显，说明了疏肝解郁、调畅气机对于调节促黑激素（MSH）分泌及黑色素沉着的分解代谢有较好治疗作用，彰显了疏肝理气祛斑汤治疗的物质基础和理论基础。

（七）肝郁气滞型黄褐斑应用疏肝理气法清除超氧自由基的探讨

现代研究表明，人体皮肤的美容取决于皮肤的血氧硫基、超氧化物歧化酶（SOD）及羟脯氨酸含量的多少和酪氨酸酶活性的高低，皮肤发生色斑的原因在于细胞生理过程中产生的氧自由基

（OFR）作用。而人体自身血氧羟基和SOD能抑制酪氨酸酶活性，清除自由基，抑制黑色素生成。

本研究74例患者治疗前均存在SOD水平降低，丙二醛（MDA）水平增高，治疗后所有患者SOD均有不同程度提高，MDA均有不同程度下降，这与黄褐斑症状改善相一致，说明疏肝理气祛斑汤口服、面针围刺均具有提高血清SOD水平和降低MDA水平的功效。

（八）疏肝理气祛斑汤的功效及组成

疏肝理气祛斑汤是喻文球教授多年对肝郁气滞型黄褐斑的临床治疗研究总结出的行之有效的方剂，以疏肝、健脾、活血、祛瘀为治则，临床观察和研究证明其能较好地缓解、消除临床症状。该方药物组成如下：柴胡12g，当归10g，白芍12g，黄芩10g，白术10g，薄荷6g，郁金10g，香附10g，茯苓10g，川芎10g，益母草20g，菟丝子15g，杭菊花6g，白花蛇舌草15g，白芷10g。

（九）疏肝理气祛斑汤的单味药分析

1. 柴胡

味甘，性微寒，归肝、胃经，具有和解表里、疏肝、升阳的作用。《滇南本草》曰："伤寒发汗解表要药，退六经邪热往来……行肝经逆结之气，止左胁肝气疼痛。"《医学启源》曰："柴胡，少阳、厥阴引经药也。"《药品化义》曰："柴胡，性轻清，主升散，味微苦，主疏肝。"《本草经解》曰："柴胡，其主心腹肠胃中结气者，心腹肠胃，五脏六腑也，脏腑共十二经，凡十一脏皆取决于胆。柴胡轻清，升达胆气，胆气条达，则十一脏从之宣化，故心腹肠胃中凡有结气，皆能散之也。"

2. 当归

味甘、辛，性温，归心、脾经，具有活血止痛、活血润肠的作用。《神农本草经百种录》曰："当归辛香而润，香则补脾，润泽补血，故能透入中焦营气之分而为补血圣药，当归为血家必用之药，而《本经》无一字及于补血养血者，何也？盖气无形可骤生，血有形难速长。凡通闭顺气，和阴清火，降逆升津，祛风利窍，一切滋润通和之品，皆能令阴气流通，不使亢阳致害，即所以生血也。当归辛芳温润，兼此数长，实为养血之要品，惟著其血充之效，败血之得所养，不待言而可知。此等当参全经而悟其理。"《药性论》曰："补女子诸血不足，此说尽当归之用矣。"

3. 白芍

味酸、苦，微寒，可养肝阴、滋肝血。《神农本草经》曰："芍药，虽未分别赤白，二者各有所主。然寻绎其主治诸病，一为补血养肝脾真阴而收摄脾气之散乱、肝气之悠横，则白芍也。"《本草正义》曰："白芍能益阴柔肝，而非伐肝之剂。"贾所学《药品化义》曰："白芍药微苦能补阴，略酸能收敛。因酸走肝，暂用之生肝。"《本草求真》曰："白芍（专入肝）……号为敛肝之液、收肝之气而令气不妄行也。至于书载功能益气除烦、敛汗安胎。"

4. 黄芩

味苦，性寒，有清热燥湿、泻火解毒、止血、安胎等功效。《神农本草经》谓之"主诸热黄疸，肠澼泄痢，逐水"。苦以泄之，用苦味药以泄心膈之热，如成无己曰："苦入心而泄热，黄芩之苦以泄痞热。""苦先入心，以苦泄之。泻心者，必以苦为主。"方有执曰："黄芩苦以泄心膈之热。"缪希雍曰："加芩连之苦降以泄心膈之蕴热。"尤在泾曰："中气既痞，升降失常……黄芩苦以降阳，阴升阳降，痞将自解。"庞安时曰："苦能祛湿，兼通心气"。黄芩可泻实火，除湿热，止血，安胎，治壮热烦渴，肺热咳嗽，湿热泻痢，黄疸，热淋，吐、衄、崩、漏，目赤肿痛，胎动不安，痈肿疔疮。

5. 白术

味苦、甘，性温，归脾、胃经。《药性论》指出本品具有美白祛斑、滋养颜面作用。《医学衷中参西录》也认为本品通过健脾补后天，养先天之肾气，精气血旺盛则颜面色泽荣润。《医学启源》载其"除湿益燥，和中益气，温中，祛脾胃中湿，除胃热，强脾胃，进饮食，安胎"。《长沙药解》言其"味甘、微苦，入足阳明胃、足太阴脾经。补中燥湿，止渴生津，最益脾精，大养胃气，降浊阴而进饮食，善止呕吐，升清阳而消水谷，能医泄利"。

6. 薄荷

味辛，性凉，归肺、肝经。此药功效是疏散风热，清利头目，透疹，疏肝行气。主要用于治疗风热表证，症见头痛目赤、咽喉肿痛、麻疹不透，以及肝郁胁痛。用于疏散风热、清利头目，用量宜稍大，用于疏肝解郁用量中等。《本草纲目》曰："薄荷，辛能发散，凉能清利，专于消风散热。故头痛、头风、眼目、咽喉、口齿诸病，小儿惊热及瘰疬、疮疥，为要药。"《药性论》曰："祛愤气，发毒汗，破血止痢。薄荷能辛散升宣，且薄荷尚有疏肝解郁之功，助柴胡疏解少阳之郁。生柴胡之辛亦能助薄荷之发散，以畅达气机。"

7. 郁金

味苦、辛，性寒，归肝、胆、心经，具有活血止痛、行气解郁、清心开窍、清热凉血、利胆退黄的作用。《本草汇言》曰："郁金为清气化痰、散瘀血之要药，其性轻扬，能散郁滞，顺逆气，上达高巅，善行下焦，心、肺、肝、胃、气、血、火、痰郁遏不行者最验。"《景岳全书》曰："善下气，破恶血，祛血积，止吐血、咯血、血淋尿血。"《得配本草》曰："郁金辛、苦、寒，入心、肝、胃三经。常用于肝病气滞，胸胁满闷胀痛。亦为气中血药，理气之外有散癖之功，故气血郁结，用之最宜。"《本经逢源》曰："郁金辛香不烈，先升后降，入心及包络。治吐血、衄血、唾血，破恶血、血淋、尿血，妇人筋脉逆行。"

8. 香附

味辛、微甘、微苦，归肝、脾、三焦经。在本方中为君药，辛能通行、苦能疏泄，是疏肝解郁、调理气血的要药。《本草衍义补遗》曰："凡血气药必用之，引至气分而生血，此阴生阳长之意也。"《药鉴》曰："同气药则入气分，同血药则入血分，女科之圣药也。大都甘能理气和血，辛能散滞消食。此药能疏气散郁，气疏郁散，则新血生而百体和矣。"《本草经疏》曰："世医专用以治妇人崩漏带下、月经不调者，皆降气调气，散结理滞之所致也。盖血不自行，随气而行，气逆而郁则血亦涩，气顺则血亦从而和畅……气虚者兼入补气药乃可奏功也。"《景岳全书》曰："气味俱浓，阳中有阴，血中气药也。专入肝胆二经，兼行诸经之气。用此者，用其行气血之滞。童便炒，欲其下行；醋炒，则理气止痛。开六郁……但气滞不行者，皆宜用之为要药。"《本草纲目》曰："香附之气平而不寒，香而能窜，其味多辛能散，味苦能降，微甘能和，乃足厥阴肝、手少阳三焦气分主药，而兼通十二经气分……乃气病之总司，女科之主帅也。"

9. 茯苓

性平味淡，可健脾化湿消痰，使脾胃化生之气血营卫洁净而无污染，上注于颜面，故色泽美。古代很多文献都用茯苓作为养颜美容药，如《外科正宗》《医宗金鉴》记载的"玉容散"中茯苓均为主要用药。

10. 川芎

味辛，性温，归肝经、胆经、心包经，具有活血祛瘀、行气开郁、祛风止痛的作用。《日华子本草》曰："治一切风，一切气，一切劳损，一切血，补五劳，壮筋骨，调众脉，破癥结宿血，养新血。"《本草纲目》曰："燥湿，止泻痢，行气开郁。"朱震亨曰："川芎味辛，但能升上而不能下守，血贵宁静而不贵躁动，四物汤用之以畅血中之元气，使血自生，非谓其能养血也。"《本草正义》曰："川芎，其性善散，又走肝经，气中之血药也。"《本草汇言》认为川芎可以上行头目而使颜面部气血畅行而色泽华丽；下至血海，调月经，调冲任，使气血周流。《本草正义》曰："芎劳有纹如雀脑，质虽坚实，而性最疏通，味薄气雄，功用专在气分，上升头顶，旁达肌肤，一往直前，走而不守。"

11. 益母草

辛、苦、寒，可活血化瘀、调经、利水化湿、消斑，以往专用于调经通经。《普济方》认为本品具有美容养颜作用，现今学者多用其化瘀消斑、增白美容，本品能够把美容与调经结合起来。

12. 菟丝子

味甘辛，性微温，入肝、脾、肾经。早在《神农本草经》中即被列为上品，言其能"主续绝伤，补不足，益气力，肥健。汁，去面䵟，久服明目轻身延年。"《本草纲目》曰："久服去面上黑斑，悦颜色。"《本草经疏》更赞其"为补脾肾肝三经要药"。菟丝子可补肾壮阳，又具滋阴之润，且补而不峻，温而不燥，有补阳之功，又不疏于益阴之能，可谓两善其功。《药品化义》谓：

"菟丝子……性味甘平，取子主于降，用之入肾，善补而不峻，益阴而固阳。"《本草正义》谓："菟丝子为养阴通络上品。其味微辛，则阴中有阳，守而能走，与其他滋阴诸药之偏于腻滞者绝异。"菟丝子味辛，辛味能行能散，具有散癖导滞之功。张山雷谓："于滋补中有宣通百脉、温运阳和之意"。缪希雍谓："寒血为积者，劳伤则血瘀，阳气乏绝则内寒，血随气行，气弱不能统血以行，久而为积矣……肝脾气旺，则瘀血自行也。"故本方用之，其意有三：一是温阳化气行水；二是味辛具宣通之功，发挥其"辛润"之功，使脉道充盈；三是使肝脾气旺，促使已经形成的瘀血得化。

13. 杭菊花

《开宝本草》曰："味苦、甘，平，无毒。"《本草通玄》曰："味甘性平，入肺、肾两经。"《雷公炮炙药性解》曰："味甘、微苦，性平，无毒，入肺、脾、肝、肾四经。""能补阴气，明目聪耳，清头风及胸中烦热、肌肤湿痹。"《本草约言》："散八风上注之头眩，止两目欲脱之泪出。"《得配本草》曰："清金气，平木火，一切胸中烦热，血中郁热，四肢游风，肌肤湿痹，头目眩晕者，俱无不治。"杭菊功能散风清热、平肝明目，主治风热感冒、头痛眩晕、目赤肿痛、眼目昏花。

14. 白花蛇舌草

性味甘寒，功能清热解毒、化瘀活血。20世纪70年代主要用本品治疗阑尾炎，后来无数临床证实本品化瘀活血的功效超过其清热解毒作用。现代医家用五白散治疗黄褐斑，白花蛇舌草为其中主要药物，实践证明本品具有较好的化瘀消斑作用。

15. 白芷

味辛，归胃、大肠、肺经，可养阴润肤、散风退斑，为增白要药。《日华子本草》曰："破宿血，补新血，疗疮痍疥癣，止痛生肌，去面皯疵瘢。"《本草纲目》谓其"达阳明阳气，去面黑"。《神农本草经》载白芷"长肌肤，润泽，可作面脂"。现代药理研究证实，白芷能抑制酪氨酸酶活性，防止酪氨酸氧化形成黑色素。

（十）组方分析

柴胡、郁金、香附——疏肝解郁，条达肝气——君药。

当归、川芎、白芍——补血活血，补肝体助肝用——臣药。

白术、茯苓——健运脾气，助营血生化——佐药。

菟丝子——平补肾气，与补血益气药同调冲任——佐药。

益母草——活血祛瘀，调经排毒——佐药。

黄芩、薄荷——清透肝肺郁热——佐药。

白花蛇舌草——化瘀解毒——佐药。

杭菊花——散上部风热——使药。

白芷——散面部风寒——使药。

肝性喜条达，恶抑郁。若情志不畅，肝木不能条达，则肝体失于柔和，以致肝郁血虚，则两胁胀痛，乳房胀痛；郁而化火则心烦易怒、口苦；肝郁克脾，则脾胃虚弱而气血化生乏源，且湿浊痰邪易生；肝肾同源，肝气郁结，肝血耗伤，必致肾精气亏损而冲任失调，故有月经不调及痛经。

肝、脾、肾精气血亏损，不能上荣面部，则面色失华及发生黄褐色斑块；肝郁气滞可致血瘀，肝脾受损产生湿、浊、痰、热之邪，加之面部外感风邪，凝结面部而发生黄褐色斑块。治宜疏肝解郁，养血健脾益肾，化瘀理湿，清热祛风。方中柴胡疏肝解郁，使肝气得于条达，香附、郁金加强行气开郁之功，三药同为君药。当归甘辛苦温，养血和血；白芍酸苦微寒，养血敛阴，柔肝缓急；川芎辛温，活血而兼行气开郁，为"血中之气药""上行头目"，可化头面部之瘀滞，"下到血海"可调经水；三药合用补肝体而助肝用，使血和则肝和，血充则肝柔，气血并行，共为臣药。木郁不达致脾虚不运，故以白术、茯苓健脾益气，既能实土以御木侮，且使营血生化有源；以菟丝子平补肾气，调摄冲任；益母草主入血分，最善活血祛瘀而调经排毒；黄芩清郁热，且清肺热，肺开窍于鼻，鼻气通于面，故治面部热邪；薄荷疏散郁遏之气，透达肝经郁热；白花蛇舌草化瘀解毒，以上药味虽多但同为佐药。杭菊花辛苦，散上部风热；白芷辛温，走面部足阳明胃经，能发散风寒之表邪，可直达面部散风热、寒、湿、浊、瘀滞成斑之邪，共为使药。诸药合用，肝郁得舒，精血得养，肝脾肾得补，冲任得调，邪气得除，气血条达，色斑可除。

龚丽萍等认为精神受到抑郁，以致肝脾功能不调和，于是肝气郁滞，气郁化火，脾失健运，湿痰产生，气滞血瘀于面部而发生本病。因而使用逍遥散着重疏肝解郁、健脾祛湿、清热消斑，并加入益母草活血化瘀、调经，着重疏肝、健脾、调经，辅以活血化瘀，从而达到祛斑的作用。王万春认为黄褐斑与肝、肾、脾关系密切，多为肝郁型，常虚实夹杂，多夹瘀血。黄褐斑的形成与人体三大排泄（即大便、小便、月经）有关，故治疗时尚可从血、水、气入手。本方剂以益母草、川芎、当归化瘀调经排瘀血，用茯苓、白术理湿化湿、利水通小便，柴胡、郁金、香附等行气通畅大便，使气滞、血瘀、湿热、浊邪代谢产物得以外出，从而邪去正安，营卫气血调畅。

（十一）有关肝郁气滞型黄褐斑治疗分析和探讨

1. 疏肝解郁法

王耘用加味逍遥散（柴胡、郁金、桃仁、红花、白芍、白术、当归、茯苓、丹参、薄荷）治疗黄褐斑50例，疏肝化瘀、调理冲任，以达到消斑目的。孙月霞用加味逍遥丸治疗面部黄褐斑43例，其药物组成有牡丹皮、炒山栀、柴胡、当归、白芍、白术、茯苓、薄荷等，3～6个月判定疗效。王耘用加味逍遥散加郁金重行气开郁，根据气滞血瘀理论加用桃仁、红花、丹参等活血化瘀。孙月霞所用加味逍遥丸为丹栀逍遥丸，注重疏肝解郁，凉血清热活血。

2. 疏肝养血法

卢月娟拟祛斑汤（人参、茯苓、当归、白芍、川芎、白芷、藁本、红花、柴胡、茵陈、淫羊藿、蔓荆子、山茱萸、乌梅），治疗黄褐斑120例。此方疏肝条达肝气，着重应用人参、茯苓、当归、白芍、川芎、山茱萸等调补精气血，重补肝体，调补肝脾肾及调摄冲任。杨坤宁等拟祛斑汤治疗黄褐斑60例，药物为党参、荆芥、当归、白芍、熟地黄、柴胡、枇杷叶、茯苓、甘草，气虚明显加黄芪、白术、淮山药，血虚明显加阿胶，热象明显加黄芩、栀子、牡丹皮，30天为1个疗程，治疗2个疗程统计疗效。此方疏肝仅用柴胡，意在条达肝气，重在补气血，应用了散表之荆芥、宣肺热之枇杷叶，注重清郁热。

3. 疏肝化瘀法

刘龙涛介绍张文高运用桃仁柴附四物汤治疗妇女面部黄褐斑，组方：桃仁、红花、熟地黄、当归、白芍、川芎、柴胡、香附、益母草、丹参、玫瑰花。此方应用活血破瘀之桃仁、红花、川芎、益母草、玫瑰花、丹参等，应用柴胡、香附等疏肝行气，重在化瘀。

冯俊婵等以疏肝活血化瘀法治疗38例黄褐斑，药物组成：当归、生地黄、桃仁、赤芍、柴胡、香附、郁金、益母草。此方由血府逐瘀汤变化而来，根据恶血皆归于肝、肝藏血主疏泄的原理，应用柴胡、香附、郁金疏肝理气，用当归、生地黄、桃仁、赤芍、益母草化瘀破瘀，意在瘀血不去，新血不生。

4. 疏肝理气、化痰理湿祛瘀法

郑蓉介绍钟以泽教授运用其创立的活化Ⅰ号治疗气郁痰凝型黄褐斑，药物组成：柴胡、白术、半夏、白芍、茯苓、川芎、当归、丹参、陈皮。此方用逍遥散去甘草之和缓，有利于理湿化痰，应用法半夏、陈皮、茯苓、白术理气健脾化痰，并与补血活血、疏肝条达气机结合起来。

5. 疏肝理气、健脾调血增白法

王秀容等用五白疏郁消斑汤治疗黄褐斑40例，药物组成：白僵蚕、白菊花、白术、白芍、白茯苓、柴胡、蝉蜕、丝瓜络、薄荷、当归、益母草、丹参、珍珠母、玫瑰花，此方用柴胡、薄荷等疏肝，着重应用白僵蚕、白菊花、白术、白芍、白茯苓祛斑增白，其中僵蚕有平肝祛斑之功，白菊花、白术、白芍、白茯苓等有祛斑增白、悦颜美白之效，已为现代中医临床惯用。

（十二）实验医学有关疏肝理气祛斑汤方和药分析探讨

1. 调节和抑制黑素细胞及酪氨酸酶（TYR）

陈学艳等发现川芎、白术、茯苓、当归等能抑制酪氨酸酶，以当归、川芎作用较强而且抑制作用大于维生素C。王理鸣、张建华等发现益母草、白茯苓、白芷、白术有一定调节酪氨酸、减少黑色素分泌的作用。李艳莉等研究6种中草药对TYR活性的抑制作用，测定各自对TYP活性的抑制率，结果是：白芷33.14%，当归30.63%，茯苓21.62%。

刘之力探讨中医理法和实验药效的关系及可能的作用机理，实验结果显示：Ⅰ（肝郁方）、Ⅱ（肾虚方）、Ⅲ（气血亏虚方）

具有显著抑制酪氨酸酶活性，按作用强弱依次为Ⅲ（气血亏虚方）、Ⅱ（肾虚方）、Ⅰ（肝郁方）（P＜0.05）。乔树芳等以系列浓度的疏肝活血中药复方水煎剂作用于体外培养的B18小鼠黑素瘤细胞，测定细胞酪氨酸酶活性，黑素含量和细胞增值率，琼脂糖凝胶电泳检测细胞凋亡。结果显示：疏肝活血中药复方可直接作用于黑素细胞，抑制细胞黑素合成，且无细胞毒作用，可用于治疗黄褐斑。

黑色素的代谢机制很复杂，黑色素产生过多可发生黄褐斑。而黑色素的合成与酪氨酸酶关系密切，调控酪氨酸酶活性对于治疗黄褐斑至关重要。疏肝理气和调补肝、脾、肾治法和方药经过上述研究证明具有调控酪氨酸酶的作用，为这些疗法和方药治疗黄褐斑奠定了基础。

单味药研究包括了本课题疏肝理气祛斑汤的当归、川芎、白芍、白术、茯苓、益母草、白芷等7味，均对TYR具有一定抑制作用；而方剂研究显示疏肝解郁、补肾补气血治法和方药都可显著抑制TYR活性及抑制黑色素合成。从实验医学角度分析疏肝理气祛斑汤具有一定的抑制TYR活性作用，具有抑制黑色素合成的作用，是治疗肝郁气滞型黄褐斑的有效方药。

2. 抗氧化机制及作用分析探讨

人体内氧化和抗氧化机制失衡，是黄褐斑又一重要的发病机制。有实验显示黄褐斑患者血清中SOD含量明显降低，丙二醛（MDA）含量升高，从而提出氧自由基（OFR）与皮肤黑色素的形成及色素沉着有关。苑辉等通过研究发现当归、白芍等能显著提高黄褐斑动物模型的血液及皮肤组织中SOD的活性，降低MDA含量，从而减少黑色素细胞的生成及皮肤色素沉着。王世君等发现当归、川芎、白芍等能显著升高黄褐斑患者血清SOD

水平，降低 MDA 水平。胡军等发现茯苓亦有上述作用。石玉发现香附、白芷等亦能升高 SOD，降低 MDA。

上述实验研究关系到本课题疏肝理气祛斑汤 15 味中药中的当归、白芍、川芎、白芷、茯苓、香附等 6 味中药，具有行气、理湿健脾、活血养血、散风等功效。本研究联合治疗组和对照 I 组 40 例黄褐斑患者，临床实验前后分别都进行了血清 SOD 和 MDA 水平检查。经对照统计表明均不同程度地提高 SOD 水平和降低 MDA 水平，且与临床皮损症状体征消退相一致。

3. 改善异常血液流变分析探讨

肝郁气滞型黄褐斑患者是因为肝气郁滞、气滞血瘀、经络阻滞致瘀血、湿浊、风邪凝结面部而成斑。李洪武等研究发现逍遥丸、桃红四物汤祛斑机制可能与改善血液流变学有关，包括降低过高的全血黏度、血浆黏度、改善微循环等。吴艳华等研究发现黄褐斑患者全血黏度（低切、高切）和血浆黏度均明显升高，口服补肾疏肝化瘀汤（珍珠母、女贞子、菟丝子、山萸肉、桑椹、郁金、茯苓、当归、柴胡、白芷、红花）能明显降低患者全血黏度（低切、高切）和血浆黏度，从而改善或消除黄褐斑。

上述研究说明本研究课题疏肝理气祛斑汤通过疏肝行气、活血化瘀、活血养血、祛邪通络等治法，气行则血行，血充则流旺，邪去则营卫气血畅通，肝气条达，营卫气血恢复正常生态，是治疗黄褐斑的有效方法之一。

4. 其他实验研究分析探讨

郭义龙等应用复方柴红汤（丹参、柴胡、薄荷、赤芍、栀子、红花、当归）治疗黄褐斑，患者血清雌二醇（E_2）、促黄体素（LH）水平治疗后均有显著下降，说明疏肝活血法具有调节内分泌和平衡激素水平的作用，即具有调节阴阳气血，恢复机体内分泌生态平衡作用。

孟兰等研究发现 18 种中药材（当归、茯苓、川芎、白芍、柴胡、甘草、熟地黄、丹皮、生地黄、赤芍、丹参、白芷、香附、白附子、郁金、黄芪、白僵蚕、菟丝子）中 Fe 含量最高，Zn 次之，Cu 最少；Zn 和 Cu 的相关系数最大，且 Zn 与 Cu 比均大于 1，说明补充 Zn 可以抑制 Cu 与酶结合，从而防治色斑。此 18 种中药本研究课题疏肝理气祛斑汤组方占 10 种，这从微量元素学说角度也说明了疏肝理气祛斑汤组方具有科学性。

（十三）面部围刺治疗机理分析

本研究的面部围刺，是在面部黄褐斑边缘正常皮肤处平刺进针，针尖刺向病灶中心部位，是一种围绕皮损边缘的针刺，故称之为面部围刺，亦属于针灸治疗。

1. 针灸及面针围刺治疗黄褐斑的中医研究

最早的针灸腧穴学著作《黄帝明堂经》就有"面黑"的记载。《外台秘要》记载针灸治疗黄褐斑"照海，主面尘黑"。明代《医学纲目》治疗黄褐斑取胃经和肾经穴，"胃足阳明之脉是动，则病洒洒振寒颜黑""足少阴之脉是动，则病饥不欲食，面如漆柴"。上述记载说明古人已认识到黄褐斑不仅仅是局部症状，它与脏腑、经络、气血密切相关，并根据症状体征，多取足阳明胃经、足少阴肾经、足厥阴肝经等经络穴位进行针灸治疗，积累了丰富的实践经验，并创立了一定的理论基础，为现代中医针灸创立面针围刺法打下了坚实的基础。

张英指出面针围刺的作用是通过刺激调节局部微循环，刺激还可以使经络疏通，通过气血流畅排除瘀滞代谢产物，从而达到消除黄褐斑的作用。沈群认为面部局部围刺在于促进局部血液循环，加快瘀斑吸收，临床上多见针后不久患者感面部潮热，在针周围见局部皮肤潮红。面部有丰富的络脉，络脉是营卫气血输布的通道，瘀痰浊邪常可造成络脉瘀阻，加之外感风邪，瘀滞于面部而成黄褐斑。针灸及面针围刺通过整体和局部的调节，活血化瘀、祛邪消斑，从而达到治疗黄褐斑的作用。

张毅明等用局部围刺法，取内关、郄门、地机、三阴交为主，肝郁气滞加太冲、蠡沟；脾虚湿盛加丰隆、阴陵泉；肾阴亏虚加太溪、肾俞。共治疗 78 例，显效 51 例，有效 27 例。汪海燕等应用局部围刺配合特色蜡疗治疗 68 例黄褐斑取得很好疗效，认为局部阿是穴围针刺法具有改善病变部位血液循环、促进表皮细胞新陈代谢等多种功效。

2. 面针围刺西医学有关理论分析探讨

西医学有关黄褐斑的外治理论大致包括反射性整体调节局部微循环、增大局部上皮细胞刺激、减少局部黑素细胞刺激和改善局部微生态及降低光敏度等方面，可供分析面针围刺的机理参考。

（1）全息反射性整体调节：中医认为五脏六腑之气血皆上注头面，进行面针围刺特定黄褐斑部位，通过特定的全息反射区的刺激，通过传递系统或经络系统，调整脏腑功能和整体功能，故本研究面针围刺组亦可改善肝郁气滞状态。

（2）改善局部微循环：面针围刺的刺激作用使局部血液循环加快，故围刺后局部有潮热和皮肤潮红现象，由于局部组织温度刺激可产生反应性热效率，局部血容量和血流量增加，起到疏经通络、活血化瘀消斑的作用。张英、沈群的研究也说明了这一点。

（3）增大上皮细胞的刺激：人体内有拮抗黑色素的上皮细胞，通过上皮细胞对黑色素的吸收和分解而保持黑色素的相对平衡。黄褐斑患者局部黑色素过多，面部围刺可增强其表皮细胞、上皮细胞的新陈代谢，从而加快吸收、分解黑色素，汪海燕等的研究也说明了这个问题。

（4）减少黑素细胞的刺激：酪氨酸酶是皮肤黑色素合成的关键，其活性强弱直接影响黑色素的生成量。通过面针围刺的刺激有可能可以抑制或减少酪氨酸酶对黑素细胞的刺激，从而达到淡化色素沉着的疗效。

（5）改善局部微生态：人体皮肤具有维持自身微生态稳定的能力，菌群之间存在共生或拮抗作用，表皮正常各种细菌的存在对于维持皮肤 pH 值具有重要意义，皮肤这种正常生态是一种自我保护的机能。如宿主皮肤环境与菌群之间处于不协调的病理状态，即微生态失衡。研究表明黄褐斑皮损区菌群与正常对照组相比，主要常驻菌如表皮葡萄球菌数变化不明显；痤疮丙酸杆菌、微球菌及暂驻菌活菌数显著增加，尤其是产生褐色素、桔黄色素的微球菌显著增加。可以推理分析面针围刺可能是通过提高局部免疫功能，调整皮肤的正常菌群，即增加常驻菌，减少暂驻菌，维护皮肤菌群生态平衡。

（6）减少紫外线对皮肤诱导反应：紫外线照射是引起黄褐斑的重要因素。皮肤吸收阳光功能正常可产生正常的色素，若吸光机能过度，则刺激黑素合成增多。面针围刺通过改善微循环，调节免疫功能，可能起到减少紫外线诱导的皮肤反应的作用，或可能增强其滤光、遮光和折光作用。

（十四）研究结果分析

本研究 74 例，其中内服疏肝理气祛斑汤联合面针围刺治疗组 25 例，口服疏肝理气祛斑汤对照组 25 例，面针围刺对照组 24 例。三组年龄在 33～49 岁之间，病程最少为 2 个月，最多为

115 个月。6 天观察 1 次，共治疗观察 60 天，随访 3 个月。

三组在改善（面积、颜色）方面，联合治疗组效果最好，而且复发率低；中药内服效果较好，但次于联合治疗组，复发率亦低；面针围刺组疗效较好，次于联合治疗组，但复发率较高。在改善肝郁气滞症状（胸胁胀痛、月经不调、痛经、烦躁）方面，联合治疗组最好，中药内服组次之，面针围刺组有一定的改善。在提高 SOD、降低 MDA 水平方面，联合治疗组最好，中药内服组次之，面针围刺组有一定的改善。

联合治疗组把全身辨证治疗与局部围刺结合起来，内服疏肝理气方药主要是改变酪氨酸酶的活性，而外用面针围刺主要作用是减少黑素细胞的刺激和增加上皮细胞的外在刺激。应用口服疏肝理气祛斑中药可改善精神因素对本病的诱发或加重，同时抑制黑素细胞活性及黑素的合成。内服中药联合面针围刺可破坏和消除黑素小体，故联合治疗组疗效最好。

单纯口服疏肝理气祛斑中药主要通过内环境的改善和调节来改变、抑制酪氨酸酶的活性，并促进局部黄褐斑的色素代谢。面针围刺不仅具有局部减少黑素细胞刺激、加强色素代谢作用，还具有全息反射性整体调节等多种作用，故面针围刺亦具有改善肝气郁滞及减轻或消除黄褐斑的疗效。内服中药联合面针治疗综合了全身调理和局部改善双重功效，故疗效更好，且复发率低。

（十五）存在问题及展望

1. 关于抑制酪氨酸酶问题

本研究治疗黄褐斑关系到抑制酪氨酸酶（TYR）和减少黑色素合成，以及黄褐斑病变部位增强色素分解代谢等问题。这就应该提出另一个问题，此治疗是否会影响正常色素合成？这个问题的回答是：中医药治疗是根据辨证和发病机理确定的，具有明确靶向特点，更主要的是根据有关研究亦证明中药对酪氨酸酶（TYR）有双向调节作用，关键是在于要辨证施治。

2. 关于性腺激素检查问题

由于本研究黄褐斑患者为随机分组，病人不太可能在同一生理期（卵泡期、排卵期、黄体期）来就诊入组，故不利于进行比较，因此本研究没有采纳性腺激素检查对照。今后可做大标本分不同生理期进行对照和研究。

3. 局部黑色素代谢和分解实验研究

本课题今后可做黄褐斑局部黑色素代谢和分解实验研究，为进一步提高治疗黄褐斑科研水平还需做很多工作。

（十六）结论

通过疏肝理气祛斑汤联合面针围刺治疗肝郁气滞型黄褐斑的临床研究，可得出如下结论。

①肝郁气滞型黄褐斑主要病理机制是：肝气不舒，气机郁滞；脾失健运，湿浊瘀结；耗伤精气血，冲任失调。

②肝郁气滞型黄褐斑现代医学发病机理主要是神经-内分泌失调，使促黑素细胞激素增加至酪氨酸酶活性增强；局部黄褐斑区域色素代谢分解功能降低。

③疏肝理气祛斑汤组用通过疏肝解郁、补血活血、健脾运气、平补肾气、调摄冲任、化瘀解毒、散风祛邪而达到消斑。

④面针围刺作用机理是通过局部围刺达到疏经通络、活血化瘀。通过局部刺激，达到全息反射性整体疏肝理气调节；改善局部血液循环，增强黄褐斑区域色素代谢及分解，恢复局部微生态等。

⑤口服疏肝理气祛斑汤联合面针围刺，通过疏肝理气解除肝郁，恢复整体调节功能，调节色素代谢及分解，把整体调节与局

部改善结合起来，故疗效显著，单纯口服中药及单纯面针围刺也有较好疗效。

⑥本研究疏肝理气祛斑汤组方科学，疗效好，可进一步优化并进行剂型改革，研制成药丸或胶囊，以便服用更方便。面针围刺还可在得气（红、热感）进一步研究手法，以求更佳疗效。

⑦今后尚可在局部色素分解代谢进行实验研究，并大样本分不同生理期等进一步深化本课题研究。

第五章 运动医学研究

随着现代竞技体育竞争日趋激烈，强度越来越大，运动员在超负荷运动训练后出现各种疲劳症状，必须用科学且有效的手段进行预防及消除。运动性疲劳是由于运动本身所引起的，机体生理过程不能持续其功能在特定水平上和/或不能维持预定的运动强度的机体运动能力下降现象。

喻文球教授从1976年以来一直从事大中医外科医疗工作，1976年曾帮某院建立骨伤门诊。针对学校学生运动性损伤较多，帮助某校医院开展运动性损伤防治，并在南昌帮助建立抗运动性损伤及运动性疾病的治疗门诊，积累了丰富的实践经验。喻文球教授认为中医抗运动性疲劳的研究，应从宏观角度，运用哲学的方法，把握整体观念辨证施治，重视机体的调节，通过调补结合，扶正祛邪，调整阴阳，调理气血，调整脏腑，从而达到机体消除疲劳的效果。

现将在喻文球教授指导下进行的有关中医研究运动性疲劳的理论及抗运动性疲劳方药、抗疲劳熏蒸方药专题研究报告如下：

第一节 运动性疲劳中医机理研究

1. 运动性疲劳与气血的关系

《素问·举痛论》曰："劳则气耗……劳则喘息汗出，外内皆越，故气耗矣。"运动作为一种体力活动，随着运动强度的增加，势必消耗体力功能，这种体力功能称之为气。劳则喘息和汗出，为肺气不固而外脱之征。然肾气又称肾的阳气，为气之根源，脾气可化生肺气，故喘息汗出实为肾气耗而不纳气，脾肺气耗则腠理不固而汗出。故气耗实为肺、脾、肾之气耗伤。

朱丹溪《丹溪心法》曰："劳役伤于血气。"日本丹波元简《金匮玉函要略辑之》曰："劳则心劳其精血也。"精、气、血三者之间有密切关系，精有先天之精，藏于肾；后天之精由脾化生。精可以化气，气亦可生精。精可化血，血亦可化精。运动性疲劳耗伤阳气为主，但阳气的功能活动又是以精血为物质基础。故耗气必然伤及精血。但因阳气亦可促进精血的化生和代谢，故调补阳气不仅可补充消耗之气，亦可化生精血物质。精、气、血这种化生理论，应用于中医药抗运动性疲劳有重要意义。

张介宾《类经·虚损》曰："凡劳伤之辨，劳者劳其神气，伤者伤其形体。"因为精、气、神三位一体，神是精神活动，以精气血为物质基础，精气血的耗伤使神无所依、神无所养而精神萎靡、反应迟钝，运动的灵敏度、运动能力均受其影响。故强力补气，使神气旺，保持正常的精神状态，反应灵敏，运动技巧提高，可有效提高运动成绩。伤者伤其形，形指形体。正常的人体具有正常的运动能力，如因运动性疲劳过度消耗能量，使人体缺乏正常能量供应，则形体损伤，表现为肌肉萎软、皮肤松弛、肌张力差等形体损伤症状。

《灵枢·本脏》曰："人之血气精神者，所以奉生而周于性命者也。经脉者，所以行血气而营阴阳、濡筋骨、利关节者也；卫气者，所以温分肉、充皮肤、肥腠理、司开合者也；志意者，所以御精神，收魂魄，适寒温和喜怒者也。是故血和则经脉流行，营覆阴阳、筋骨劲强，关节清利矣；卫气和则分肉解利，皮肤调柔，腠理致密矣。"人的精血神气正常，则有一个正常的充满活力的生命机体。其阴阳气血调畅，则经络、筋骨、肌肉、关节强壮；精血神气旺盛，则意气风发、斗志昂扬，能适应各种自然的和社会的环境。精血神气旺盛，则运动的耐力和能力、应激能力都很强，并且免疫功能良好。所以通过调补阳气，化生精气血，可保持良好的精神状态和强劲的运动能力。

吴鞠通《温病条辨》曰："血虚者补其气而血自生；血滞者，调其气而血自通。"运动性疲劳大量耗伤阳气，同时也消耗阴血物质基础，在调补时，可大补其阳气，不仅可补充耗伤之阳气，而且可促进机体阴血的化生，暂时没有必要急补阴血。在运动性疲劳的过程中，因为阳气耗损，使气的动力不足，运行血的功能下降，可导致血瘀。另外由于脾的阳气受损，运化水湿的功能也下降，可产生大量代谢产物湿浊物质，而湿浊产物又可阻滞气机，进一步影响运动功能，所产生的瘀滞病机表现为肌肉酸痛、活动无力。通过调补阳气，增强气机动力，可运行血液，可化除代谢产物"湿浊"，从而使运动能力基本正常。

综上所述，可以看出通过调补阳气，可以化生精血，可以养神使精神状态正常，可以不断充实形体而使机体健壮，可以化除运动性疲劳所产生的代谢产物"湿浊"物质，从而使人体运动能力正常发挥。

2. 运动性疲劳与脾胃的关系

《素问·本病论》曰："人饮食劳倦即伤脾。"王肯堂《证治准绳》曰："脾主四肢，若劳力辛苦，伤其四肢，则根本竭矣。"脾胃同为后天之本，吸收五谷精微，化生精气血、津液，内充脏腑经络，外濡四肢百骸，化生能量，产生动能，成为运动的动力。运动需要四肢功能来发挥，而四肢运动功能亦可促进脾胃化生气血。所以运动能力与脾胃化生的气血物质密切相关，而适当运动又可促进脾胃消化吸收营养物质，化生精气血，形成互为因果的关系。但是运动过度，消耗物质过多，使脾胃化生负担过重，又影响和损伤脾胃功能，运化失职，生湿生浊，阻滞四肢筋脉，可发生气血瘀滞，导致运动能力下降。

肾为先天之本。李士材《医宗必读》曰："肾何为先天之本，肾为脏腑之本，十二经之根，呼吸之本，三焦之源，而人资之以为始也，故曰先天之本在肾。"说明人体五脏六腑、气血经络、筋骨肌肉都是以肾精为物质基础构建。我们都知道蛋白质为生命之砖，是生命的原始物质、基本物质，又是生命过程中的重要能量物质，其合成与分解构成新陈代谢的重要支撑，为生命的重要现象、动力的源泉，亦为运动之本。

肾有阴阳，为水火之脏，肾的阴阳为元阴元阳、真阴真阳。阴阳可相互转化，可促进精气血的化生。舒诏《伤寒集注》曰："肾中之真阳，禀于先天，乃奉化生身之主，内则赖于腐化水谷，鼓舞神机；外则温肌壮表，流通营卫。"张景岳《景岳全书》曰："元阳者，以生以化，神机是也，性命系之。元阴者，以生以立，天癸是也，强弱系之。"说明人体一切生理功能都是在肾的阴阳作用下促进，促进消化吸收，物质合成，代谢分解，提供能量，激发动力。特别是肾的"天癸"物质，更是上述功能的催化剂、促进剂。肾的这些功能的调动，关系到运动能力的强弱、耐力是否持久、爆发力是否能神奇地出现。张景岳还说："天之大宝，仅此一轮红日；人之大宝，仅此一息真阳。"他把固护真阳、调补肾阳提到一个非常重要的高度。因为真阳是力量的原始动力，补阳气可化生精血，可提高运动的应激能力。

《素问·灵兰秘典论》曰："肾者作强之官，伎巧出焉。"罗东逸《名医方论》曰："肾为作强之官，有精血为主强也。"作强为工作能力强，运动能力强，调节能力强，代谢能力强，转化能力强。肾主髓，通于脑。肾化生骨髓充足，补充脑髓，脑髓充足，精神振作，精力旺盛，便可提高运动技能及持久的运动耐力。若肾的精髓亏损，则产生与上述相反的机能。

上文已经分析了运动性疲劳关键是"劳则耗气"，而气属阳，亦称阳气，脾为阳气化生之源，肾为阳气之根。脾为后天之阳气，肾为先天之阳气，脾肾之阳气可相互促进，相互化生。古人有补脾不如补肾，又有补肾不如补脾之学说，提示脾肾同补更为重要，更能提高应激能力和运动耐力的水平。

3. 运动性疲劳中医干预基本原则

运动性疲劳主要是耗伤阳气，发生脾肾阳气虚弱、湿浊内生、气血瘀滞、筋脉肌肉不利。内服治疗原则为补益脾肾阳气，活血化瘀，理湿化浊，舒筋壮肌。着重在于补阳气以化生精血，化瘀理湿以转化和消除代谢产物，舒筋壮肌以改善肢体运动功能。

"虚则补之"，中药运动补剂的选药是根据中医理论与现代生物科学研究抗运动性疲劳的成果结合起来进行的，既重视传统经验，又重视现代药理和药效依据。选药主要为具有提高应激能力、提高内源性睾酮水平、抗自由基氧化作用、增强机体免疫能力、增加血红蛋白含量、增强心血管系统功能、调节中枢神经兴奋性、抗缺氧作用等方面的中药。

依据上述原则，本研究内服（灌服）方药以中医运动性疲劳机理为指导，按中医理法方药规律组方选药，其应用中药又必须基本与上述现代抗运动性疲劳用药原则一致。

运动性疲劳存在着虚、湿、瘀三个方面的病机。中药熏蒸抗运动性疲劳方药以其辛香走窜、活血化瘀、舒筋壮骨、化浊理湿为基本原则，使气血畅行，"气血流动即是补"，排除和转化代谢

179

产物，保持和改善关节活动功能。

第二节 喻氏抗运动性疲劳中医方药研究

1. 喻氏复方灌服中药单味药分析

复方中药灌服药物是由黄芪、党参、灵芝、巴戟天、肉苁蓉、红景天、伸筋草、神曲组成。

黄芪，辛、甘、味温。补气升阳，益气固表。李时珍《本草纲目》曰："黄芪甘温纯阳，其用有五，补诸虚不足，一也；益元气，二也；壮脾胃，三也；祛肌热，四也；排脓止痛，活血生血，内托阴疽，为疮家圣药，五也。"本品主要含皂苷、黄酮等，尚含氨基酸、甜菜碱、黄芪多糖等。本品煎剂和黄芪多糖能促进DNA、RNA和蛋白质合成，提高血浆和组织中CAMP和CGMP含量，增强免疫功能。有保肝、改善肾功能、利尿、改善血液流变性、促进造血功能、抗衰老、抗应激、解毒、抗菌、抗病毒、抗肿瘤等作用。黄芪皂苷有扩张血管、降压、强心、提高心肌耐缺氧能力等功效，具有抗心肌缺血、抗炎、镇痛、镇静等作用。

党参，甘、平。补中益气，生津，养血。《本草正义》曰："力能补脾养胃，润肺生津，健运中气，本与人参不甚相远。"本品主要含甾醇、党参苷、党参多糖、党参内脂、生物碱、氨基酸等。本品水提和醇提能调节中枢神经的兴奋和抑制作用，并有抗惊厥作用。党参煎剂及正乙醇提取部分能改善学习记忆过程。醇提物及党参多糖能增强免疫力。党参煎剂能改善微循环，抗心肌缺血，改善血液流变性，抗血栓形成。还有提高集体适应性、调节胃肠运动、抗溃疡、抗菌、抗癌、抗炎、抗氧化、抗衰老、抗辐射、镇痛等作用。

灵芝，甘、平。可安神补虚。《药性论》记载本品可"保神益寿"。《神农本草经》曰："赤芝，主胸中结，益心气，补中，增智慧，不忘。久食，轻身不老，延年神仙。紫芝，主耳聋，利关节，保神，益精气，坚筋骨，好颜色。久服轻身不老，延年。"本品有镇静、镇痛、抗惊厥作用，有强心、抗心肌缺血、抑制血小板聚集、抗血栓、降血脂、保肝等功能。对人体免疫系统有双向调节作用，有刺激造血系统作用，可提高外周血白细胞数及血红蛋白的含量。

巴戟天，甘、辛，微温。补肾阳，益精血，强筋骨，祛风湿。《本草备要》曰："补肾益精，治五劳七伤。"《神农本草经》曰："主大风邪气，阳痿不起，强筋骨，安五脏，补中增志益气。"本品煎剂有增加体重和抗疲劳作用，醇提物有兴奋下丘脑－垂体－肾上腺皮质系统，抗自由基及雄性激素等作用。中医肾本质的现代研究证实，中医的肾涉及内分泌、神经、免疫、生殖、代谢等多种功能，对全身的生理功能尤其对生长、发育、壮盛、衰老及繁殖等均有重要的调控作用。

肉苁蓉，甘、咸、温。补肾阳，益精血。《神农本草经》曰："主五劳七伤，补中，除茎中寒热痛，养五脏，强阴，益精气。"本品能调整内分泌，促进代谢，增强记忆力，强壮身体，其有效成分柳得洛苷和紫丁香苷对应激具有防御作用。

红景天，甘、涩。健脾益气，清肺止咳，活血化瘀。本品及红景天苷能增强脑干网状结构系统的兴奋性，调整中枢神经系统介质的含量使趋于正常，能促进甲状腺、肾上腺、卵巢的分泌功能，提高肌肉总蛋白含量和 RNA 的水平，使血液中血红蛋白和红细胞数量增加，促使负荷肌肉氧化代谢指数正常化。有抗疲劳、抗缺氧、抗寒冷、提高工作效率等作用。还具有抗炎保肝等功效。

伸筋草，苦、辛、温。祛风除湿，舒筋活血。《本草拾遗》

曰："主久患风痹，脚膝痛冷，皮肤不仁，气力衰弱。"本品苦燥辛散温通，功能祛风除湿、舒筋活血，为治痹痛拘挛及损伤瘀肿之要药。既适用于风寒湿所致的关节痹痛、肢体伸屈不利及皮肤不仁，又适用于跌打损伤所致的瘀血肿痛。

神曲，甘、辛、温。消食和胃。《药性论》曰："化水谷宿食，消积滞，健脾暖胃。"神曲内含有维生素 B 复合物、酶类、麦角固醇及蛋白质等成分，能通过影响辅酶的构成而发挥对物质代谢的影响，并通过氧化功能，促进人体对食物中蛋白质的消化吸收和利用。

对脾胃虚证的治疗，要把握补脾不滞气，临证多用补气药配合行气之品，如黄芪配陈皮，党参配苏梗。本复方灌服方剂补气之黄芪、党参与行气化滞的神曲相配，不仅补而不滞，而且还可助补气药健运脾胃。

2. 喻氏复方灌服中药组方分析

本方以黄芪、党参为君药，补中益气，补肺补脾。补脾气一则胃气生化有源，二则健运脾机，维持正常气机升降出入；补肺气畅达卫气，固表抗御外邪。补气则气旺运行血液，气旺则力气足。肉苁蓉、巴戟天补肾阳，益精血，强肌肉，益筋骨，为臣药，肾阳充足则化生卫气有源。红景天益气活血，为佐药，使生理机能和谐、充满活力。神曲消食和胃，伸筋草舒筋活血，为使药。脾胃同主肌肉，脾胃功能正常则使肌力倍增；伸筋草舒筋，有助于保持肌腱韧带的正常功能。本方将运动所需物质、功能、动力进行全面协调，提高应激能力，保护运动功能，恢复运动疲劳。

3. 喻氏中药熏蒸药物分析

外用熏蒸方药是由川芎、仙茅、千年健、台乌等组成。

川芎，辛、温。活血行气，祛风止痛。可扩张冠脉，增加冠脉血流量，降低心肌耗氧量，改善微循环。川芎嗪能通过血脑屏障，对缺血性脑瘫有显著预防作用。川芎为血中之气药，能上行头目，下达血海，调畅全身气血，协调新陈代谢，为主药。

仙茅，辛、热。温肾壮阳，强筋骨，祛寒湿。《本草正义》曰："仙茅乃补阳温肾之专药，亦兼能祛除寒痹。"本品能增强免疫功能，有抗缺氧、抗高温、抗惊厥、抗炎和雄性激素样作用，亦有显著的镇痛、解热作用。本品煎剂可升高 Na^+、K^+—ATP 酶的活性。本品协助川芎调气血、强筋骨而为臣药。

千年健，苦、辛、温。祛风湿、强筋骨、止痹痛。《本草正义》曰："宣通经络，祛风逐痹。盖气味皆厚，亦辛温走窜之作用也。"本品主要含芳香性挥发油，主要有芳樟烯、α—松油烯、香味烯、丁香油酚等，其中醇提取物有抗炎、镇痛作用。本品辛香走窜、通利关节、疏利肌肉和肌腱，为佐药。

台乌，辛、温。行气止痛、温肾散寒。本品对胃肠平滑肌有兴奋和抑制双向调节作用，能促进消化液的分泌。其挥发油内服能兴奋大脑皮质，促进呼吸，兴奋心肌，加速血液循环。外涂能使局部血管扩张，血液循环加速。亦有保肝、镇痛、抗炎、抗组胺等作用。因本品有行气通阳和调理脾胃功能而为佐使之药。

全方外用熏蒸具有宣通经络、化瘀导滞、舒筋壮骨、行气止痛等功效。

第六章 医案精选

一、复发性毛囊炎

张某，男，50岁，教师。初诊日期：2003年5月22日。

[主诉] 颈项、背部反复起脓疱伴红肿疼痛8年余。

[现病史] 患者8年前颈项、背部反复起脓疱，红肿疼痛，曾至当地卫生院就诊，予各种抗生素治疗，症状好转，但易反复发作。近期又出现红肿、疼痛，前来要求口服中药治疗。

[查体] 颈项、背部散发多个毛囊性丘疹，丘脓疱疹，结节，大小不一，疼痛，无发热恶寒，无自汗盗汗。舌质红，苔黄腻，脉滑无力。

[中医诊断] 疖病。

[西医诊断] 复发性毛囊炎。

[中医辨证] 热毒蕴结，实中夹虚所致。

[治则] 扶正消毒。

[处方及治疗经过] 生黄芪15g，当归9g，野菊花15g，金银花15g，蒲公英15g，紫花地丁15g，连翘15g，生地黄10g。7剂，水煎服。

外用：金黄膏加玉露膏。

二诊（5月29日）：服药7剂后，脓疱已干燥结痂，红肿疼痛明显消退，无新发皮疹。舌质红，苔黄，脉滑无力。守前方加当归10g，续服7剂。

全国名老中医喻文球外科临证治验

三诊（6月5日）：脓疱基本消退，稍感疼痛，无新发皮疹。舌质红，苔黄，脉滑。守原方续服5剂，病愈，随访2个月病情无反复。

[按语]疖病是一种反复发作的化脓性皮肤病，多缠绵不愈，甚至迁延十几年。一般认为，疖病的发生大多因热毒湿邪交蕴，搏结缠绵于肌肤而成；西医也认为疖病具有多发性、反复性，由葡萄球菌侵入毛囊引起的急性化脓性深毛囊和毛囊周围炎，然而临床应用抗菌重在祛邪的方法，虽能取效一时，却难以控制其复发。疖病的致病因素虽然是外来的葡萄球菌感染，但发病与否则与抵抗力的强弱密切相关。《黄帝内经》曰："正气存内，邪不可干；邪之所凑，其气必虚。"因此，本病与卫气虚弱密切相关。卫气虚弱，则玄府不闭，外来邪气留连不去。另一方面，由于外感湿热火毒，火为阳邪，长期反复发作，势必耗气伤阴，卫气虚则不能御外，阴液伤则不能润养肌肤，愈使局部皮肤抵抗力下降，从而造成疾病缠绵不愈，难以根治。而此病人病程长，反复发作，实证中又夹有虚证，因而给予黄芪、当归为君药补益气血，托毒排毒治本。加之野菊花、金银花、蒲公英、紫花地丁、连翘清热解毒之品治标，扶正消毒，标本兼治。

二、皮脂腺囊肿

熊某，男，48岁。于2002年2月10日初诊。

[主诉]发现右大腿外侧一包块3个月。

[现病史]患者3个月前无意中发现右大腿外侧一包块，触之质软，活动度可，不痛，未予重视，肿块缓慢增大。刻诊：右大腿外侧鸭蛋大肿块，不痛，右下肢活动可，伴乏力，怕冷，大便可，小便清长。

［查体］右大腿外侧一鸭蛋大小肿块，境界清楚，推之不移，压之不痛，肤色不变，全身淋巴结未触及肿大。舌质淡苔薄白，脉沉细。

［中医诊断］粉瘤。

［西医诊断］皮脂腺囊肿。

［中医辨证］脾肾阳虚，血瘀痰凝，经络阻滞。

［治则］健脾温肾，软坚散结。

［处方及治疗经过］阳和汤化裁：鹿角霜 30g，熟地黄 20g，麻黄 6g，玄参 20g，牡蛎 20g，夏枯草 20g，山慈菇 10g，猫爪草 10g，香附 10g，浙贝 10g，桂枝 30g，台乌 6g，荔枝壳 30g，连翘 15g，穿山甲 6g。水煎服，日 2 次。

二诊（2 月 17 日）：药进 7 剂，诸症减其半，患者精神可，肿块缩至鸡蛋大小，乏力、怕冷症状好转，舌淡苔白，脉沉细。理法方药切中病机，继服 14 剂。

三诊（2 月 24 日）：患者肿块已瘥。效不更方，又服 7 剂，诸症均蠲。随访 3 个月未复发。

［按语］粉瘤，又名皮脂腺囊肿，是由于皮脂腺排泄管阻塞，导致皮脂瘀积而形成的潴留性囊肿，其好发于皮脂腺分布丰富的部位。中医认为本病因先天油性肤质，加之后天疏于洗理，腠理津液滞聚不散而成瘤；或饮食不节，脾运化失常，湿浊化痰，痰气凝结而成。若不慎搔抓染毒，痰湿化热，则粉瘤红、肿、热、痛，甚至酿脓、溃破。喻文球教授认为本例粉瘤患者因脾肾阳虚，水湿运化无力，湿浊化痰，痰气凝结而致。四诊合参，辨证属痰气凝结，治以健脾化痰、理气散结。方中予鹿角霜、熟地黄、麻黄温阳化饮，香附、台乌行气祛湿，湿浊去则无以凝结，予猫爪草、夏枯草、山慈菇、浙贝、荔枝壳、连翘、牡蛎、穿山

甲软坚散结。

三、疔疮

验案1

钟某，女，21岁，江西中医学院学生。初诊时间：1983年4月5日。

[主诉]口角红肿疼痛5日。

[现病史]患者5日前无明显诱因出现右口角红肿突起，进行性增大，直至整个右侧脸部及口唇、眼睑肿胀，口、眼不能张开，吞咽困难，至某医院予某种抗生素静点、口服5日，症状不见好转，遂来中医外科喻主任处就诊。由于学生经济困难，且已用抗生素不效，只求中医外治法治疗。

[查体]右口角红肿突起，局部可见脓头溃破流脓，右侧脸部及口唇、眼睑高度肿胀，口、眼不能张开。颈前可触及数个肿大淋巴结，约黄豆大，表面光滑，有压痛。

[中医诊断]锁口疔。

[西医诊断]痈。

[中医辨证]火毒炽盛，走散入营。

[治则]箍毒消肿。

[处方及治疗经过]单味药苍耳草全草烧灰研细末，瓷瓶储存。取此细粉末适量于容器中，麻油少许调成稀糊状，涂敷于口角部及所有肿胀部位，口角原发病灶厚涂，肿胀部位薄涂，超过肿胀范围，一日外搽2～3次。患者于用药第二日肿胀大减，3日后全部症状消除，迅速痊愈。

[按语]颜面部疔疮生在口角的，叫锁口疔，是发生在颜面部的急性化脓性疾病，主要表现为疮形如粟，坚硬根深，状如钉

丁。该病变化迅速，易成走黄危证。

箍围药古称敷贴，是药粉和液体调制成的糊剂，具有箍集围聚、收束疮毒的作用。其对肿疡初起较轻者可促使其消散；即使毒已结聚，也能促使疮形缩小，趋于局限，促进早日成脓和破溃；破溃后余肿未消者，也可用它来消肿，截其余毒。临床应用时常将箍围药粉与各种不同的液体调剂制成糊状的制剂外搽。

苍耳草味苦甘辛，性平有小毒。因本品有毒，故内服不宜多用，但烧灰后祛毒存性，外用清热解毒治疗痈肿有奇效，南方地区民间多用。以麻油调敷，是取其清解、滋润之功。注意使用时敷贴应超过肿势范围，敷后干燥之时，宜时时用麻油湿润，以免药物剥落而吸收不利。

验案 2

彭某，男，27 岁，自由职业。初诊时间：1993 年 4 月 9 日。

［主诉］右手掌背肿胀、多个溃口流脓 2 个月余。

［现病史］患者 2 月 9 日在浙江温州打工，不慎被机器压伤，右手掌当时溃流鲜血，多个溃破口，在当地医院做清创术后，红肿日益加剧，溃破多个口子，缝合也崩破，每日流出大量脓血，被老板辞退回老家萍乡继续换药和口服抗生素治疗，未有疗效，速来就诊。患者右手背 4 处溃口，渗流脓血，腐肉不脱，肉芽不鲜，右手掌亦有一处溃口，整个手肿胀严重变形，手指不能弯曲但尚可活动，腕关节因肿胀严重而活动严重受限。肿胀延至肘腕关节至前臂。

［查体］右手肿胀变形，右手背四处溃口，渗流脓血，腐肉不脱，肉芽不鲜，右手掌亦有一处溃口。舌淡苔白腻，脉细。

［中医诊断］托盘疔。

［西医诊断］掌中间隙感染。

［中医辨证］正气虚弱，风寒湿毒蕴滞，气滞血瘀。

［治则］益气脱毒，和营化瘀，祛风散寒除湿。

［处方及治疗经过］四妙汤、桂枝汤、复方活血汤加减：生黄芪50g，银花30g，当归10g，甘草6g，桂枝10g，白芍10g，生姜3片，大枣3个，柴胡10g，花粉20g，穿山甲10g，荆芥10g。5剂，每日1剂，水煎，分2次服。

外用药：黄柏、生大黄、虎杖、苍术、枯矾、肿节风各30g，煎水熏洗，并做药液纱条外敷引流，每日换药2次。一周后创口腐肉脱落，肉芽新鲜红活，再半月后创口愈合。

［按语］本案因外伤引起掌中间隙感染，中医又名托盘疗，临床较为常见。因手掌皮肤坚韧，虽已成脓，但不易向外穿透，可向周围蔓延，手背及手掌均肿胀，易损伤筋骨，而外伤所致者尤为难治。喻文球教授选三方合用，疗效显著。四妙汤之生黄芪、金银花、当归、甘草扶正托毒，桂枝汤解肌发表、调和营卫，取复元活血汤之柴胡、天花粉、穿山甲活血祛瘀通络，三方合用，共奏祛风散寒除湿、益气托毒、和营化瘀通络之功。配合清热利湿解毒之中药熏洗患处，加强换药，引流通畅，最终疮面愈合。

验案 3

吕某，男，18岁，学生。初诊时间：1989年7月20日。

［主诉］右小腿外伤后暗红肿胀水疱坏死5天。

［现病史］患者5天前不慎在酒店被玻璃割伤右小腿，当时出血并至小诊所包扎止血，3小时后外伤处皮肤暗红灰黑，高度肿胀伴有水疱，发热头痛，迅速出现皮肤变黑，流脓血水，在某大学附属医院住院治疗，查脓液涂片发现革兰阳性炭疽杆菌，诊断为皮肤炭疽。行右小腿膝关节以下截肢术，但术后膝关节上又出现红肿灰暗及水疱，而截肢断端无渗出肿胀变灰，遂进行第2

次截肢，截至大腿中下段，但次日截肢残端肿胀致线头崩裂，肌肉呈青灰色。遂请中医会诊，喻主任应邀前往。症见：神志清楚，精神差，发热 38.5℃，右大腿截肢残端胀痛。

[查体] 右大腿截肢残端胀痛，手术创面无渗出，呈灰暗色，缝合线崩开。舌质红苔微腻，脉细数。

[中医诊断] 疫疔。

[西医诊断] 皮肤炭疽。

[中医辨证] 风湿火毒，蕴结肌肤。

[治则] 祛风泻火，理湿解毒。

[处方及治疗经过] 五神汤、五味消毒饮、黄连解毒汤合方加减：茯苓 15g，金银花 20g，紫花地丁 10g，牛膝 10g，车前子 10g，黄柏 10g，苍术 10g，黄连 6g，黄芩 10g，白芷 10g，防风 10g，紫草 20g，石斛 30g，泽泻 10g。5 剂，水煎服。

外治法：以大量六神丸研末，掺附于创面上，上盖消毒纱布，每日 3 次。

综合治疗：同意该科继续使用大剂量青霉素及支持疗法。

二诊（7 月 25 日）：患者用药 1 日后创面分泌物渗出增多，逐渐肿胀消减，创面肉芽组织新鲜，热退。再服 7 剂。

三诊（8 月 2 日）：患者精神可，创面无肿胀，稍痛，余无明显不适。予残端再缝合。继中药内外治疗 20 日后创面愈合。

[按语] 疫疔是皮肤接触疫畜感染炭疽杆菌而发生的一种特殊疔疮，具有传染性，临床较少见，相当于西医的皮肤炭疽。本病发展迅速，极为凶险，疫毒内传脏腑可导致走黄。本例患者患病后进展极其迅猛，大剂量青霉素及支持疗法均不能阻止坏疽的向上扩展。喻文球教授依据临床症状体征辨证为风湿火毒、蕴结肌肤，治以祛风泻火、理湿解毒，选方五神汤、五味消毒饮、黄

连解毒汤三方加减，并予大量六神丸研末掺附于创面上，阻止了坏死的进一步上延，保住了右大腿，免于截肢。本案充分体现了喻文球教授临床选方用药之灵活变通及发散性思维。

四、痈

胡某，男，63岁，退休职工。初诊时间：1998年10月4日。

[主诉] 右肘红肿疼痛流脓2周余。

[现病史] 患者于9月20日在右曲池穴上长一黄豆大小红肿突起，伴发热38.5℃，于9月25日前来我科门诊就诊，予中药仙方活命饮加减内服并外敷金黄膏，9月30日不发热，红肿消减，溃出脓液，遂自行停止局部换药。10月4日又来就诊，症见：右肘关节曲池处硬肿无脓，溃口闭合无脓，胬肉外翻，触之剧痛且易于出血，纳呆，时有腹胀，大便稀溏。

[查体] 右肘关节曲池处红肿发硬，约4cm×4cm，溃口闭合无脓，胬肉外翻，触之易于出血。舌红苔黄腻，脉濡。

[中医诊断] 肘痈。

[西医诊断] 肘部皮肤脓肿。

[中医辨证] 湿毒蕴滞，毒瘀互结。

[治则] 健脾化湿，解毒祛瘀。

[处方及治疗经过] 平胃散和仙方活命饮加减：苍术10g，厚朴10g，陈皮10g，甘草6g，金银花15g，生黄芪30g，川贝母10g，天花粉20g，制乳香6g，制没药6g，穿山龙10g，皂角刺10g，当归10g，桂枝10g，白芍6g，生姜3片，半枝莲20g。3剂，水煎服。

外治：玉露膏掺各半丹外敷，日1次。

二诊（10月7日）：服药3剂后硬肿变软，全面出脓。续内服 10 剂，外用金黄膏。

三诊（10 月 17 日）：创面肉芽组织新鲜，皮肤生长部分覆盖。守原方去桂枝、生姜续服 5 剂，病痊愈。

［按语］痈是指发生在皮肉之间的急性化脓性疾病。《灵枢·痈疽》云："热胜则肉腐，肉腐则为脓，然不能陷，骨髓不为焦枯，五脏不为伤，故命曰痈……痈者，其皮上薄以泽。此其候也。"说明本病发病迅速，易肿，易脓，易溃，易敛，不易损筋伤骨，也不常发生内陷。生于肘部者，称肘痈。本案患者右肘关节硬肿无脓，胬肉外翻，为热胜则肉腐，肉腐成脓之象；纳呆，时有腹胀，大便稀溏为脾虚湿蕴之典型临床表现，故选平胃散合仙方活命饮治疗本病针对病机。仙方活命饮主治阳证痈疡肿毒初起，具有清热解毒、消肿散结、活血止痛之功效；平胃散燥湿运脾、行气和胃，二方并用，共奏健脾化湿、解毒祛瘀之功。桂枝为引经药，引药力至曲池穴。另外，本案外用药考虑胬肉外翻，故用丹药提脓平胬祛腐，促进创面迅速修复。

五、有头疽

验案 1

商某，男，75 岁，职工。初诊时间：1996 年 8 月 13 日。

［主诉］后项发际偏右侧红肿溃脓 15 天。

［现病史］15 天前局部肿块稍有红肿麻木，皮肤坚硬，全身不适，逐渐出现多个脓头，但不得溃腐，随之硬肿范围波及右耳及背部，溃腐少脓或有血水，不发热，头项作痛，纳差，大便软，小便短赤。

［查体］颈右侧红肿疼痛约蚕豆大，多个脓头，硬肿范围波及右耳及背部，溃腐少脓或有血水，舌苔白微有垢腻，脉细弦。

［中医诊断］偏口疽。

［西医诊断］痈。

［中医辨证］湿热蕴滞，瘀毒互结。

［治则］利湿散热，解毒化瘀。

［处方及治疗经过］五苓散合仙方活命饮加减：茯苓 12g，泽泻 10g，白术 10g，桂枝 10g，猪苓 10g，金银花 15g，防风 10g，白芷 10g，当归 10g，陈皮 10g，赤芍 10g，浙贝 10g，制乳香 6g，制没药 6g，桔梗 6g。7 剂，每日 1 剂，分 2 次服。外敷金黄膏。

二诊：患者诉 2 剂后硬肿消散，5 剂后根脚收束，结硬变软，流出较多脓液，继予 10 剂。

三诊：患者肿胀消减明显，分泌物减少，肉芽转红。再进 10 剂，溃疡基本愈合。

［按语］有头疽是发生在肌肤间的急性化脓性疾病，相当于西医的痈，尤其多见于消渴病患者，易出现内陷之证。主要表现为多个粟粒样脓头，红肿热痛，溃烂之后状如蜂窝。疽生于脑后项背正中，属督脉经，部位与口相对，又称"脑疽"；如偏于左或右的，属足太阳膀胱经，则称"偏口疽"。本案属偏口疽，考虑疽生于后项部，两侧为足太阳膀胱经所主，故在仙方活命饮基础上运用五苓散以消散膀胱经之毒湿。

验案 2

肖某，男，65 岁，江西新建农民。入院时间：1982 年 11 月 3 日。

［主诉］颈后红肿疼痛流脓伴发热 15 天。

［现病史］患者 15 天前无明显诱因后项部肿胀、疼痛，低热 37.5～38℃，收治中医外科病房。入院症见：精神极差，发

热 38.8℃，后项发际 10 多个脓头，肿胀如煮熟的红枣破裂，脓腐不透，脓少而薄，创面颜色晦暗不泽，根脚散漫，肿势平塌，肿胀波及头面及肩颈背部，疼痛呻吟。辅助检查：血常规白细胞 $18×10^9/L$，中性粒细胞 92.3%；血糖：17.2mmol/L。入院后首先按常规辨证选用仙方活命饮、五味消毒饮、黄连解毒汤内服，外敷金黄膏，并予抗生素及支持疗法。治疗 5 日，病情加重，又应用地塞米松磷酸钠点滴仍不见缓解迹象。

[查体] 颈后红肿高突约 5cm×5cm，局部可见 10 余个脓头，脓水稀薄，排出不畅，创色晦暗，触之坚硬疼痛，肿胀扩展至头面及肩颈背部。

[中医诊断] 疽毒内陷。

[西医诊断] 痈；脓毒血症。

[中医辨证] 气血两亏，正虚邪盛。

[治则] 益气养阴补血，托毒透脓透邪。

[处方及治疗经过] 托里消毒散合竹叶黄芪汤加减：人参 12g，川芎 6g，当归 12g，白芍 10g，白术 10g，金银花 15g，茯苓 12g，白芷 10g，皂角刺 6g，甘草 6g，桔梗 10g，黄芪 15g，淡竹叶 10g。3 剂，水煎服，日 1 剂。

外治：神灯照法（临时调配）。处方：朱砂、雄黄、血竭、乳香、没药各 6g，麝香 1g，研砵共研为细末。土草纸 2 张，麻油浸透，夹起待油滴干备用。将油纸平铺于桌面上，将细末均匀撒于其上，卷成条状并捏紧，点燃以明火及药烟熏有头疽脓头及肿胀处，以感疼痛为度，照完 1 柱即可。

治疗 1 日，诸症大减，肿胀变软，疮口出脓近 100mL；续治 3 日，疮脚收束，肿硬基本消除；随后单用内服托里消毒散 10 剂，痊愈出院。

［按语］疽毒内陷的发生，根本原因在于正气内虚，火毒炽盛，加之治疗失时或不当，以致正不胜邪，反陷入里，客于营血，内犯脏腑而成。本案为干陷证，多因气血两亏，正不胜邪，不能酿化为脓，托毒外出，以致正愈虚，毒愈盛，形成内闭外脱。托里消毒散出自《医宗金鉴》，取八珍汤减熟地再加银花、白芷、黄芪、桔梗、皂刺，功效补益气血、托毒消肿。再取竹叶黄芪汤之人参、竹叶、黄芪滋阴生津清热，共奏益气养阴补血、托毒透脓透邪之功。然本案妙在神灯照法，用药朱砂、雄黄、血竭、乳香、没药各 6g，麝香 1g，疮口出脓迅速增加，毒随脓泄，病情转危为安。现代研究表明神灯照法具有扩张血管，改善局部血液循环，加强新陈代谢，促进组织细胞增生，促进创面修复，加速皮损愈合等功效。

六、流痰

验案 1

蔡某，女，78 岁，农民。初诊时间：1979 年 3 月 9 日。

［现病史］患者半年前无明显诱因出现腰背部溃烂流脓，在当地乡医院换药处理，2 个月后尾骶部亦出现溃疡，经久不愈，为求中医治疗，至我院就诊。症见：左腰部可见一创口，常渗出清晰脓液，疮周皮肤暗红糜烂，用探针探及深约 3cm 硬而粗糙的管壁，尾骶部亦有一溃疡、窦道，脓液清晰不止。精神差，面色萎黄，低热 37.5℃，消瘦，痛苦呻吟，纳食不香，大便难解，需用手抠出，尿频遗尿。卧床，不能下床行走及站立，双下肢屈伸活动尚可。腰椎 X 线检查显示腰椎结核、截瘫。

［查体］腰背第 5 腰椎左旁开 2 寸可见一创口，渗出稀薄脓液，疮周皮肤暗红糜烂，用探针探及深约 3cm 硬而粗糙的管壁，

尾骶部亦有一较小溃疡窦道。舌尖红苔黄，脉细数。

[中医诊断] 肾俞虚痰。

[西医诊断] 腰椎结核。

[中医辨证] 气阴两虚，痰浊阻滞。

[治则] 益气养阴，化痰利湿，解毒化瘀。

[处方及治疗经过] 生黄芪30g，白术10g，陈皮10g，柴胡10g，党参15g，甘草6g，当归6g，麦冬10g，五味子10g，龟甲30g，鳖甲30g，猫爪草10g，山慈菇10g，鹿衔草20g，川芎10g，蚕砂20g。15剂，每日1剂，煎2次服。

外治法：九一丹药线引流，外盖太乙膏，每日换1次。

二诊（3月25日）：患者疮口脓水减少，窦道流出少许黏液，精神好转，纳食有味，小便能有意识解出，大便稍需帮助，低热除，下肢活动尚不利，舌红苔黏，脉细数。上方去龟甲、鳖甲，加制马钱子6g。继服15剂，换药如前。

三诊（4月10日）：半个月后创面愈合，二便能有意识解出，在扶助条件下能下床行走。继调治3个月，康复。

[按语] 流痰是结核杆菌引起的骨与关节的慢性化脓性疾病。因其成脓破溃后脓液稀薄如痰，故名流痰，发生在腰椎两旁的叫肾俞虚痰，严重的患者可致残。本病诊断明确，治疗的难点在于漏管的处理，西医的常规治疗是彻底的清创，但复发的概率较大，而且创面变大，组织的损伤重。而丹药的使用可以以药代刀，腐蚀机化的管壁，提脓祛腐，不仅损伤小，且不易复发。

升丹作为沿用至今的"外科圣药"，是中医外科常用提脓祛腐的要药，为中医外科医生所习用。本品有大毒，外用不可过量或持续使用。正如《疡科心得集》曰："升降二丹最为外科圣药……升者，春升之气，既可祛腐又可生新。"升丹为水银、火硝、白矾各等分混合升华而成的加工品，主要成分是氧化汞。升丹进入病灶组织后，氧化汞（HgO）缓慢解离成汞离子，与细菌酶的巯基结合，使酶失去活性，导致细菌死亡，这是升丹的提毒作用；另外升丹中的汞离子与局部坏死组织的蛋白质结合生成变性蛋白盐，容易与正常组织分离，从而达到祛腐的作用；再则小剂量应用升丹可以通过调整创面的炎症反应，促进各种生长因子的聚集而达到促进肉芽生长的作用，即生肌作用。本案重用龟甲、鳖甲血肉有情之品，辅以麦冬、五味子以养肝肾之阴，生黄芪、党参、白术、甘草、柴胡、当归、川芎、蚕砂、陈皮益气健脾养血、化痰利湿；猫爪草、鹿衔草、山慈菇解毒化瘀，共奏奇效。

验案 2

余某，男，18 岁。初诊时间：1980 年 3 月 2 日。

[主诉] 腰脊肿胀包块已有 15 年。

[现病史] 患者从 3 岁开始，腰脊包块逐渐增大，经诊断为腰椎结核，先后在江西医学院一附院行 2 次腰椎手术，腰部活动功能渐变差。近 5 年来腰不能直立，需弯腰行走，渐弯腰几乎成 90°，重力平衡失调，行走艰难，长期服用抗结核药物。现症见：精神差，纳食差，消瘦，时有低热。腰部包块如核桃大，皮色暗沉，有压痛。极度驼背，双下肢乏力，行走十分困难，易摔跤。舌质滑苔白，脉细数。

[查体] 腰部包块 3cm×2cm，皮色暗沉，有压痛。极度驼背。

[中医诊断] 肾俞虚痰。

[西医诊断] 腰椎结核。

[中医辨证] 脾肾两虚，虚痰凝结。

［治则］补肾健脾，散瘀化痰。

［处方及治疗经过］党参12g，白术10g，茯苓12g，甘草6g，法半夏10g，陈皮10g，仙鹤草12g，淫羊藿12g，菟丝子30g，山茱萸15g，龟板15g，鳖甲15g，鹿角霜30g，熟地30g，麻黄10g。15剂，每日1剂，煎3次服。

外治法：外贴阳和解凝膏，每日一换。

二诊（3月18日）：精神好转，力气增强，但行走仍不稳。原方加伸筋草15g，狗脊15g，继服30剂。

三诊（4月19日）：诸症消减，续3个月调治。随访能屈腰约150°，行走自如，维持正常运动功能，后自己开一修理店，结婚生1子。

［按语］本例患者为少年男性，辨证属脾肾两虚、虚痰凝结，选方取四君子汤之党参、白术、茯苓、甘草，二陈汤之半夏、陈皮以健脾化痰，取阳和汤之鹿角霜、熟地黄、麻黄以补肾化痰，淫羊藿、菟丝子、山茱萸、龟甲、鳖甲补肾阴，仙鹤草解毒散瘀。

验案3

张某，男，13岁，江西崇仁人。初诊时间：1979年8月5日。

［主诉］双膝、手足关节肿胀疼痛3年余。

［现病史］双膝关节肿胀疼痛，形如鹤膝，伸屈与行走不利，诸手指、足趾关节肿胀如蝉腹、疼痛，指趾关节活动障碍，抓握功能欠佳，患者精神差，乏力，时有低热，一般为37.5～38.0℃，退热时出汗，夜间盗汗，纳食不香，曾行X线检查示：骨关节结核。

［查体］双膝关节、手指、足趾关节肿胀疼痛，苔白微黄，舌体有齿印，脉细数。

［中医诊断］流痰。

［西医诊断］骨关节结核。

［中医辨证］痰浊凝聚，闭阻骨关节。

［治则］化痰利湿散结，化瘀解毒通络。

［处方及治疗经过］鹿角霜30g，熟地30g，麻黄6g，白芥子6g，肉桂3g，干姜6g，法半夏6g，陈皮5g，忍冬藤20g，肿节风15g，蚕砂15g，络石藤10g，甘草3g，茯苓10g，猫爪草10g，山慈菇6g。15剂，水煎服，每日1剂。

外治法：外贴阳和解凝膏，每日一换。

二诊（8月21日）：患者热退，诸关节肿胀明显消减，夜间仍有盗汗，前方加秦艽12g，鳖甲20g，继服15剂。

三诊（9月6日）：全部关节肿胀结块消失，活动正常，并诸症亦消。

［按语］本案患者流痰累及双膝关节、手指、足趾关节，辨证为痰浊凝聚，闭阻骨关节，用方以阳和汤、二陈汤为基础健脾温阳化痰通络，加忍冬藤、肿节风、蚕砂、络石藤以化瘀解毒通络，猫爪草、山慈菇化痰散结。现代药理研究显示猫爪草具有抗结核作用。

七、漏管

高某，女，43岁。初诊时间：1998年10月3日。

［主诉］左腰部左肾摘除术后流脓不止反复3年余。

［现病史］患者诉3年前在某地医院行左肾摘除手术，术后左腰部引流黄脓水不止，日久形成左腰部窦道，久不闭口，每日都可流出60～80mL脓液。在当地医院中西医综合治疗数年，症状时轻时重，脓液时多时少，左腰部窦道口始终不能收口，遂

来我院住院治疗。症见：精神差，神疲乏力，面色萎黄，少气懒言，纳差，大便稀薄。左腰部溃口内陷暗黑，时流脓水稀薄，腥臭。

[查体] 左腰部溃口内陷暗黑，大约 2cm×1cm，脓水稀薄腥臭。舌质淡苔白腻，脉濡细。

[实验室检查] 脓液乳糜定性（＋）。

[中医诊断] 漏管。

[西医诊断] 窦道，肾摘除术后乳糜漏。

[中医辨证] 脾胃虚弱，清浊不分。

[治则] 健脾和胃，分清别浊。

[处方及治疗经过] 平胃散、参苓白术散、萆薢分清饮加减：苍术 10g，厚朴 10g，陈皮 10g，黄柏 10g，甘草 6g，党参 12g，茯苓 15g，白术 10g，萆薢 15g，石菖蒲 10g，莲子心 6g，杜仲 5g，白花蛇舌草 30g。7 剂，水煎服，每日 1 剂。

二诊（10 月 10 日）：自诉服药 3 剂后脓液减少大半，成为稀薄分泌物，守原方续服 15 剂。

三诊（10 月 25 日）：患者诉溃口已无分泌物，漏管闭合。随访 2 个月无复发。

[按语] 本案属于中医"漏管"范畴，患者脾胃虚弱，清浊不分，所以治宜健脾和胃，分清别浊。方中苍术、厚朴、陈皮燥湿健脾，党参、白术益气健脾，茯苓渗湿健脾，萆薢能利水湿而分清泌浊，黄柏苦寒沉降，清热燥湿，长于清下焦湿热之毒，白花蛇舌草清热利湿解毒，甘草调和诸药，全方以健脾为要，攻补兼施，分清别浊，治病求本，方取得良好疗效。

八、瘰疬

验案 1

甘某，男，14 岁。初诊日期：1998 年 1 月 20 日。

[主诉] 左侧颈部淋巴结肿大 8 年。

[现病史] 患者母亲诉 8 年前患者左侧颈部出现一小肿块，表面光滑，压之无痛，与周围无粘连，未予重视。后肿块逐渐增大，伴口渴不欲饮。曾在外院确诊为淋巴结结核，经治疗，疗效欠佳。

[查体] 左侧颈部可见一鸽蛋大小肿块，边界清楚，活动较好，无压痛。舌淡苔黄，脉弦滑。

[中医诊断] 瘰疬。

[西医诊断] 淋巴结结核。

[中医辨证] 气滞血凝。

[治则] 疏肝理气，化痰散结。

[处方及治疗经过] 玄参 15g，牡蛎 15g，夏枯草 15g，牛蒡子 10g，僵蚕 10g，法半夏 10g，陈皮 6g，甘草 6g，茯苓 10g，猫爪草 20g，山慈菇 10g，穿山甲 6g，香附 10g，浙贝 10g。7 剂，水煎服。

外用：冲和膏外敷。

二诊（1 月 27 日）：药后肿块较前缩小，感乏力。舌淡苔白，脉细弦。守前方去夏枯草，加生黄芪 15g，当归 10g，再服 7 剂。外敷冲和膏。

三诊（2 月 3 日）：肿块缩小至 1cm 左右，乏力症状较前缓解。守上方再服 14 剂，肿块消退，随访 3 个月未再复发。

[按语] 淋巴结结核，中医称瘰疬，小者为瘰，大者为疬。

瘰疬的成因不离乎痰，痰的来源有二：一为脾失健运，生湿生痰；二为阴虚火旺，炼液成痰。痰阻经络则成核。本例病程已久，久病入络，气血瘀阻，故方中在化痰散结的基础上加入穿山甲、香附活血化瘀。

验案 2

黄某，女，45 岁，职工。初诊时间：1989 年 5 月 23 日。

［主诉］左锁骨上包块 2 年余。

［现病史］2 年前发现左锁骨长包块，逐渐增至鸡蛋大小，肿硬不痛，不红不热，推之不动，曾在江西省肿瘤医院行穿刺细胞检查。诊断：淋巴结核，排除肿瘤。又至江西省结核病医院应用抗结核药物治疗半年，包块未见消减，故来我院就诊。症见：左锁骨包块如鸡蛋大小，肿硬不痛，不红不热，推之不动。时有低热，烦躁易怒，纳食较少，大便干结，睡眠欠佳。

［查体］左锁骨上圆形包块大小约 5cm×4cm，质硬无压痛，表面不平，皮肤不红不热，边界不清。舌苔薄黄，舌质红，脉细数。

［中医诊断］瘰疬。

［西医诊断］淋巴结结核。

［中医辨证］肝郁气滞，痰火郁结。

［治则］疏肝理气行滞，清热化痰散结。

［处方及治疗经过］玄参 30g，牡蛎 30g，夏枯草 30g，柴胡 10g，香附 10g，郁金 10g，远志 12g，猫爪草 10g，山慈菇 10g，牛蒡子 10g，连翘 15g，龟板 15g，鳖甲 15g，鹿衔草 30g。30 剂，每日 1 剂，分 2 次服。

二诊（6 月 23 日）：服药 30 剂后，患者肿块消散变成鸽蛋大小，病人烦躁易怒消除，而纳食欠佳，舌苔白舌质红，脉细。

改健脾化痰为主，应用二陈汤加参苓白术散加减，继服 1 个月。

三诊（7 月 24 日）：肿块完全消散，余症亦消，痊愈。

［按语］瘰疬在疮疡篇中是顽疾，属于西医学体表淋巴结结核范畴。通常起病缓慢，初起结核成块，后期溃破，疮面难敛，易成窦道，病程较长。本病多因情志不畅，肝气郁结，不能疏达三焦水湿，水液运行不畅，水湿内停，久则聚而成痰，气机不畅，导致痰气结聚，气血凝滞，闭滞经脉，凝结成核。本案用玄参、牡蛎、夏枯草、连翘、山慈菇清热化痰散结，柴胡、香附、郁金、牛蒡子、远志疏肝理气行滞，龟甲、鳖甲养阴清热，鹿衔草、猫爪草清热解毒。

九、乳腺炎

验案 1

胡某，女，25 岁，公务员。初诊时间：2013 年 12 月 11 日。

［主诉］右乳红肿热痛伴发热 2 月余。

［现病史］患者自诉 2 个月前因右乳红肿热痛伴发热，在某私人诊所就诊，诊断为急性乳腺炎，予先锋类抗生素静点 5 天后热退，右乳红肿消退，但其下遗留一结块不消，曾经热敷并请催乳师按摩，肿块仍未见明显减小。1 个月前患者因担心用药影响婴儿，自行停止哺乳，并用大量生麦芽煎水内服欲回乳，却出现右乳肿块疼痛愈加重，自服消炎药半月不消，故至我院求治。产后 5 个月，自觉乏力怕冷，较平常穿衣多，月经未行。

［查体］右乳内上象限可触及一大小约 5cm×3cm 肿块，皮肤淡红，皮温不高，肿块形状不规则，质地硬，边界不清楚，肿块活动度差，应指不显，右腋下可触及花生米大肿痛淋巴结。舌质淡紫苔薄白，脉沉缓。

［中医诊断］乳痈。

［西医诊断］慢性乳腺炎。

［中医辨证］阳虚痰凝，气血阻滞，乳络不通。

［治则］温阳补血，消肿散结。

［处方及治疗经过］阳和汤化裁：熟地黄30g，鹿角胶20g，炙麻黄5g，炮姜6g，白芥子15g，皂角刺15g，炙甘草6g，生山楂30g，瓜蒌10g，穿山甲6g（先煎），橘核30g，牛蒡子10g，肉桂6g，当归12g，生麦芽30g。7剂，每日1剂，煎3次服。

外治法：活血散瘀膏外敷，日1次。

二诊（12月18日）：右乳肿块体积缩小一半，疼痛减轻。前方去瓜蒌、麻黄，加白芍12g，益母草30g，继服14剂。

三诊（1月4日）：右乳肿痛消失，前方去山楂、鳖甲、麦芽，加山慈菇20g，继服14剂。后门诊电话随访，乳汁已回，右乳肿块完全消散，无乏力亦不怕冷，体质回复。

［按语］哺乳期乳痈又名"外吹乳痈"。乳腺的功能是分泌乳汁，乳汁为清寒之物，根据乳腺的生理特点，在乳痈早期勿过用寒凉。本例患者产后气血不足，发病后过用抗生素即寒凉药物，寒主收敛，虽然能抑制细菌生长，使炎症消退，却导致乳汁壅滞不通，局部气滞血瘀，痰浊、瘀血交结凝聚于乳中而成乳房僵块，迁延难愈。正如《外科冯氏锦囊秘录精义》所说："乳性本清冷，勿用寒凉药。"温法是治疗乳腺肿块的正治之法，临床上使用温药消块疗效显著，只因使用温药可振奋人体之阳气以化寒凝，正如《素问·调经论》中所言："血气者，喜温而恶寒，寒则泣不能流，温则消而去之。"故本案选阳和汤加减，药用鹿角霜、熟地黄、白芥子、炮姜、麻黄温阳化痰、散寒通络；瓜蒌、牛蒡子、橘核疏肝理气宽胸；当归、益母草、白芍、熟地黄养血活血

调经；穿山甲、皂角刺、山慈菇软坚散结、消肿排脓，生山楂、麦芽消食回乳；生甘草有解毒之功。全方共奏温阳补血、散寒通滞、化痰软坚之功，诸药合用，使阴转阳和，阳虚得补，寒凝得解，营血得充，乳汁自回，肿块消散。

验案 2

雷某，女，28 岁，干部。初诊时间：1980 年 3 月 21 日。

[主诉] 双乳红肿热痛半月余。

[现病史] 患者产后 2 月余，双乳乳汁排泄不畅，很快乳汁不通，双乳胀痛，发热，至西医院予抗生素静滴十余日，不效，故寻求中医治疗。症见：发热 38.9℃，双乳肿胀如梨瓜大小，胀闷不适、坠痛，自用纱带兜吊于肩颈。双乳时有白色液体溢出，已停哺乳。患者人高体壮，纳呆，大便亦数日一行，夜眠差。

[查体] 双乳肿大如瓜，质硬，边界不清楚，活动度差，应指不显，皮温升高，舌苔腻质淡红，脉细数。

[中医诊断] 乳痈。

[西医诊断] 乳腺炎。

[中医辨证] 肝胃郁热。

[治则] 疏肝解郁，破气散结，清胃除热。

[处方及治疗经过] 瓜蒌牛蒡汤、小承气汤加减：橘核 30g，柴胡 10g，枳实 15g，厚朴 10g，生大黄 10g，莱菔子 30g，青皮 10g，香附 10g，苍术 10g，陈皮 10g，甘草 6g，瓜蒌皮 15g，牛蒡子 12g，蒲公英 10g，丝瓜络 6g。6 剂，水煎服，日 1 剂。

二诊（3 月 28 日）：3 剂药后，大便通畅，败乳从乳头夺路而出，约有 2000mL。双乳肿胀速消，去除吊带，病人感觉全身轻松。再服 3 剂，双乳肿胀全消。改方扶正健脾、疏肝通乳，处方：生黄芪 30g，白术 10g，陈皮 10g，升麻 6g，柴胡 10g，石斛

15g，党参 12g，甘草 6g，当归 6g，枳壳 12g，瓜蒌皮 12g，王不留行 15g，丝瓜络 6g，牛蒡子 10g。服药 3 剂，产妇乳汁分泌充分，哺乳顺畅。

[按语] 患者体质壮实，产后郁乳。乳头属足厥阴肝经，肝主疏泄，能调节乳汁的分泌。若情志内伤，肝气不舒，厥阴之气失于疏泄，使乳汁发生壅滞而结块；郁久化热，热胜肉腐则成脓。胃热壅滞乳房属足阳明胃经，乳汁为气血所生化，产后恣食肥甘厚味可致阳明积热，胃热壅盛，导致气血凝滞，乳络阻塞而发生痛肿。肝胃郁热产生本证，用方瓜蒌牛蒡汤、小承气汤疏肝解郁、破气散结、清胃泻热，另用莱菔子理气消乳，苍术燥湿健脾，蒲公英清热解毒，丝瓜络通乳络。

十、乳腺增生症

验案 1

黄某，女，38 岁，自由职业。初诊时间：2012 年 4 月 2 日。

[主诉] 发现双侧乳房肿块疼痛 2 年。

[现病史] 发现双侧乳房多个肿块伴疼痛 2 年余，延医多人，曾不规则服用乳康片、逍遥丸等疏肝理气、化痰散结之剂，初服时多有效，疼痛可稍减轻，但继服药则疗效不显，肿块不消，前后服中药百余剂而无明显疗效。就诊时症见：精神不振，乏力，双乳肿块疼痛，经前及经期胀痛甚，经后自行缓解，痛引胁下。伴有月经先后不定期，量少色淡夹有血块，白带清稀如水，腰酸膝软，四肢不温，夜尿频 2～5 次。

[查体] 双侧乳头无凹陷畸形及溢出液体，左乳外上、右乳外上象限分别可触及约 3cm×2cm、4cm×5cm 的片块形、椭圆形肿块，轻压痛，质地韧实，边界欠清，活动可；舌淡苔白，脉

沉细弱；乳腺彩超及钼钯摄片均提示双侧乳腺增生。

［中医诊断］乳癖。

［西医诊断］乳腺增生病。

［中医辨证］脾肾阳虚，痰湿瘀结。

［治则］温经通络行滞，化湿祛痰散结。

［处方及治疗经过］鹿角霜30g，熟地黄20g，瓜蒌10g，麻黄6g，肉桂9g，白芥子9g，牛蒡子10g，法半夏10g，陈皮10g，橘核30g，茯苓12g，甘草6g，当归12g，醋香附10g，浙贝10g，夏枯草30g，王不留行15g。10剂，每日1剂，煎2次服。

二诊：服用10剂后双乳疼痛大减，精神健旺，但肿块质地仍韧实无缩小。去麻黄，继服20剂。

三诊：乳房疼痛不适不明显，肿块变软且缩小大半。效不更方，继服50剂后肿块完全消散，乳腺彩超示：双侧乳腺腺体稍紊乱，未见明显占位性病变。去肉桂续服10剂以固疗效。

［按语］乳腺增生病中医名"乳癖"，主要表现为肿块、疼痛，肿块不红不热，就其属性当为阴证。现临床治疗大多取疏肝理气、化瘀通络、消痰散结之法，而临床见效甚微，不效者居多，或止痛效佳而消块无功，大都缠绵难愈。本例患者辨证属脾肾阳虚，湿瘀痰结。治以温补脾肾、活血理气、化痰散结为主。方中鹿角霜、肉桂共用温阳补虚；熟地黄养血滋阴，麻黄散风寒开腠理，一走一守，二药同用，熟地黄得麻黄补阴血而不腻滞，麻黄得熟地通络而不走散，相辅相成，相得益彰；麻黄合白芥子共奏通阳止痛之功，另白芥子善消皮里膜外之痰；茯苓、陈皮、甘草、法半夏共为二陈汤，理气燥湿化痰；瓜蒌、牛蒡子为瓜蒌牛蒡汤之君药，用于此处可疏肝宽胸；浙贝母、醋香附、橘核、

夏枯草疏肝行气止痛、化痰散结；当归、王不留行养血活血调经。综观全方，本案用药为多方化裁，温散寒凝，温而不燥，补而不滞，宣通散结，攻补兼施，标本同治，共奏温阳散结之功。本方辨证准确时常可收到意外之疗效，尤其是常规疏肝解郁治疗无效的患者。

验案 2

患者辛某，女，40 岁。出诊时间：2017 年 4 月 25 日。

[主诉] 双侧乳房月经前肿痛反复 6 年，加重 1 个月。

[现病史] 患者 6 年前无明显诱因月经前或生气时出现双侧乳房胀痛不适，自行可触及绿豆大结块，月经来潮时疼痛缓解，结块缩小，当时未引起重视，随后逐渐加重。生完小孩后包块增大、疼痛明显加重。先后在当地医院予以乳癖消、乳核散结片、溴隐亭、己烯雌酚等药口服，疼痛可缓解。1 个月前，患者因有时疼痛影响生活，双侧乳房扪及多个结节或包块，绿豆至蚕豆大，轻度触痛，至我院外科检查性腺系列：卵泡生成素 2.97IU/L（4.5～22.2IU/L），促黄体生成素 2.40IU/mL（19.1～103IU/mL），雌二醇 150pg/mL（95～133pg/mL），孕酮 12.89ng/mL（0.6～2.6ng/mL），睾酮 0.45ng/mL（0.15～0.75），垂体泌乳素 10.94ng/mL（3.5～26.7ng/mL）。双乳腺彩超：①双侧乳腺增生症并右侧增生结节，BI-RADS 分类 3 类；②双侧腋窝未探及明显肿大淋巴结。为求中医治疗，至喻文球教授处就诊，刻下症见：精神一般，双侧乳房可扪及多个大小不等的结节、包块，轻压痛，情绪焦虑，易急躁，月经色偏暗，量偏少，睡眠欠佳，二便正常。

[查体] 双侧乳房可扪及数个形态不规则的绿豆至蚕豆大的结节，呈条索状、扁圆状、片块状，质地中等，活动度尚可，轻度压痛；舌红，苔薄，脉弦细。

［中医诊断］乳癖。

［西医诊断］乳腺增生病。

［中医辨证］肝气郁结。

［治则］疏肝解郁、化痰散结。

［处方及治疗经过］当归 10g，白芍 10g，柴胡 10g，黄芩 10g，白术 10g，甘草 6g，薄荷 10g，橘核 30g，牛蒡子 10g，蒲公英 15g，瓜蒌皮 12g，法半夏 10g，黄连 6g，香附 10g，丹参 15g，菟丝子 30g。7 剂，水煎服。

外治法：阳和解凝膏外敷，日 1 次。

二诊（5 月 2 日）：患者服药 7 剂后疼痛较前缓解，结节大小同前，睡眠好转。上方继服 15 剂，外治法同前。

三诊（5 月 17 日）：患者疼痛消失，双侧乳房结节明显缩小，约米粒大至绿豆大，压痛不明显，心情舒畅，未诉不适。嘱其停服汤剂，改服中成药逍遥丸，连服 1 个月后乳房结块消失。半年后随访，未再复发。

［按语］乳癖是临床上最常见的乳房疾病，属于乳腺组织非炎症非肿瘤的良性增生性疾病。以乳痛和肿块为两大主症，与月经周期与情志变化密切相关。《外科正宗》曰："乳癖乃乳中结核，形如丸卵，或重坠作痛或不痛，皮色不变。其核随喜怒消长，多由思虑伤脾怒伤肝郁积而成。"

喻文球教授认为女子乳头属肝，乳房属胃，若情志失畅，肝气不舒，郁于胃中，郁久化热；脾失运化，痰湿内生，停聚乳络，经络受阻，日久则乳中生癖。该患者为公司高管，常劳心劳神，易致情志不舒，肝气郁结，气血失畅，结而成癖；产后耗伤阴血，血虚肝郁，痰凝络阻使病情加重。方中柴胡、香附疏肝解郁，当归、白芍养血补肝，配伍茯苓、白术，以达补中理脾之用；半夏、瓜蒌燥湿化痰，黄芩、蒲公英、牛蒡子清热解毒；薄荷、橘核行气散结，一缓一猛，刚柔并济，加强疏肝理气的作用；茯苓、白术健脾化痰，丹参活血养血，菟丝子补益肝肾；甘草益气健脾并调和诸药。全方肝脾（胃）并治，气血肝肾兼顾，使肝郁得解，脾虚得补，痰湿得化，药合病机，则诸症自愈。

十一、男性乳房异常发育症

验案 1

任某，男，17 岁，学生。初诊时间：2010 年 9 月 11 日。

[主诉] 双侧乳房异常发育 1 年余。

[现病史] 其母代诉缘于 1 年前无明显诱因双侧乳房较同龄男孩大，误以肥胖所致，未予重视，后双乳逐渐发育，形似女性，近 1 个月感胀痛不适，乳头偶有白色乳汁样分泌物，今特来我院求治。

[查体] 触诊双乳增大，乳晕下有扁圆形肿块，质地中等，边缘清楚，活动良好，局部有轻压痛或胀痛感。舌质红，苔白腻，脉弦。

[中医诊断] 乳疬。

[西医诊断] 男性乳房异常发育症。

[中医辨证] 肝气郁结，气滞痰凝。

[治则] 疏肝解郁，化痰散结。

[处方及治疗经过] 自拟化痰消乳方：橘核 30g，荔枝核 30g，柴胡 15g，鹿角霜 15g，熟地黄 15g，莱菔子 20g，法半夏 10g，瓜蒌 10g，山慈菇 10g，麻黄 10g，枳壳 10g，陈皮 10g，茯苓 10g，炙甘草 6g。14 剂，水煎内服，日 1 剂。

二诊（9 月 26 日）：服药 2 周后乳房明显减小，无胀痛不适，舌质淡，苔薄，脉弦。守方继服 1 个月，双乳恢复正常，随访 1 个月未见反复。

[按语] 男性乳房异常发育症属于良性的乳腺间质和导管增生，中医称之为"乳病"，西医学认为其发病与性激素代谢有关，中医认为本病病位在乳房，辨证涉及肝、脾、肾，病性虚实夹杂，主要病机为肝郁痰凝、气滞血瘀，病理因素主要是痰，治疗关键在于疏肝化痰、行气活血，佐以软坚散结、补肾填精等。故化痰消乳方中橘核专入肝经，长于行气散结止痛，与荔枝核、柴胡合用更增疏肝理气、散结止痛之功；鹿角霜、熟地黄补肾益精，鼓动阳气以祛阴邪；莱菔子、法半夏、瓜蒌、山慈菇化痰散结，麻黄、枳壳理气宽胸、开宣肺气；陈皮、茯苓理气健脾、渗湿化痰；炙甘草益气补中、调和诸药。全方祛邪又扶正、辨病又辨证，临床疗效显著。

验案 2

刘某，男，33 岁。初诊时间：2013 年 4 月 27 日。

[主诉] 发现双侧乳房异常肿大 1 个月。

[现病史] 患者于 1 个月前无明显诱因双侧乳房肿胀，形似女性，尤以左乳房胀痛肿大明显，特来求治。患者诉平素易疲劳，怕冷，伴有性功能减退，食纳可，夜寐安，二便平，舌质红苔薄白，脉细弦。

[查体] 触诊双乳增大，乳晕下有扁圆形肿块，质地中等，边缘清楚，活动良好，局部有轻压痛或胀痛感。彩色多普勒超声示：左乳房发育。

[中医诊断] 乳病。

[西医诊断] 男性乳腺发育症。

[中医辨证] 肾虚肝郁，气滞痰凝证。

［治则］补肾疏肝，化痰散结。

［处方及治疗经过］熟地黄 30g，鹿角粉 2g，橘核 30g，荔枝核 30g，麻黄 10g，白芥子 6g，王不留行 15g，茯苓 15g，丝瓜络 6g，远志 10g，台乌 10g，蒲公英 15g。7 剂，水煎内服，日 1 剂。喻文球教授嘱其服用药物的同时怡情释怀，以助药力之不及。

二诊（5 月 5 日）：1 周后复诊双乳房消退些许，胀痛不适感明显减轻，舌质红苔薄白，脉细弦，守方继服半月。

三诊（5 月 13 日）：双乳恢复如常，夜寐欠安。守方去蒲公英，加浙贝母 10g，柴胡 10g，香附 10g，山慈菇 10g。7 剂，如上法煎服。服药 1 周，乳房恢复正常，随访 1 个月未见反复。

［按语］男性乳腺发育症是男性体内雌、雄激素比例失调或其他器质性病变导致乳腺组织异常发育、乳腺结缔组织异常增生的一组疾病，常表现为乳房无痛性进行性增大或乳晕深部团状肿块，有时可伴疼痛或触痛，偶有乳汁样分泌物。本病属于中医"乳疬"范畴，多因肾气不足，肝失所养，气机不利，气滞痰凝而成，与肝、肾密切相关，治疗上以补肾疏肝、行气化痰为主，佐以健脾软坚散结。故化痰消乳方中熟地黄、鹿角补肾益精，鼓动阳气以祛阴邪；橘核专入肝经，与荔枝核合用理气疏肝、散结止痛；白芥子温阳化滞、消肿散结，王不留行活血消肿止痛，麻黄辛温散寒通滞；茯苓健脾化痰，丝瓜络活血通络化痰，蒲公英消肿散结，台乌温肾散寒、行气止痛，远志通气血之壅滞而消肿散结。全方共奏补肾疏肝、化痰散结之功，使肾气充，肝气畅，肿乳散。患者三诊时出现睡眠欠佳，系因思想负担过重而致，加用柴胡、香附以疏肝理气止痛，浙贝母、山慈菇加强化痰散结之功。本病例的整个诊疗过程体现了辨病又辨证的思想，临床疗效

显著。

十二、乳岩

验案 1

李某，女，15 岁，学生。初诊时间：1982 年 4 月 13 日。

[主诉] 左侧乳房肿块不痛 1 月余。

[现病史] 患者自诉 1 个月前洗澡时发现左乳房外上生一蚕豆大红色肿块，易出血，在某地医院行病理切片诊断为鳞状上皮细胞癌，现时流脓血水，精神萎靡，面色晦暗，心悸失眠，纳差，二便平，舌紫有瘀斑，苔黄，脉弱无力。

[查体] 左侧乳房外上象限可见一 1cm×2cm 大小的暗红色椭圆形肿块，表面不平，呈疣状增生，质地坚硬，边界不清，与皮肤及皮下组织粘连，活动度差，触之易出血，无压痛。

[中医诊断] 乳岩。

[西医诊断] 乳腺癌。

[中医辨证] 气血不足，正虚毒盛。

[治则] 调补气血，清热解毒。

[处方及治疗经过] 八珍汤加减：白花蛇舌草 20g，半枝莲 12g，石见穿 20g，党参 20g，当归 12g，熟地黄 12g，茯苓 12g，白术 10g，炙黄芪 15g，甘草 6g，陈皮 10g，合欢皮 10g，芍药 10g，五味子 6g，七叶一枝花 12g。

外治：纯白降丹研极细末，白开水调糊，涂于赘生物上，再盖太乙膏，每日换药 1 次。

二诊（4 月 20 日）：患者服药后精神纳食改善，左乳肿块脓血水较多，表面赘生物稍呈肉红色并萎缩。嘱续服上方 12 剂，每日至我院继用白降丹换药。

三诊（5月8日）：患者肿块明显变小，有少许黏液，表面赘生物基本消失。中药继服前方，另用白降丹与熟石膏按3∶7的比例配成七三丹，掺附于创面，外敷太乙膏，每日换药1次。

四诊（5月15日）：患者全身无明显不适，创面红活，有少许黏液。改九一丹继掺于创面，肿块平复，创面收敛。3日后停用丹药，单用太乙膏外贴，1周后结痂痊愈。

［按语］乳腺癌是女性常见恶性肿瘤之一，近年来发病率有逐年上升的趋势。西医治疗以手术为主，配合放化疗等综合治疗，但放化疗所带来的毒副反应非常明显。中医药治疗乳腺癌有着广泛的优势，从整体出发，调整机体气血、阴阳、脏腑的功能，在减轻放化疗所带来的毒副反应、提高生存率方面都具有重要的临床意义和广泛的应用前景。

乳腺癌属于中医"乳岩"范畴。中医学认为，肿瘤的形成是由于机体"正气不足而后邪气踞之"所致，"正气存内，邪不可干""壮者气行则已，怯者着而成病"，《外证医编》也有"正气虚则成积"的记载。正气包括气血，本案辨证属气血不足，正虚毒盛。用方以八珍汤加减，补益气血以扶正祛邪，加上白花蛇舌草、半枝莲、石见穿、七叶一枝花以解毒抗癌，陈皮、合欢皮、五味子健脾安神。另外，丹药在乳癌治疗中的运用值得探讨，降丹由水银、火硝、白矾、皂矾、硼砂、食盐、雄黄、朱砂制备而成，其主要化学成分是升汞（Hg_2Cl_2）和甘汞（$HgCl_2$），具有拔毒消肿、祛腐杀虫之效。白降丹有强烈的腐蚀性，现代药理研究发现其主要有抑菌、杀菌、促进白细胞增加和抑制基底细胞癌、鳞状细胞癌等作用。丹药在本案中疗效卓著，为以后乳癌的治疗研究提供了方向。

验案 2

李某，女，15 岁。1982 年 4 月 13 日初诊。

左侧乳房见一个蚕豆大小红色易出血赘生物，基底根部较硬，色暗红，在某医院病理切片诊断为鳞状上皮细胞癌。

外治法：纯白降丹研极细末，白开水调糊，涂于赘生物上，上盖太乙膏，每日换药 1 次。

第 2 日换药时，脓血水较多，而赘生物不减。

第 3 日换药时，脓血水较多，赘生物开始变肉红色，稍有消减。

第 4 ～ 7 日换药时，脓血水较多，赘生物色肉红并萎缩。

第 8 ～ 15 日换药时，脓液变为较为单纯脓液，较稠，脓量比前减少，赘生物消减大半。

第 16 ～ 20 日换药时，脓液为少许黏液，赘生物进一步萎缩。

第 21 ～ 25 日换药时，有少许黏液，赘生物基本消失。

第 26 ～ 28 日换药时，应用白降丹 3 份、熟石膏 7 份配成。七三丹掺附于创面，有少许黏液，创面红活。

第 29 ～ 33 日应用白降丹 1 份，熟石膏 9 份，配成九一丹的掺药，创面收敛。

第 34 ～ 36 日不用掺药，单用太乙膏贴，结痂愈好。

十三、甲状腺腺瘤

邹某，女，41 岁。初诊时间：1999 年 11 月 5 日。

[主诉] 喉结正中左侧长乒乓球大小肿块 2 年余。

[现病史] 2 年前发现喉结正中左侧有一蚕豆大肿块，在南昌大学第一附属医院行彩超示：甲状腺瘤，建议手术治疗，患者

迟疑未做，肿块渐增大至乒乓球大。近1个月来患者烦躁，易出汗，月经不调，先后不定期，行经时间较长，点滴不净，纳可，二便平，夜眠不安易醒。

［查体］喉结正中左侧可见 4cm×5cm 肿块，能随吞咽上下活动，表面光滑，质地中等，舌质红，苔偏黄，脉弦。

［中医诊断］肉瘿。

［西医诊断］甲状腺瘤。

［中医辨证］肝气郁结，痰瘀积聚。

［治则］理气解郁，软坚散结。

［处方及治疗经过］柴胡10g，香附10g，郁金10g，远志10g，浙贝母10g，黄连6g，陈皮10g，茯苓15g，玄参30g，生牡蛎30g，夏枯草30g，牛蒡子10g，丹参15g，党参15g，麦冬10g，五味子10g，菟丝子30g，法半夏10g，甘草6g。7剂，水煎服。

二诊（11月12日）：连服7剂后心烦出汗明显改善，肿块稍缩小，改服二陈汤合逍遥丸加玄参、牡蛎、夏枯草30剂。

三诊（12月20日）：患者睡眠改善，肿块消除大半。守上方继服30剂痊愈。

［按语］肉瘿是指发于喉结两旁，可随吞咽而上下移动的肿块，多因情志内伤，痰浊凝结而成。相当于西医的甲状腺腺瘤。多由忿郁恼怒或忧愁思虑日久，肝失条达，气机郁滞，津液失输，凝聚成痰，气滞痰凝，壅结颈前；或饮食失宜，脾失健运，痰湿内生，导致肝脾两伤，痰气互结，壅结颈前。或与妇女经带胎产生理特点有关；或由于情志、饮食等致病因素引起气郁痰结、肝郁化火、气滞血瘀等病理变化，故女性易患本病。本案属肝气郁结，痰瘀积聚。方中柴胡、香附、郁金、远志疏肝解郁；

二陈汤健脾化痰；玄参、生牡蛎、浙贝母化痰软坚；麦冬、党参、五味子、菟丝子滋阴益气；黄连、夏枯草、丹参、牛蒡子清热凉血、散结消痈。诸药合用，共奏理气解郁、软坚散结之功。

十四、唇癌

刘某，女，45 岁。初诊时间：2005 年 8 月 12 日。

[主诉] 右下唇红肿结块 5 月余。

[现病史] 患者 5 个月前右下唇出现黄豆大红肿结块，结痂脱皮，时有疼痛。至上海某医院病理切片诊断为口唇鳞状上皮细胞癌，经化疗 2 个月，肿块不见消减，欲寻求中医治疗。症见：精神不振，面色不华，右下唇肿块硬结，上有痂皮，皴裂出血，有异味，局部疼痛。张口困难，进食受阻，伸舌不利，喜流口水，头发基本脱落，纳差，便秘。舌质红，苔黄，脉数。

[查体] 右下唇可见 2cm×2cm 不规则形状肿块，质硬，表面有痂皮，开裂出血。颌下可触及数个肿大淋巴结。

[中医诊断] 黄唇。

[西医诊断] 唇癌。

[中医辨证] 脾胃湿热，毒瘀互结。

[治则] 清热解毒，化痰破瘀。

[处方及治疗经过] 清胃散加减：升麻 10g，黄连 6g，石斛 30g，僵蚕 10g，赤芍 10g，玄参 30g，牡蛎 30g，夏枯草 30g，干蟾皮 3g，蒲公英 20g，半枝莲 20g，石上柏 15g，石见穿 15g，牛膝 10g，火麻仁 30g。7 剂，每日 1 剂，煎 2 次服。

外治法：六神丸若干研细末，菜籽油调搽唇部肿块及肿大淋巴结，每日 3 次。

二诊（8 月 19 日）：患者唇部肿块稍变小，大便变软易解，舌红苔黄，脉数。上方加当归12g，七叶一枝花15g，再服15剂。继用六神丸菜油调搽。

三诊（9月14日）：患者精神可，纳食自如，唇部肿块逐渐萎缩变小，诸症均改善，随访至今未复发。

[按语] 茧唇，因其外形似蚕茧而得名，与现代肿瘤学唇癌的临床表现高度一致。茧唇是目前常见的口腔恶性肿瘤，其发病率占所有口腔肿瘤的第3位，西医学多采用放疗、化疗及手术疗法。中医对茧唇的治疗，多从脾胃论治。本案证属脾胃湿热、毒瘀互结，选方清胃散加减，升麻、黄连、石斛清胃热、养胃阴，赤芍、玄参、牡蛎、夏枯草化痰散结；僵蚕、干蟾皮、蒲公英、半枝莲、石上柏、石见穿、牛膝败毒抗癌；火麻仁润肠通便。六神丸外用清凉解毒，消炎止痛。内外并用获得意外临床疗效。

十五、扁平疣

蔡某，女，27岁，职员。初诊时间：2010年9月14日。

[主诉] 头面扁平丘疹4月余。

[现病史] 患者自诉缘于4个月前无明显诱因，额头发迹处出现三四个粟粒至黄豆大小扁平隆起，色淡红，伴瘙痒，未予重视。八月底去云南旅行之后加重，自用药膏未果。现症见：额头发迹处、两侧太阳穴附近及两颊后可见十余个黄豆大小扁平隆起，皮疹色红，散在分布，瘙痒不适，口干烦渴，二便平。

[查体] 舌质红，苔薄黄，脉浮数。

[中医诊断] 扁瘊。

[西医诊断] 扁平疣。

[中医辨证] 风热客表，热毒蕴肤。

[治则] 疏风清热，解毒消疹。

[处方及治疗经过] 自拟紫草蓝根消疣方：紫草20g，板蓝根15g，香附10g，木贼草10g，茵陈10g，马齿苋20g，天花粉15g，代赭石15g，生牡蛎15g，牛蒡子10g，金银花10g，桑叶10g，菊花10g。7剂，水煎内服，日1剂。

外治法：嘱患者自备乌贼骨一块，蘸取少量药汁外搽患处。

二诊（9月22日）：服药一周后复诊，已无新发皮损，原有皮损减退，疹痒缓解，口不渴，舌脉正常。继用上方，去天花粉、代赭石、茵陈，加白薇10g，玫瑰花10g。连服2周，皮损全部消退，随访1个月无新发皮损。

[按语] 扁平疣是临床皮肤科常见病，中医称之为"扁瘊""晦气疮"。西医学认为疣是因感染病毒引起的皮肤浅表良性赘生物，中医认为本病乃外感风热毒邪，或肝郁化火，兼夹外感，则热郁肌肤、气血不和所致，故紫草蓝根消疣方中桑叶、菊花、木贼草疏风散热，木贼草经现代药理研究证实有消炎抗病毒作用，治疗寻常疣、扁平疣效优；金银花、板蓝根、牛蒡子、紫草、马齿苋清热凉血、解毒透疹；香附疏肝理气，为气中之血药，舒畅气血之用；代赭石、生牡蛎平肝潜阳，合茵陈清利湿热，使下潜阳热之邪从下焦而解，《医学衷中参西录》称"善清肝胆之热，兼理肝胆之郁，热消郁开……"；天花粉清热生津、除烦止渴。诸药合之，标本兼顾，邪去而正不伤。

十六、荨麻疹

验案1

屈某，男，35岁，职工。初诊时间：2015年12月13日。

[主诉] 全身皮肤泛发红疹、风团伴痒反复22年。

[现病史] 患者12岁开始无明显诱因出现全身风团，时隐时

现，瘙痒难忍，诉其母亲亦有同样疾病，故未予特别重视，发作时自服息斯敏、西替利嗪、扑尔敏等药物。夏季可自行缓解，每因气候寒冷发病，双手下冷水及晨起吹寒风即诱发皮疹出现，皮疹为形状各异、大小不等的风团，保暖则皮疹可自行消散，消散后不留痕迹，皮疹时轻时重，迁延日久不愈，故寻求中医治疗。刻诊：颜面、双手皮肤隐约可见风团、抓痕，风团呈苍白色，遇寒风团发作，每日均有皮疹出现。面色无华，形体消瘦，怕冷乏力，有遗精阳痿病史，至今未育，纳可，大便时溏，小便平。

[查体] 全身皮肤红斑、风团、抓痕，风团呈苍白色，遇寒冷皮疹发作，消退后不留痕迹，皮肤划痕征（＋）。舌质淡，苔薄白，脉濡细。

[中医诊断] 瘾疹。

[西医诊断] 寒冷性荨麻疹。

[中医辨证] 脾肾两亏，营卫失调，风寒痰瘀搏结。

[治则] 温补脾肾，散寒和营，祛风止痒。

[处方及治疗经过] 鹿角霜 30g，熟地黄 20g，桂枝 10g，麻黄 6g，白芥子 6g，生姜 4 片，黄芪 15g，白术 10g，防风 10g，白芍 10g，刺蒺藜 15g，枫球子 12g，牡蛎 20g，甘草 20g，浮萍 10g。7 剂，每日 1 剂，煎 2 次服。

二诊（12 月 21 日）：服 7 剂后风团症状明显减轻。去桂枝继进 10 剂，皮疹基本无发作，怕冷乏力减轻，精神渐佳。效不更方，继服 1 个月。追访 2 年，患者诉偶在冬季极寒时发疹，但注意保暖即可消失。

[按语] 荨麻疹属中医"瘾疹"范畴，其发病与素体禀赋不耐（遗传性过敏体质）、外感风寒湿热诸邪及食海鲜发物致肠胃积热有关。寒冷性荨麻疹属于物理性荨麻疹的一种，其中家族性

发作者与家族遗传有关，较少见。喻文球教授认为肾虚是本病呈慢性反复发作、缠绵难愈的重要因素。本例患者有明确家族史，故属先天禀赋不耐。肾主先天，肾为卫气之根，脾为后天之本，脾肾阳虚，招致外感风寒，营卫不和，病久痰瘀互结于肌肤，内外之风同气相求，故风团出没难除。四诊合参，本例证属脾肾两亏，营卫失调，风寒痰瘀搏结于肌肤所致。治以补益脾肾、温通散寒、调和营卫、祛风止痒。用方阳和汤加减，鹿角霜、熟地黄温补脾肾，原方中的肉桂改桂枝，炮姜改生姜，以加强祛风散寒解表之力；玉屏风散可益气固表祛风，现代医学研究表明其具有增强细胞免疫功能的作用；桂枝、白芍调和营卫；刺蒺藜、枫球子、浮萍祛风止痒；牡蛎为矿物质药材，含钙，有抗过敏作用；甘草调和诸药且有抗炎、抗过敏和皮质类固醇激素样作用。在临床实践中，结合中医理论和中药药理研究成果来选择用药，有助于提高疗效。

验案 2

孙某，女，25 岁。初诊时间：2011 年 5 月 16 日。

［主诉］全身泛发红斑、风团伴瘙痒反复 10 个月，加重 1 周。

［现病史］患者自诉于 1 年前剖腹产得一子，2 个月后无明显诱因全身泛发红斑风团，瘙痒甚，其后每当劳累时则反复发作，缠绵不愈。曾多次应用中西药治疗（具体用药不详），病情能有所缓解，但不久即反复，故至喻文球教授处求治。临诊时症见：全身泛发大小不等淡红色风团，以上半身为多，散在分布，部分皮疹融合，剧痒，此起彼伏，劳累后病情加重，伴有神疲乏力，偶有眼花、睑结膜淡红等症，纳差，夜寐欠佳，二便可。

［查体］全身泛发大小不等、形态不一的淡红色风团，以

上半身为多，时隐时现，皮肤划痕征（＋）。舌质淡、苔薄，脉濡细。

［中医诊断］瘾疹。

［西医诊断］慢性荨麻疹。

［中医辨证］气血虚弱，营卫不和。

［治则］补气养血，调和营卫，祛风止痒。

［处方及治疗经过］八珍汤合新加平敏煎加减：柴胡、防风、乌梅、五味子、浮萍、路路通、川芎、当归、白芍、党参、白术、荆芥各10g，生地黄15g，茯苓12g，龙骨、牡蛎各20g，生黄芪30g，甘草6g。每天1剂，水煎，分2次服，治疗15天为1个疗程。

二诊（6月1日）：第1疗程结束后，症状有缓解，但不明显，仍发风团，瘙痒轻度缓解。在前方的基础上去浮萍、荆芥，加全蝎3g，蜈蚣2条，继服一疗程15天。

三诊（6月16日）：第2疗程结束时患者病情基本痊愈，无明显神疲乏力，不发风团，偶有瘙痒。按原方进行第3疗程治疗巩固疗效，追踪随访1年，病情未复发。

［按语］慢性荨麻疹是由于多种不同原因所致的一种常见皮肤黏膜、血管反应性疾病，西医学认为多为食物及添加剂、植物、药物、感染、动物、物理因素、内脏疾病、精神因素、遗传因素等所致。因病因复杂，治疗多棘手，目前西药疗效尚不满意，用药可控制，但停药则复发，易成慢性。患者因剧烈瘙痒而影响正常的工作与学习。

中医认为本病发作的内因多为禀赋不耐，气血虚弱，卫气失固；外因为风邪侵袭，或因食鱼虾、膏粱厚味化热动风；或因七情变化、虫积等诱发。其中风邪为致病的关键。本虚突出时，病情反复发作，缠绵难愈，表现为慢性荨麻疹。本案患者产后发病，气血虚弱，营卫失调，招致外风入侵，发为瘾疹。治以补气养血、调和营卫、祛风止痒，方用八珍汤合新加平敏煎加减，八珍汤补益气血；平敏煎（柴胡、防风、乌梅、五味子）疏风养营阴；本方亦暗含玉屏风散以益气固表；荆芥配防风辛温解表、祛风散寒；桂枝配白芍，桂枝气薄轻升，通阳而入卫分，白芍酸收敛阴，入营而和营血，两药配合，既入气分又入血分，使辛散而不耗阴液，酸敛又不敛邪，从而得以表邪解而里气和，营卫自调；浮萍、路路通疏风消肿；龙骨、牡蛎富含钙，可降低血管壁通透性以抗过敏。本案亦体现喻文球教授临床遣方用药灵活，方中有方，不拘泥于传统定式思维。

十七、湿疹

胡某，男，57岁。初诊时间：2010年8月17日。

[主诉] 阴囊红斑丘疹瘙痒反复3年。

[现病史] 患者自诉缘于3年前在锦江游泳后，阴囊部出现红斑丘疹，瘙痒不适，于当地医院求治，诊断为阴囊湿疹，应用激素及抗组胺药等治疗，效果欠佳，后辗转多方治疗未能获效，病情反复，迁延不愈，遂来我院求治。刻诊：阴囊皮肤浸渍肿胀、大量渗出，自用塑料袋盛起，每日约渗出300mL液体，身热自汗，渴喜热饮，气短乏力。

[查体] 阴囊皮肤浸渍肿胀、大量渗出，每日约渗出300mL液体，舌淡脉虚。

[中医诊断] 肾囊风。

[西医诊断] 阴囊湿疹。

[中医辨证] 脾虚不运，水湿停聚。

［治则］补气健脾，利水渗湿。

［处方及治疗经过］补中益气汤合五苓散加减：生黄芪15g，人参15g，炒白术15g，陈皮10g，炙甘草6g，当归8g，升麻10g，柴胡10g，茯苓10g，泽泻10g，猪苓10g，车前子10g，萆薢10g。7剂，每日1剂，煎2次服。

外治法：皮肤外洗1号方外敷。

二诊（8月24日）：患者服药后精神可，阴囊部渗出明显减少，瘙痒减轻，舌淡脉细。守上方续服7剂，青蛤散调麻油外敷。

三诊（8月31日）：患者服药后症状较前明显缓解，阴囊已无明显渗液，可见斑丘疹，仍感瘙痒。继续健脾利湿、疏风止痒之剂口服，处方：炒白术15g，陈皮10g，炙甘草6g，当归10g，茯苓10g，泽泻10g，猪苓10g，金银花10g，连翘15g，白鲜皮15g，荆芥10g，防风10g，地肤子10g，生黄芪15g，党参15g。7剂，水煎服。

四诊（9月7日）：患者阴囊部皮疹继续好转，稍感瘙痒不适，不影响睡眠，纳食可。守上方加减服用20余剂治愈，未再复发。

［按语］阴囊湿疹是临床上一种常见病，病情反复，不易根治，属中医"肾囊风"的范畴。西医学认为湿疹是变态反应性皮肤病，其发病机制与各种外因、内因相互作用有关。阴囊湿疹常法应用龙胆泻肝汤治疗，乃据足厥阴肝经循少腹绕阴器，少腹及阴器为肝经所主。喻文球教授分析此患者病久之，疾病已传变，《金匮要略》曰："上工治未病，见肝之病，知肝传脾，当先实脾。"本病因湿热久恋，耗伤气血，伤败脾胃，导致正气亏损，病情反复，迁延不愈，故拟补中益气汤合五苓散加减。纵观全方

生黄芪、人参、炒白术、炙甘草（四君子）益气健脾，恢复正气；陈皮理气和胃，使补而不滞；少佐升麻、柴胡升阳举陷，协助四君以升提下陷之中气；茯苓、泽泻、猪苓、车前子、萆薢利水渗湿以消肿；当归活血通络。全方利水渗湿以治标，补气健脾以治本，辨病又辨证，故病痊愈。

十八、黄褐斑

验案 1

杨某，女，46 岁。初诊日期：1983 年 4 月 5 日。

[主诉] 颜面部出现对称性褐色斑片 1 年。

[现病史] 患者自诉 1 年前因单位加班较忙休息不够，继而出现多梦多汗、心烦、便干、手足心热，中医内科诊断为更年期综合征，用药后效果不显，颜面部出现对称性褐色斑片，同时伴有四肢末梢不温，时有便溏，经期不准、量少。

[查体] 以鼻为中心，对称分布褐色斑片，呈花斑状，无自觉症状。舌质暗，舌体微胖，脉沉缓。

[中医诊断] 黧黑斑。

[西医诊断] 黄褐斑。

[中医辨证] 肝肾阴虚，气血失和。

[治则] 滋补肝肾，理气和血。

[处方及治疗经过] 熟地黄 15g，山萸肉 15g，女贞子 15g，旱莲草 15g，当归 10g，丹参 15g，赤芍、白芍各 15g，白术 10g，茯苓 10g，香附 10g，柴胡 10g，枳壳 10g，益母草 10g，陈皮 10g，白附子 15g。7 剂，日 1 剂，水煎服。

二诊（7 月 9 日）：患者服上方后烦热、便溏有好转，大便成形，日行一次。面部色斑有所改善，自觉面部发热，口干。故前方去陈皮、茯苓加青蒿 15g，地骨皮 15g，续服 15 剂。

三诊（7 月 24 日）：自觉症状均有好转，面部褐斑已大片消退，面部红润，经量正常，夹少许血块。故上方去青蒿、地骨皮，加木香 10g，茯苓 10g，再服 15 剂。

四诊（8 月 8 日）：患者面部色斑基本消退。守上方续服 7 剂巩固疗效，随访 3 个月未复发。

[按语] 黄褐斑属于中医学"黧黑斑""肝斑"等范畴。中医认为多因肾阴不足，水衰火旺，肾水不能上承，肾主黑色，黑色外泛主肾病。正如《外科正宗》所述："黧黑斑者，水亏不能制火，血弱不能华面，以致火燥结成黑斑，色失不深。"或因肝郁气滞，郁久化热，灼伤阴血，皆能使肾色外露，使面部颜色黧黑。如《医宗金鉴》所述："皯黯（黧黑）如尘久始暗，原于忧思抑郁成。"所以用熟地黄、山茱萸、女贞子、旱莲草滋阴补肾，茯苓、白术健脾渗湿以祛肾浊，当归、白芍养血敛阴，柴胡、香附、枳壳、陈皮疏肝理气，丹参、赤芍、益母草养血活血调经，白附子燥湿化痰、祛风，善行于头面部，行药势。

验案 2

李某，女，35 岁。初诊时间：2011 年 8 月 10 日。

[主诉] 面部弥漫性深褐色斑 5 年。

[现病史] 患者自述近 5 年来颜面部出现褐色斑片，伴急躁易怒，胸胁胀闷不适，月经先后不定期，经前乳房胀痛，经后缓解，口苦口干，纳食不香，耳鸣，二便平。

[查体] 面部弥漫性深褐色斑，口眼周围明显，色斑边界清楚。舌质淡红，舌苔少，脉弦细。

[中医诊断] 黧黑斑。

[西医诊断] 黄褐斑。

［中医辨证］肝郁气滞，脾肾亏损。

［治则］疏肝理气，健脾益肾，化浊消斑。

［处方及治疗经过］逍遥散加减：柴胡 10g，当归 10g，白芍 12g，黄芩 10g，炒白术 10g，甘草 6g，薄荷 6g（后下），茯苓 15g，菟丝子 30g，女贞子 15g，白芷 10g，益母草 20g，白花蛇舌草 20g，僵蚕 10g，法半夏 6g，陈皮 10g。10 剂，每日 1 剂，分 2 次服。同时给病人心理疏导及饮食起居调护指导。

二诊（8 月 20 日）：服药 10 剂，面部色斑开始消减，色斑边缘不清淡化，胸胁胀满症状明显好转，胃脘稍有不适，舌脉同前。加用山楂 12g 以活血消食，守前方继服 10 剂。

三诊（8 月 31 日）：患者色斑基本消除，面色明显好转，滋润有光泽，心情好转，诸症平息。随访 1 年未见复发。

［按语］黄褐斑的发生原因可能与内分泌障碍有关，多数患者妊娠后发病或伴月经不调、盆腔炎及卵巢、子宫的疾患，或长期服用避孕药等，也可继发于某些慢性肝病、神经衰弱、慢性结肠炎等疾病；此外，盲目地乱用化妆品，也同样可引起本病。中医学认为，肝郁气滞、脾肾亏损的黄褐斑是由于肝郁肾虚，脾虚生湿，气血瘀滞，湿瘀交阻于患处，使患处的气血失和而发病。因而使用逍遥散合二陈汤着重疏肝解郁、健脾祛湿以消斑，并加入益母草活血化瘀、调经消斑；菟丝子、女贞子调补肝肾；白花蛇舌草、白芷、僵蚕祛风化痰消斑。本案着重疏肝、健脾、补肾、调经，辅以活血化瘀，调节内分泌，增加患处的血液循环，改善患处的营养，从而达到祛斑的作用。

十九、皮肤黑变病

验案 1

患者刘某，男，16 岁。初诊时间：2013 年 5 月 11 日。

[主诉] 患者头颈、手足背皮肤发黑、脱皮、肥厚性改变 3 年余。

[现病史] 患者自诉头颈项、手上曾作痒，因自搽花露水引起皮肤发黑、脱皮、肥厚性改变，皮肤干燥，食纳可，夜寐安，二便平。既往有过敏性鼻炎病史。

[查体] 颈项、手足背皮肤发黑脱屑、干燥粗糙肥厚，边界不清。舌质红苔微黄，脉细弦。

[中医诊断] 黧黑干黯。

[西医诊断] 皮肤黑变病。

[中医辨证] 营卫不和，热毒阻络。

[治则] 调和营卫，解毒通络。

[处方及治疗经过] 麻黄桂枝各半汤合小建中汤加减：麻黄 6g，桂枝 10g，白芍 12g，生姜 3 片，大枣 6 枚，胶饴 30g，甘草 6g，当归 10g，火麻仁 20g，刺蒺藜 10g，野菊花 10g，苍术 10g，灯盏花 10g，凤尾草 20g，蛇蜕 6g，蝉蜕 6g。7 剂水煎内服，日 1 剂。

二诊（5 月 18 日）：患者精神可，皮肤黑色减退，舌质红苔薄黄，脉细弦。守原方加蛇床子 20g，7 剂，如上法煎服。

三诊（5 月 25 日）：患者症状同前，舌质红苔薄黄，脉细弦。处方：麻黄 6g，桂枝 10g，白芍 10g，甘草 6g，灯盏花 10g，刺蒺藜 15g，扁豆 20g，白薇 10g，白芷 10g，茯苓 15g，薏苡仁 20g，白花蛇舌草 15g，杭菊 10g，蛇蜕 6g，远志 10g。7 剂，如上法煎服。

四诊（6月1日）：患者精神可，黑色较前明显消退，舌质红苔薄黄，脉细弦。处方：麻黄10g，桂枝10g，白芍12g，灯盏花10g，丹参15g，刺蒺藜15g，扁豆20g，玫瑰花10g，茯苓15g，白花蛇舌草20g，马齿苋20g，蛇蜕6g，远志10g，益母草20g，熟地黄20g。7剂，如上法煎服。

五诊（6月8日）：患者精神可，颈口黑斑消退，足背上丘疹作痒，舌质红苔薄黄，脉细弦。处方：灯盏花10g，白薇10g，白花蛇舌草30g，刺蒺藜15g，杭菊10g，桑白皮10g，茯苓15g，扁豆20g，僵蚕10g，白芷10g，丹参10g，益母草20g，玫瑰花10g，马齿苋30g，远志10g。7剂，如上法煎服。服药后，病痊愈，随访半年病情无反复。

[按语] 皮肤黑病变是指颜面或躯干、四肢发生灰黑色斑片的色素代谢性皮肤病。本病可发生于任何年龄，日晒后加剧，病程缓慢，皮损对称分布。《医宗金鉴·外科心法要诀》曰："初起色如尘垢，日久黑似煤形，枯暗不泽，大小不一……由忧思抑郁、血弱不华、火燥结滞而生于面上。"该患者素体禀赋不耐，营卫失调，脾胃不和，运化水谷精微欠佳，致气血亏虚，颜面等处皮肉失去营养而生黑斑；脾失健运，生湿生痰，郁而化热或复染毒邪，郁阻于肌肤经络，致肌肤失养更甚。《伤寒论》麻黄桂枝各半汤（此处去杏仁、大枣）调和营卫，使浅表经络通畅，方中桂枝、麻黄用量为5：3，桂枝大于麻黄，则通达玄府，开达腠理，发汗解表。生姜助麻黄、桂枝解表散寒。麻黄宣肺降肺。芍药益营和卫，与麻黄、桂枝合用，发汗解表而不伤营阴。甘草益气和中，充荣营卫。小建中汤意在温中健脾益营卫气血，散寒化湿以祛黑斑。营卫不合，肌肤失养，故用当归、火麻仁补肾助

阳、润燥通便，苍术燥湿健脾，蛇蜕、蝉蜕解毒驱风通络，刺蒺藜散风行血，野菊花清热解毒、疏风平肝，凤尾草清热利湿解毒，灯盏花解毒祛风除湿、活血化瘀、通经活络。共奏调和营卫、解毒通络之功。三诊中加用扁豆、薏苡仁、茯苓健脾，白花蛇舌草、杭菊使清热解毒之力更甚，白薇、白芷是以白养面，是中医学取类比象思维的运用，远志功擅通气血之壅滞。后期需活血散瘀，五诊时方中加用丹参、益母草活血调经，马齿苋具清热解毒之功，玫瑰花舒气活血、柔肝养颜。麻黄桂枝各半汤的运用几乎贯穿整个诊治中，并随初期除湿，中期加强清热解毒之力，后期活血通络之力更甚，使营卫和，脾胃健，热毒去，气机畅，经络通，肌肤白，则病痊愈矣。

验案 2

吴某，男，74 岁。初诊日期：2004 年 2 月 10 日。

[主诉] 双手及胸部皮肤变黑 1 年。

[现病史] 患者自述 1 年前双手及胸部皮肤变黑，伴有蚂蚁爬行感，手掌部发热，腰痛，眼睛发热不适，未用药治疗。

[查体] 双手及胸部皮肤变黑，患处出现皮肤轻度的凹陷性萎缩。舌红苔薄黄，脉浮数。

[中医诊断] 黧黑干黯。

[西医诊断] 皮肤黑变病。

[中医辨证] 气滞血瘀，经络阻塞。

[治则] 活血祛风，理气通络。

[处方及治疗经过] 青蒿 10g，薏苡仁 30g，生地黄 15g，金银花 15g，白芷 10g，刺蒺藜 15g，杭菊 10g，当归 10g，川芎 10g，红花 10g，滑石 15g，生甘草 6g，穿山甲 6g，首乌藤 15g，枳壳 10g，桃仁 10g。7 剂，每日 1 剂，煎 2 次服。

二诊（2月17日）：患者服药后变黑的皮肤蚁行感较前减轻，手掌、眼睛发热较前缓解，守上方续服7剂。

三诊（2月24日）：患者仍感腰痛，变黑的皮肤颜色变淡，蚁行感较前减轻，手掌、眼睛无发热。守上方去青蒿、杭菊、银花、滑石，加丹参15g，补骨脂15g，桑椹子15g，续服7剂。

四诊（3月2日）：患者腰痛较前明显缓解，双手及胸部变黑的皮肤颜色继续较前变淡，精神可。守上方加减服用50余剂，变黑的皮肤基本转为正常，随访3个月未复发。

［按语］本案患者高龄，皮肤蚁行感，辨证为气滞血瘀、经络阻塞。方用桃仁、红花、当归、川芎、生地黄养血活血，穿山甲活血散结，滑石、青蒿、薏苡仁、白芷以白治黑；金银花、刺蒺藜散风行血，杭菊、枳壳疏肝行气；首乌藤疏风通络。诸药合用，起到活血祛风、理气通络以消斑之功效。

二十、小棘苔藓

黄某，男，11岁。初诊时间：2013年4月27日。

［主诉］颜面颈项红斑丘疹脱皮伴痒5月余。

［现病史］患者自诉缘于5个月前无明显诱因面部瘙痒、脱皮。刻诊：面部红斑丘疹、脱皮肿胀、结痂，颈项背部对称分布红斑丘疹成片，食纳可，夜寐安，二便平。

［查体］面部红斑、丘疹、脱屑、肿胀、结痂，颈项背部红斑丘疹，丘疹成片对称分布，丘疹中央可见一细小角质小刺，舌质红苔薄白，脉细弦。

［中医诊断］小棘苔藓，牛皮癣。

［西医诊断］小棘苔藓，神经性皮炎。

［中医辨证］脾虚湿热证。

［治则］健脾化湿清热。

［处方及治疗经过］四君子汤合清胃散加减：南沙参 15g，炒白术 6g，茯苓 10g，生甘草 6g，升麻 10g，川连 6g，生石膏 15g，川牛膝 6g，荆芥 10g，钩藤 5g，夏枯草 5g，赶黄草 5g，丹参 15g，紫草 15g，马齿苋 15g。7 剂，水煎内服，日 1 剂。

二诊（5 月 4 日）：上症明显改善，红斑、丘疹、鳞屑减少。舌质红苔薄白，脉细。继以上方加青蒿 6g，7 剂，如上法煎服。

三诊（5 月 11 日）：上症进一步改善，红斑、丘疹、鳞屑进一步减少。舌质红苔薄黄，脉细。处方：南沙参 15g，炒白术 6g，茯苓 10g，生甘草 6g，赶黄草 5g，青蒿 10g，薏苡仁 15g，生地黄 15g，川连 5g，滑石 20g，金银花 10g，马齿苋 15g，野菊花 6g，钩藤 6g，荷叶 6g。本方如上法煎服 21 剂。

四诊（6 月 8 日）：症状基本消退，舌质红苔薄白，脉细。处方：南沙参 20g，炒白术 10g，茯苓 10g，生甘草 6g，赶黄草 5g，青蒿 10g，薏苡仁 30g，生地黄 15g，金银花 10g，当归 10g，火麻仁 15g，垂盆草 15g，益母草 20g，马齿苋 30g，荷叶 6g。7 剂，如上法煎服。

五诊（6 月 22 日）：皮疹已得到控制，舌质红苔薄白，脉细。处方：南沙参 20g，炒白术 10g，茯苓 12g，生甘草 5g，青蒿 10g，薏苡仁 20g，生地黄 10g，金银花 10g，蝉蜕 5g，夏枯草 6g，赶黄草 5g，垂盆草 15g，马齿苋 20g，荷叶 10g，15 剂，如上法煎服。服药后，皮损已得到控制，随访 3 个月未见反复。

［按语］小棘苔藓样变多见于儿童，皮损为针尖大小的毛囊性小丘疹，正常皮色或呈淡红色，每个丘疹中央有一很细的角质小刺。中医认为，本病因脾湿内蕴，湿聚成痰，郁阻肌肤；或因脾虚日久，气血生化乏源，血虚燥从内生，肌肤失于荣养而致。

患儿脾常不足，脾虚生湿化热酿毒而成，治宜健脾除湿为要。南沙参、炒白术、茯苓、生甘草（四君子汤）益气健脾治本，升麻、川连、生地黄、生石膏、川牛膝（清胃散去当归、牡丹皮）能泻心与脾胃之火，加用活血祛瘀之丹参、清暑利湿之荷叶、健脾利水渗湿之薏苡仁。根据时令加用苦寒清热，辛香透散，善使阴分伏热透达外散，兼有解暑作用之青蒿，体现了喻文球教授因时制宜之思想。另外，灵活选用金银花、马齿苋、野菊花、夏枯草、紫草等清热解毒药，诸药合之，标本兼顾，使疾病向愈。

二十一、酒糟鼻

黄某，女，43岁。2014年6月10日初诊。

[主诉]颜面潮红起疹伴痒3年余。

[现病史]自述近3年来面颊、鼻部潮红，遇热或情绪激动时加重，伴起红色丘疹，自觉微痒，曾寻求中西医多方治疗，均诊断为酒糟鼻，口服外搽多种药物，久治不愈，故前来就诊。现症见：面颊、鼻尖红斑，心烦易怒，口干口苦喜冷饮，月经先期，大便数日一行难解，小便黄。

[查体]鼻部、双面颊、下额部潮红，伴毛细血管扩张，皮肤油腻，毛囊口扩张。舌红苔白，脉弦滑。

[中医诊断]酒糟鼻。

[西医诊断]酒糟鼻。

[中医辨证]肺胃蕴热，血热郁结。

[治则]清肺胃热，凉血活血。

[处方及治疗经过]升麻10g，川连30g，桑白皮15g，地骨皮15g，黄芩10g，生栀子10g，薏苡仁15g，山楂10g，玫瑰花15g，鸡冠花15g，石膏20g，知母10g，益母草20g。14剂，水

煎服。

2014年6月17日二诊：现大便通畅，潮红减轻。上方加槐花30g，再服14剂。

2014年7月1日三诊：面部潮红减退明显，月经正常。继服14剂收功。

[按语]酒糟鼻好发于中年妇女，根据病情发展，可分为红斑期、丘疹脓疱期、鼻赘期。红斑期患者鼻部发红发亮，多辨证为肺胃蕴热。治宜清宣肺胃湿热，凉血活血。本例患者即属此型，其面部潮红、口干苦、喜冷饮、大便干、小便黄均为肺胃蕴热之象。方中以石膏、知母、黄连、黄芩、桑白皮、地骨皮、生栀子清肺胃之热，薏苡仁、山楂健脾利湿，鸡冠花、玫瑰花活血理气，合升麻引药上行，益母草为调经之药，因西医学认为本病与女性内分泌有一定关系，故用此药以调节内分泌。全方配伍精巧，且借鉴西医学知识，使之有的放矢，故而收效较佳。

二十二、脂溢性脱发

刘某，男，45岁。2013年6月22日初诊。

[主诉]脱发1年余。

[现病史]患者自诉缘于1年前开始脱发，晨起于枕巾上能见到掉发20～30根，由少到多，用手轻摸即脱，洗发时脱发更严重，曾到各院求治，中西医治疗半年无效，遂来我院求治。症见：头发脱落，伴烦躁不安，胸胁胀闷，头目胀痛，渴不能饮，胃纳欠佳，大便稀溏。

[查体]头部毛发稀疏，头顶部毛发所剩不多，头皮油腻，头屑多。舌质暗红，苔黄腻，脉弦滑。

[中医诊断]发蛀脱发。

［西医诊断］脂溢性脱发。

［中医辨证］湿热郁结，血滞不畅，毛发失养。

［治则］清热除湿，补中通窍，养血生发。

［处方及治疗经过］黄柏10g，茯苓15g，萆薢10g，茵陈10g，白术10g，石菖蒲15g，蚕砂10g，赤芍10g，丹参20g，木瓜10g，天麻10g，何首乌20g，旱莲草15g，桑椹20g。水煎服，日1剂，分2次服。

2013年6月29日二诊：服药后患者精神可，头发油腻较前稍缓解，头屑多，感瘙痒，舌脉同前。守前方加侧柏叶15g，白鲜皮15g清热利湿止痒，续服7剂。

2013年7月5日三诊：服药后症状好转，脱发减少，精神可，舌红、苔黄、脉弦。守上方去蚕砂续服7剂。

2013年7月12日四诊：服药后脱发明显减少，已长出少许新发，头皮油腻减轻，头屑减少，纳可，二便平，舌脉同前。守上方加减续服3个月，头发长如常，随访2个月病情无反复。

［按语］患者湿热内蕴，易阻滞气机，气滞则血瘀，血液运行失常而失其濡养作用，故治疗本病以除湿清热祛脂为先。对于皮脂腺分泌旺盛而头发油腻、湿热偏重的油性脂溢性脱发，可选加荷叶、生山楂、土茯苓、薏苡仁、茵陈以加强清热除湿祛脂之力；头皮瘙痒甚，加地肤子、白鲜皮、僵蚕以祛风止痒。久病必瘀，久病入络，故同时应活血化瘀通络，喻文球教授常用桃仁、红花、当归、赤芍、丹参等活血化瘀通络之品，使血运正常而发挥血液正常的濡养作用，正如王清任在《医林改错》中说："不知皮里肉外血瘀，阻塞血路，新血不能养发，故发脱落不生；无病脱发，亦是血瘀。"侧柏叶为喻文球教授经验用药，有祛油腻、生发之功。本案喻文球教授不拘常法，采用清热除湿、祛瘀通

窍、养血生发之法，体现老师治病的灵活性、多样性。

二十三、闭汗症

患者李某，于 2013 年 6 月 5 日就诊。

[主诉] 全身大部分皮肤闭汗 1 周。

[现病史] 患者诉因天气酷热难耐洗冷水澡，遂全身大部分皮肤不出汗，皮肤干燥，于当地诊所治疗，疗效不显，遂转诊江西省中医院国医堂门诊处。刻诊：患者神志清，精神差，时有烦躁不适感，全身大部分皮肤不出汗，皮肤干燥，乏力肢软，遇热心悸，口苦心烦，夜寐欠安，大便日 1 ~ 2 次，稍有便溏。

[查体] 口唇发绀，皮温高，可见皮肤上汗腺呈粟粒样突起。舌质红苔黄腻，脉细弦。

[中医诊断] 闭汗症。

[西医诊断] 闭汗症。

[中医辨证] 阳虚寒凝经脉证。

[治则] 补阳散寒，温经通阳。

[处方及治疗经过] 麻黄汤合生脉饮加减：麻黄 10g，桂枝 10g，杏仁 10g，白芍 12g，甘草 6g，党参 10g，麦冬 10g，五味子 10g，远志 10g，石菖蒲 10g，郁金 10g，柴胡 10g，栀子 6g，红景天 6g，熟地黄 20g。7 剂，每日 1 剂，水煎服。并嘱患者不要淋雨，远离空调，戒酒。

二诊（6 月 12 日）：7 剂后疗效不显，喻文球教授分析寒邪已入少阴，遂以麻黄汤加细辛加减治疗，药用麻黄 10g，桂枝 10g，杏仁 10g，白芍 12g，甘草 6g，细辛 3g，远志 10g，郁金 10g，蝉蜕 6g，桑白皮 15g，7 剂，如上法煎服。

三诊（6 月 19 日）：患者诉头面颈部已有汗出，身上仍无汗出。此是药力稍弱之故，需用伤寒少阴证的麻黄附子细辛汤以温经解表，方用麻黄附子细辛汤合桂枝汤加减，处方：麻黄 10g，制附子 10g，细辛 3g，桂枝 10g，杏仁 10g，甘草 6g，白芍 12g，生姜 3 片，大枣 10 枚，荷叶 6g，石菖蒲 6g，远志 10g，夏枯草 6g，郁金 10g，红景天 6g，7 剂，如上法煎服。

四诊（6 月 26 日）：患者诉上身有汗出，头上汗出如常，舌质红苔薄白，脉细弦。药中病机，治守原意，守上方加减治疗，处方：麻黄 10g，制附子 10g，细辛 3g，荷叶 10g，桂枝 10g，杏仁 10g，甘草 6g，白芍 10g，生姜 3 片，大枣 10 枚，石菖蒲 10g，远志 10g，夏枯草 10g，玉竹 10g，白薇 10g，薄荷（后下）6g，灯盏花 10g，7 剂，如上法煎服。

五诊（7 月 3 日）：患者心胸，肩背有汗出，手足无明显汗出现象，舌质红苔微黄，脉细弦。此亦为好转迹象，因感暑湿邪而致，故用麻黄附子细辛汤合藿香正气水加减治疗，处方：麻黄 10g，制附子 10g，细辛 3g，藿香 10g，大腹皮 10g，紫苏 12g，茯苓 15g，法半夏 10g，生姜 3 片，白蔻仁（后下）6g，桂枝 10g，白芍 12g，红景天 6g，杏仁 10g，灯盏花 10g，郁金 10g，夜交藤 15g，远志 10g，五加皮 12g，桑白皮 15g，7 剂，如上法煎服。

六诊（7 月 10 日）：患者精神状况较前明显好转，上半身有汗出，肩背部全湿衣，舌质红苔微黄，脉细弦。守方加香薷 10g，予 7 剂。

七诊（7 月 17 日）：患者诉躯干头面有汗粒，四肢稍差些，舌质红苔微黄腻，脉细弦。继以藿香正气丸合麻黄附子细辛汤加减，处方：麻黄 10g，制附子 10g，细辛 3g，藿香 10g，白蔻仁（后下）6g，桂枝 10g，白芍 12g，茵陈 10g，杏仁 10g，灯盏花

10g，天山雪莲 3g，生甘草 6g，香薷 10g，紫苏 12g，荷叶 10g，7 剂，如上法煎服。服毕已告汗出如常，随访 3 个月病情无反复。

[按语] 闭汗症，也称无汗症（即获得性汗腺分泌受阻症），为皮肤表面局限性或全身性无汗或少汗。人体之热量的散发大部分依靠皮肤，皮肤散热主要靠汗腺分泌汗液的蒸发，汗液分泌受阻，致体内热量无法散失而堆积，从而导致发热。本病因患者突然洗冷水澡，太阳经脉受寒，直中少阴，使阳气不能达表，阴阳之气不相顺接，阳气不能加于阴，导致汗不能出。故用《伤寒论》之麻黄汤只能祛除太阳膀胱经之邪，需用伤寒少阴证麻黄附子细辛汤始能奏效。《伤寒论》言："少阴病，始得之，反发热脉沉者，麻黄附子细辛汤主之。"因此，在治疗时准确辨识病位病性，进而辨证选方，尤为重要，不必拘泥于一方。如刘爱民教授运用麻黄附子细辛汤开创温阳散寒法治疗银屑病的先河。

二十四、红斑狼疮

验案 1

潘某，29 岁，女。初诊时间：1992 年 9 月 23 日。

[主诉] 患系统性红斑狼疮 1 年余，加重伴发热 1 周。

[现病史] 患者一贯月经多，每次行经 1 周以上，经常头昏眼花，全身乏力，关节酸痛。一年前经省某医院确诊为系统性红斑狼疮。现每日发热，烦躁，口渴喜冷饮，大便干燥，小便量少，面部有蝶形红斑，关节、肌肉酸痛，心悸气促，胸闷，脉细数，舌质红，苔薄黄。

[查体] 体温 38.5 ～ 39℃。

[中医诊断] 红蝴蝶疮。

[西医诊断] 系统性红斑狼疮。

［中医辨证］阴精亏损，热毒炽盛。

［治则］清热凉血，养阴通络。

［处方及治疗经过］生玳瑁10g，白茅根30g，赤芍10g，丹皮10g，生地黄15g，花粉15g，板蓝根30g，白花蛇舌草30g，川连3g（冲），丹参10g，秦艽15g，鸡血藤15g。7剂，水煎服，日1剂。

二诊：患者发热退至37.5℃，心烦心悸好转，关节、肌肉酸痛缓解，面部红斑减退，口渴减轻。原方去生玳瑁继服7剂，诸证基本平息。

［按语］患者素因月经过多，耗伤精血，以致阴精亏损。阴不胜阳则热毒炽盛，热邪伤肺胃之阴，故口渴、喜冷饮、大便干；热邪伤肾阴，故小便少、发热不退；热伤心阴，心神失养，故心烦心悸；热壅胸中，宣降失利，故气促胸闷；热性上炎，迫血妄行，故颜面有蝶形红斑；热结成毒，毒性黏滞，故发热绵延不止；关节、肌肉疼痛，为毒热阻塞经络所致。本案以犀角地黄汤清热凉血，用生玳瑁易犀角之缺；辅以板蓝根、白花蛇舌草清热解壅滞之毒，以免热去而毒留致再次火毒燔炽；加川连清心除烦；加天花粉合生地黄养肺胃之阴而除口渴；加白茅根渗利导热；加秦艽、鸡血藤、丹参活血化瘀而通热毒阻滞之络。方用犀角地黄汤乃毒热在营血之治；加解毒通络之品是使毒邪与热邪同解，络通则肌肤、关节及脏腑得养；加重养阴生津之品，是以滋阴壮水而使火热潜降。

验案2

许某，女，20岁。初诊日期：2003年8月16日。

［主诉］发现系统性红斑狼疮3年。

［现病史］患者素体虚弱，3岁患小儿肺炎，8岁患伤寒病，

7年前先患盘状红斑狼疮，3年后经临川某医院确诊为系统性红斑狼疮，伴月经不调、肝肾损害及雷诺征，从1998年起，在临川某医院用西医方法治疗，其中地塞米松片每日7.5mg口服，但激素一减病情就加重，故患者及家属求治于中医。

［查体］月经基本正常，肝功能恢复正常，雷诺征发作减轻，次数减少，饮食一般，失眠多梦，乏力，关节疼痛，上肢及颜面尚有轻度水肿性红斑，面部盘状溃疡已愈，但口唇仍有溃疡，大便每日数次不爽，小便量少而黄，苔微黄，舌尖红，舌体微胖，脉沉细。

［中医诊断］红蝴蝶疮。

［西医诊断］系统性红斑狼疮。

［中医辨证］气阴亏损，经络阻塞。

［治则］气阴双补，活瘀通络。

［处方及治疗经过］生黄芪10g，党参10g，茯苓10g，菟丝子10g，女贞子30g，枸杞子15g，车前子15g，鸡血藤15g，丹参15g，秦艽15g，首乌藤30g，莲子心10g，合欢皮20g，当归10g。7剂，水煎服，每日1剂。地塞米松片每日7.5mg口服。

二诊（8月23日）：患者服药后症状缓解，精神好转，失眠多梦、乏力、关节疼痛等症状改善，大便日行2次。守上方续服14剂，减地塞米松片为每日6.5mg口服。

三诊（9月6日）：患者症状继续好转，激素减量没有出现症状加重，一般情况可。守上方续服14剂，减地塞米松片为每日5mg口服。

四诊（9月20日）：患者症状没有加重，精神可，纳可，睡眠安静，颜面部红斑变淡，偶发雷诺征。守上方加减服药50余剂，地塞米松片每日1.5mg口服，病情控制稳定。

［按语］患者素体多病致气阴亏损，发生系统性红斑狼疮。现气阴亏损尚未完全恢复，气虚则力不足运行其血则可瘀滞；精血虚，血不充则流而不畅，亦可致瘀。气血瘀滞，经络不畅，故有关节、肌肉疼痛及雷诺征；又阴精亏损，虚火上炎无制，故有面部红斑及口腔溃疡。张景岳曰："善治精者，能使精中生气；善治气者，能使气中生精。"本案喻文球教授用气阴双补法，补阴精以化阳气，补阳气以生阴精，补气不离滋阴，既补气阴之双亏，又能促使气阴的相互转化，阴虚得补则虚火有制，阴血得补则血充脉道流畅，阳气得补则行于诸末。加活血通络之品，通达因虚之滞，则气血畅通，自然痹阻解除，红斑能散，坏死复生，溃疡能敛。

验案 3

　　王某，女，35 岁。初诊日期：1992 年 5 月 10 日。

　　［主诉］发现系统性红斑狼疮 3 年。

　　［现病史］患者从 1970 年起四肢关节疼痛，1979 年经某医院诊断为风湿病，1984 年患肝炎，1989 年 9 月经某医院确诊为系统性红斑狼疮，一直服用激素治疗。今全身浮肿，面部有水肿性红斑，纳差，乏力，肢软，肌肉关节疼痛，腰痛，眼花耳鸣，脱发，腹胀便溏，尿少，月经不调。

　　［查体］颜面部水肿性红斑，尿化验：蛋白（+++），舌苔白腻，舌质淡，舌体胖嫩，边有齿印，脉沉细。

　　［中医诊断］红蝴蝶疮。

　　［西医诊断］系统性红斑狼疮。

　　［中医辨证］脾肾两虚，湿毒留恋所致。

　　［治则］补气益精，利湿解毒。

　　［处方及治疗经过］生黄芪 15g，党参 10g，白术 10g，茯苓

10g，菟丝子 10g，女贞子 15g，车前子 15g，鸡血藤 15g，鸭跖草 15g，萹蓄 15g，瞿麦 15g，石韦 15g，白茅根 30g，秦艽 15g。7 剂，水煎服，每日 1 剂。强的松片 40mg/d。

二诊（5 月 17 日）：患者服药后症状好转。守上方配合激素治疗 1 个多月，水肿消失，面部水肿性红斑消除，月经基本正常，诸症显著缓解，尿检查：蛋白（＋）。

[按语] 本病由风湿热毒之邪久恋，耗伤阴精所致。肾为先天精之本，脾为后天精之源，精亏则脾受损，精亏则阳气生化无源，脾虚不制水则水湿泛滥，肾虚气化不利故浮肿、尿少。肾虚则肝亏，故脱发、月经不调。脾有统摄气血之功，虚则统摄失司，故属阴精的红细胞、白细胞、蛋白等随尿丢失。本方以参术促脾气，脾旺则能制水，脾旺则化生精血有源，脾气固摄则尿蛋白、红细胞、白细胞等不致丢失；菟丝子、女贞子益肝肾之精气，肾气充则开合有权；又脾气一虚，肺气失宣，故用生黄芪护皮毛而固腠理，充卫气而御外邪；湿毒留恋不去，故用车前子、石韦等渗利水湿，用鸭跖草利湿解毒。本方补泻并重，然补精气而无滋腻留邪之品，泻湿毒而无苦寒伤正之弊。

验案 4

涂某，女，22 岁。初诊时间：1993 年 6 月 9 日。

[主诉] 患系统性红斑狼疮 10 余年。

[现病史] 患者 3 岁丧母，其母长期关节疼痛，后全身浮肿而死亡。患者确诊系统性红斑狼疮 10 余年。症见：精神不振，全身浮肿，畏寒肢冷，脱发，心慌心悸气短，腹胀，纳差，便溏，尿少，全身关节疼痛。

[查体] 舌苔白滑，舌质淡暗，舌体胖嫩，脉沉细。

[中医诊断] 红蝴蝶疮。

［西医诊断］系统性红斑狼疮。

［中医辨证］脾肾阳虚，寒水泛滥。

［治则］温阳利水，益气行滞。

［处方及治疗经过］真武汤加减：制附子10g，茯苓15g，白术10g，干姜10g，淫羊藿10g，仙茅10g，生黄芪15g，党参10g，菟丝子10g，枸杞子10g，厚朴10g，车前子15g，冬瓜皮15g，抽葫芦15g。7剂，水煎服，日1剂。

二诊（6月17日）：患者肢体转温，畏寒减轻，心慌心悸气短改善，小便通利，浮肿大消。继服15剂，诸症皆息。

［按语］患者很可能是由于先天禀赋不足而发生系统性红斑狼疮。今因病久阴精愈损，阴精乃阳气之根，如无阴精之形，便不足以载阳之气，则阳气化生乏源且无阴体所附而易耗散。方用干姜、附子等温阳益火以消阴翳；用参、术补气，黄芪固表御邪，此皆益气，气旺可行水；菟丝子、枸杞子等益肝肾之阴精，是从阴中求阳；厚朴行气化滞，气行水亦行；车前子、冬瓜皮、抽葫芦之辈使寒水渗利外出。

验案5

汪某，男，27岁。初诊时间：1998年1月12日。

［主诉］胸胁胀痛、呼吸困难伴发热10余日。

［现病史］患者10余日前因上感出现胸闷、胸胁胀满疼痛，呼吸困难，发热不退，曾在当地某医院治疗，诊断为系统性红斑狼疮合并胸膜炎、心包积液。应用多种抗生素及激素、利尿剂等治疗，效果不佳。诊见：精神差，发热37.5～38℃，头面颈部水肿性红斑，躯干散发暗红斑片，脱发，胸闷痛、呼吸困难，胸胁胀痛，不能深呼吸。关节疼痛，烦躁失眠，尿少。

［查体］T：37.5～38℃，头面颈部水肿性红斑，躯干散在

暗红斑片。HR：90次/分，心律齐，心音遥远，心尖区Ⅱ级收缩期及舒张期杂音。桶状胸，腹部膨隆。查心电图：低电压、T波低平。X线胸片示心包积液、胸腔体积缩小，肋膈角变钝。

［中医诊断］红蝴蝶疮。

［西医诊断］系统性红斑狼疮合并胸膜炎、心包积液。

［中医辨证］三焦水道不通，脾肾气化不利，水饮停于胸胁。

［治则］宽胸开结，化气利水，通涤三焦。

［处方及治疗经过］小陷胸汤合五苓散加味：法半夏6g，瓜蒌10g，川黄连6g，泽泻10g，炒白术10g，猪苓10g，桂枝10g，秦艽15g，半枝莲20g，楤木20g，鬼箭羽20g，葶苈子10g，麻黄6g，桑白皮15g。每日1剂，水煎分2次服。停服抗生素，利尿剂，保留激素用量。

二诊（1月19日）：患者诉服药1剂后尿量增多，服药3剂后胸部轻松，胁胀消减，服药7剂后体温恢复正常，无胸闷、胸痛，呼吸自如，头面部水肿消失，面部及躯干红斑减轻，关节疼痛缓解，纳食增多，二便正常。胸片检查显示心包积液明显减少，胸腔体积较治疗前增大，肋膈角恢复。继用本方加减续服20剂，激素逐渐减量，继续用中药调治，患者各种症状体征基本消失，各项检查大致正常。

［按语］系统性红斑狼疮约1/3的患者可发生心血管系统病变，以心包炎为多，可发生心包积液。由于心内膜炎常与心包炎并发，当心内膜炎波及二尖瓣时，则可在心前区听到收缩期和舒张期杂音。当狼疮累及呼吸系统，主要表现为间质性肺炎和胸膜炎，出现咳嗽、呼吸困难、胸痛等，并可产生胸腔积液。

中医认为心包积液和胸腔积液是由于肺脾肾及三焦气化不利，上焦肺失宣降，水道失于通调，而水饮和痰浊停结于胸胁而致。本方以小陷胸汤宽胸开水饮之结，以五苓散启动脾肾气化机能以化气利水，两方合用使三焦通畅，水道通调，从而使积于胸胁之水饮痰浊从小便排出。若无小陷胸汤开结之功，则上焦不通，虽用利尿药也不能使胸水利去；若不用五苓散化气利水，则肾不司开阖、脾不运化水湿，虽用西药利尿，但中下二焦滞结，故不能运化和通利。两方合用则三焦通畅，水液代谢自然正常，故停结于胸胁之水饮能消除。加秦艽解毒祛风利关节；加益母草、樗木、鬼箭羽，为治水饮痰浊滞结之血瘀；加葶苈子、麻黄、桑白皮，为宣降肺气，肺的气机调畅，则水道通畅，胸胁之水饮则可下输膀胱随尿排出。

二十五、痔

验案 1

魏某，男，52 岁。初诊时间：2013 年 8 月 9 日。

[主诉] 肛门肿物突起疼痛 2 天。

[现病史] 患者肛门出现柔软肿物，肿胀疼痛，异物脱出不能还纳，行走不利，不能坐及平卧。精神可，表情痛苦，面色萎黄，头有微汗，大便干结难解。喜食辛辣刺激性食物。

[查体] 肛门 3、7、11 点有异物脱出，脱出物水肿而占据整个肛门。舌苔微黄腻，舌质红，脉细数。

[中医诊断] 痔。

[西医诊断] 混合痔。

[中医辨证] 湿热下注，气滞血瘀。

[治则] 清热利湿，行气活血。

[处方及治疗经过] 黄柏 10g，苍术 10g，茯苓 12g，金银花 12g，紫花地丁 12g，牛膝 10g，车前子 10g，槐花 30g，黄芩

10g，制乳香 6g，制没药 6g，柴胡 10g，香附 10g，厚朴 10g，丹参 12g，赤芍 10g，天花粉 20g。3 剂，每日 1 剂，分 2 次服。

外治法：高锰酸钾溶液坐浴，日 1 次。

二诊（8 月 12 日）：患者服 3 剂后肿痛基本消除，再服 7 日后诸症平复，大便顺畅，脱出异物还纳。

验案 2

魏某，男，49 岁。初诊时间：1998 年 3 月 10 日。

［主诉］反复便血伴肛门异物脱出 5 年，加重伴疼痛 1 个月。

［现病史］患者 5 年前开始出现解大便时便血，初时厕纸染血、便血量少、色鲜红，伴肛门异物脱出，可自行回纳，无肛门疼痛，上述症状每因进食辛辣刺激酒食之品或劳累后反复发作，且渐加重，患者平素自行购买"马应龙麝香痔疮膏"等痔疮药物治疗，上述症状偶尔稍有缓解，但仍反复发作。近 1 个月患者因进食火锅后开始出现便血、色鲜红、量多、点滴而下，肛门异物脱出，手托不能回纳，伴肛门肿痛难忍，患者遂在当地医院门诊治疗，诊断：混合痔，建议住院手术治疗。患者拒绝手术治疗，故来我院找喻文球教授就诊。症见：便血、色鲜红、量多、点滴而下，肛门异物脱出，手托不能回纳，伴肛门肿胀疼痛难忍，坐卧不安，大便质硬难排，小便短赤。

［查体］肛检（膝胸位）1、5、9 点位肛缘赘皮肿胀明显，皮下见血栓形成，触痛明显，同点位齿线上黏膜隆起突出。舌红，苔黄腻，脉弦滑。

［中医诊断］混合痔。

［西医诊断］混合痔。

［中医辨证］湿热下注。

［治则］清热化湿，行气活血。

［处方及治疗经过］厚朴 10g，枳实 15g，虎杖 15g，苍术 10g，陈皮 10g，甘草 6g，赤芍 10g，生槐花 30g，地榆 15g，杏仁 10g，黄芩 10g，制乳香 6g，制没药 10g，蒲公英 20g，白花蛇舌草 20g，柴胡 10g。5 剂，水煎服。

外治法：金黄膏肛门部外敷，日 1 次。

二诊（3 月 16 日）：患者服药 3 剂后二便平，便血量少，厕纸染血，色鲜红，肛门肿痛明显好转，但久坐后仍有少许疼痛。续服 5 剂。

三诊（3 月 21 日）：便血及肛门肿痛症状消失，二便平，舌质淡红、苔薄白，脉弦。肛检（膝胸位）1、5、9 点位肛缘赘皮增生，未见肿胀，无触痛，同点位内痔痔核未见脱出肛外。

［按语］混合痔是肛肠科的常见疾病之一，湿热下注型嵌顿性混合痔作为其中的一型，临床上多表现为肛门异物脱出，手托不能回纳，肛门疼痛难忍，排大便时解鲜红色血便，点滴而下或呈喷射状，甚则部分患者由于肛门疼痛而导致二便失调，坐卧不安，纳眠欠佳。其典型特点为"发病急，疼痛剧烈"，其治疗多以外科手术为主要手段。

喻文球教授通过四诊合参，认为患者出现火热之象，需进一步思考火热从何而来，实火可直接清火泄火，但不可长时间用，因为苦寒直折的药物可损伤人体阳气。若是郁火、瘀火，倘若直接清火泻火，短期可收效，但苦寒可加重气郁、湿郁、血瘀，反而加重了病情。随着物质生活水平的提升，多食肥甘厚腻，体内容易生湿生痰，加之工作压力增大，又容易引起气滞血瘀，湿痰阻滞气机、气滞血瘀可郁而化火热，所以临床中很多病人一派火热之象并非为实火，而是郁火、瘀火。

仔细分析上诉患者症状、体征，患者除一派火热之象外，还有小便短赤，舌红，苔黄腻，脉弦滑，肛检（膝胸位）1、5、9点位肛缘赘皮肿胀明显，皮下见血栓形成，触痛明显，同点位齿线上黏膜隆起突出。小便赤，舌红，苔黄腻，是典型的湿热下注现象，脉弦是气郁引起，而肛检（膝胸位）1、5、9点位肛缘赘皮肿胀明显、皮下见血栓形成，则是因瘀血所引起。湿热阻滞气机，加之气滞血瘀而引起一派火热之象。所以治疗上也当见病之源，法以行气活血、清热化湿、凉血解毒止血，方中以厚朴、枳实、柴胡、陈皮、赤芍、槐花为君以行气活血，厚朴芳化苦燥，长于行气，且可化湿，陈皮理气和胃、燥湿醒脾，枳实、柴胡加强行气之功，槐花善清大肠湿热、凉血止血，赤芍凉血活血。苍术、黄芩、虎杖、蒲公英、白花蛇舌草清热化湿、解毒，为臣，苍术辛香苦温，入中焦能燥湿健脾，黄芩清热燥湿，虎杖可清热解毒利湿，还可活血，蒲公英、白花蛇舌草清热解毒、消肿散结。杏仁、黄芩辛开苦降、宣降肺气，柴胡疏肝，平胃散健脾燥湿，调节相关脏腑，为佐。乳香、没药活血止痛、消肿生肌，地榆凉血止血、解毒敛疮。肺与大肠相表里，黄芩、杏仁宣肺，提壶揭盖，引邪外出，厚朴、枳实、虎杖取小承气汤之意，大黄改虎杖，去大黄泻下太过之弊，通利大肠，使肺与大肠疏通，邪有出路。

验案 3

魏某，男，52 岁。2013 年 8 月 9 日初诊。

[主诉] 肛门肿胀疼痛、异物脱出不能还纳 2 天。

[现病史] 肛门肿胀疼痛、异物脱出不能还纳 2 天，行走不利，坐不下，平卧不得，症见肛门 3、7、11 点有核异物脱出，脱出物水肿而占据整个肛门，头有微汗，面色萎黄，舌苔微黄腻，舌质红，脉细数。

［诊断］混合痔、内痔脱出水肿。

［辨证］湿热下注，气滞血瘀。

［治则］清热利湿，行气活血。

［处方及治疗经过］黄柏10g，苍术10g，茯苓12g，金银花12g，紫花地丁12g，牛膝10g，车前子10g，槐花30g，黄芩10g，制乳香6g，制没药6g，柴胡10g，香附10g，厚朴10g，丹参12g，赤芍10g，天花粉20g。7剂，日服1剂，分2次煎服。

外治法：高锰酸钾低浓度液坐浴，日1次。

服药后一天比一天好，服药3天肿痛基本消除，7日后诸症平复。

二十六、肛瘘

验案1

钟某，男，42岁。初诊时间：2005年4月25日。

［主诉］肛旁反复流脓疼痛2年余。

［现病史］患者因患复杂性肛瘘、高位肛瘘多次手术治疗，现时有粪便、粪汁及脓水流出，医院不敢再做手术。症见：肛门周围3处瘘管疮口及陈旧性手术疤痕，漏出粪臭气味液体及脓液，精神差，面色萎黄，乏力，肢软。

［查体］肛周3处瘘管，最深约2cm，疮口色暗，肉芽组织欠新鲜，时流脓水及粪汁，疮周色沉。舌质淡红，舌苔白腻，脉细数。

［中医诊断］肛漏。

［西医诊断］肛瘘。

［中医辨证］湿热壅滞，气虚不固。

［治则］清热利湿，益气固摄。

［处方及治疗经过］萆薢 15g，台乌 10g，苍术 10g，黄柏 10g，茯苓 15g，金银花 15g，紫花地丁 15g，牛膝 10g，车前子 10g，槐花 30g，地榆 15g，厚朴 10g，黄芪 30g，当归 6g，升麻 10g，柴胡 10g，人参 10g，甘草 6g，藿香 10g，7 剂，每日 1 剂，煎 2 次服，煎第 3 次坐浴 30 分钟。

二诊（5 月 6 日）：用 7 剂治疗后，肛旁流脓水、粪汁逐渐减少，体虚症状改善，继服前方 15 剂。

三诊（5 月 22 日）：患者瘘管闭合康复。继服 15 剂，随访未反复。

［按语］肛瘘是指肛管或直肠因病理原因形成的与肛门周围皮肤相通的一种异常管道，全称为肛门直肠瘘，中医称之为肛漏。其临床特点以局部反复流脓、疼痛、瘙痒为主症，局部可触及或探及瘘管通向直肠。一般由原发性内口、瘘管、继发性外口组成。本案反复手术后多次复发，故求中医内服保守治疗，取得较好疗效。究其原因是辨证准确，证属湿热壅滞、气虚不固，治以清热利湿、益气固摄。萆薢渗湿汤之萆薢、黄柏、苍术、茯苓清热燥湿健脾，藿香芳香化湿，牛膝、车前子加强其渗湿之功；补中益气丸之黄芪、当归、升麻、柴胡、人参、甘草共用补中益气；银花、紫花地丁清热解毒；台乌、厚朴行气通滞；槐花、地榆清热凉血。

验案 2

邱某，男，2 岁。初诊时间：1989 年 3 月 3 日。

［主诉］肛周反复溃疡流脓 2 年余。

［现病史］患儿出生不久肛门附近出现一小红肿物，很快破溃，经常流出脓血水，但量不太多。溃口时开时闭，反复发作，近 1 个月来溃口流稀薄脓液增多。症见：患儿体型瘦小，面色

萎黄，纳呆，大便稀溏。肛周可见一疮口，用探针探及深约 3cm 瘘管。

[查体] 肛门 9 点处离肛缘 1.5cm 有一漏口，外口向外收缩，时流出稀薄脓液。舌苔薄白，舌质淡，指纹淡。

[中医诊断] 肛漏。

[西医诊断] 肛瘘。

[中医辨证] 肺脾气虚，湿毒留恋。

[治则] 健脾益气，祛风利湿，托里消毒。

[处方及治疗经过] 生黄芪 12g，党参 6g，白术 5g，茯苓 6g，甘草 3g，当归 6g，台乌 5g，陈皮 3g，升麻 6g，槐花 10g，地榆 6g，厚朴 6g，苍术 3g。5 剂，每日 1 剂，煎 2 次服。

二诊（3 月 10 日）：患者服中药后，前 3 天瘘管口脓液较多，昨日脓液减少，今日仅少许黏液，纳可，大便成形。守方进 10 剂，瘘管最终结痂愈合。

[按语] 患儿为先天性肛瘘，辨证为肺脾气虚、湿毒留恋，用补中益气汤加减健脾益气、托里消毒、祛风利湿，疗效显著。

验案 3

陆某，女，55 岁。初诊时间：1986 年 7 月 5 日。

[主诉] 痔疮枯痔注射术后溃烂流脓 10 天。

[现病史] 患者因患混合痔 10 天前在当地某医院住院治疗，应用新 6 号（明矾制剂）注射液行枯痔注射，按规定一次性枯痔注射用药量整个肛门不能超过 1.5～2mL，但当地某医院超量用药，每个内痔注射 2mL，3 个内痔共计 6mL，导致痔及肛管黏膜全部灰白，数小时后肿痛溃烂，流出脓血，当地医院应用抗生素注射及换药处理，数日后肛门红肿疼痛溃烂仍加重，伴高热不退，大便不能排解，故转我院住院治疗，入院后用多种抗生素联

合中药内服均不能控制症状。症见：精神差，高热40.5℃，纳差，大便不能自排。肛门黏膜肿胀溃疡，下坠感，大量脓性分泌物排出。

[查体] 肛门黏膜肿胀溃疡，大量脓性分泌物排出。舌质红，苔黄腻，脉细数。

[中医诊断] 痔疮枯痔术后。

[西医诊断] 痔疮术后感染。

[中医辨证] 湿热下注，毒瘀互结。

[治则] 清热利湿，解毒化瘀。

[处方及治疗经过] 停用抗生素，保留支持疗法。处方：白蔻仁6g，藿香10g，茵陈10g，滑石30g，木通6g，石菖蒲6g，黄柏10g，苍术10g，射干10g，知母10g，薄荷6g，茯苓12g，金银花15g，紫花地丁15g，牛膝10g，车前子10g，白花蛇舌草30g。6剂，每日1剂，煎2次服。

外治法：常规换药。

二诊（7月11日）：患者体温降至38℃，肛门脓水较稀薄。再服10剂。

三诊（7月20日）：精神可，体温37.5℃，肛门炎症基本控制，排出少许黏液。停一切输液，守上方继服3剂后，肛门炎症基本消除，已结疤痕，大便能解，但软细，出院。

[按语] 本案为枯痔术失误后所致痔疮术后感染，较为特殊，临床少见，故记录之。

二十七、肛痈

马某，男，25岁，学生。初诊时间：2017年5月9日。

[主诉] 肛旁肿痛2天。

［现病史］患者 2 天前开始出现左侧肛旁肿痛，持续加剧，无破溃流脓血水，无发热恶寒，患者未行任何治疗。今日患者感肛门部疼痛较前加剧，故来我院找喻文球教授就诊。症见：左侧肛旁肿痛，持续加剧，无破溃流脓血水，无发热恶寒，坐卧不安，大便未解，小便短赤，纳眠欠佳。

［查体］肛检（膝胸位）7 点位距肛缘 2cm 左右见一大小约 2cm×3cm 红色包块，质硬，触痛明显。舌红，苔薄黄，脉数。

［中医诊断］肛痈。

［西医诊断］肛周脓肿。

［中医辨证］火毒蕴结。

［治则］清热解毒，消肿止痛。

［处方及治疗经过］金银花 20g，连翘 15g，蒲公英 15g，紫花地丁 15g，瓜蒌 15g，川芎 12g，皂刺 10g，制乳香 6g，制没药 10g，赤芍 12g，当归 12g，陈皮 12g，浙贝母 12g，白芷 6g，生甘草 6g。5 剂，水煎服。

外治法：金黄膏肛门肿块处外敷，日 1 次。

二诊（3 月 16 日）：患者服药 5 剂后肛门肿痛明显好转，二便平，纳眠好转。续服 5 剂。

三诊（3 月 21 日）：肛门肿痛症状消失，大小便正常，纳眠可。肛检（膝胸位）7 点位红色包块消失，无触痛。

［按语］肛周脓肿是由于肛管直肠周围间隙内化脓感染而形成的脓腔，为肛肠科的急症之一，任何年龄均可发病。本病的发生主要是局部感染，多由肛窦发炎引起，临床多发病急骤、疼痛剧烈。其主要分为初期、成脓期、溃脓期。肛周脓肿的初期，临床多表现为肛周红肿硬结，疼痛明显，尚未化脓，多采用抗生素治疗，但治疗效果欠佳，易进入成脓期。本病例喻文球教授通过

四诊合参，辨证为火毒蕴结，治以清热解毒、消肿止痛。方中金银花性味甘寒，功善清热解毒疗疮，为"疮疡圣药"，配以连翘、蒲公英、紫花地丁以增清热解毒之功。单纯清热解毒，气滞血瘀难消，肿结不散，故以归尾、赤芍、乳香、没药、川芎、陈皮行气活血通络、消肿止痛，皂角刺消肿托毒、排脓。气机阻滞易致液聚成痰，以浙贝母、瓜蒌清热化痰散结，可使脓未成即消。肛痛初期邪多留于肌肤腠理之间，以辛散之白芷通滞而散其结，使热毒从外透解。生甘草清热解毒，调和诸药。

二十八、前列腺炎

验案1

余某，男，29岁。初诊时间：1979年6月5日。

[主诉] 尿频尿急尿痛3日。

[现病史] 近3日来，尿频尿急尿痛，少腹胀痛，并有下坠感，小便灼热色黄，大便干结。查前列腺液常规：白细胞增多，卵磷脂小体消失。

[查体] 直肠指诊：前列腺稍大，质软，压痛明显。舌红苔薄黄，脉细数。

[中医诊断] 精浊。

[西医诊断] 急性前列腺炎。

[中医辨证] 湿热毒瘀。

[治则] 清热利湿，解毒化瘀。

[处方及治疗经过] 虎杖30g，金银花20g，土茯苓30g，滑石30g，甘草5g，栀子6g，鱼腥草20g，连翘15g，海金沙12g，凤尾草30g，台乌6g，厚朴10g，生大黄6g，枳壳12g。10剂，每日1剂，煎2次服。

二诊（6月15日）：患者小便通畅，频急胀痛大为改善。继服8剂。

三诊（6月24日）：复查前列腺常规（－），诸症消除而康复，继服7剂巩固疗效。

[按语] 精浊是尿道口常有精液溢出的生殖系炎症性疾病。急性者多由饮食不节，嗜食醇酒肥甘，酿生湿热，注于下焦；或因外感湿热之邪，壅聚于下焦而成。相当于西医的急性前列腺炎。用方取八正散之大黄、栀子、滑石、甘草清热利尿通淋；生大黄、厚朴泻热通便；海金沙、凤尾草、滑石、甘草利尿通淋；台乌、枳壳行气通淋；虎杖、金银花、连翘、土茯苓、鱼腥草清热解毒活血。

验案 2

余某，男，29岁。初诊时间：1979年6月5日。

[主诉] 尿频、尿急、尿痛3日。

[现病史] 近3日来尿频、尿急、尿痛，少腹胀痛，并有下坠感，小便灼热色黄，大便干结。经检查诊断为急性前列腺炎。就诊时病人尿频、尿急，很痛苦，苔薄黄，舌质红，脉细数。

[中医诊断] 精浊。

[西医诊断] 急性前列腺炎。

[中医辨证] 湿热淋证。

[治则] 清热利湿，解毒化瘀。

[处方及治疗经过] 虎杖30g，金银花20g，土茯苓30g，滑石30g，甘草5g，栀子6g，鱼腥草20g，连翘15g，海金沙12g，凤尾草30g，台乌6g，厚朴10g，生大黄6g，枳壳12g。10剂，日服1剂，分2次煎服。

10日后，小便通畅，频、急、胀痛大为改善。继服药3剂，诸症基本消除，再服药 5 剂而愈。

二十九、下肢静脉曲张

验案 1

陶某，女，53 岁。初诊日期：1999 年 7 月 5 日。

[主诉] 左下肢坠胀不适伴疼痛 3 个月。

[现病史] 患者 3 个月前出现左下肢坠胀，活动后症状加重，感疼痛，无溃烂。

[查体] 左下肢静脉怒张，舌淡红，苔薄白，脉细涩。彩超示：左下肢腘静脉和胫前、胫后静脉内膜稍粗糙，血流流畅。

[中医诊断] 筋瘤。

[西医诊断] 左下肢静脉曲张。

[中医辨证] 寒湿凝经。

[治则] 暖肝通脉，活血化瘀。

[处方及治疗经过] 蕲蛇 10g，茜草 10g，虎杖 10g，吴茱萸 6g，紫苏 10g，桔梗 6g，槟榔 10g，干姜 6g，独活 10g，寄生 10g，秦艽 12g，防风 10g，当归 10g，穿山甲 6g，川牛膝 10g，伸筋草 15g，络石藤 15g，台乌 6g。7 剂，水煎服。

二诊（7 月 12 日）：服药 7 剂后，左下肢坠胀、疼痛感较前减轻。舌淡红，苔薄白，脉细涩。守前方加生黄芪 30g，再服 7 剂。

三诊（7 月 19 日）：服药后左下肢症状继续缓解，活动后症状无明显加重。守原方续服 14 剂，病情缓解，随访病情无反复。

验案 2

余某，男，76 岁。初诊日期：1997 年 4 月 12 日。

[主诉] 左下肢坠胀疼痛半年。

［现病史］半年前患者自觉左下肢坠胀不适和疼痛，站立时明显，行走时或平卧时消失，伴形寒肢冷，口淡不渴，小便清长，患者求助中医治疗。

［查体］左下肢静脉怒张，色青紫，质地柔软。舌淡暗，苔白腻，脉弦细。彩超示：左下肢静脉血流减慢，左下肢胫前、胫后、腓肠肌静脉壁增宽，血流淤滞。

［中医诊断］筋瘤。

［西医诊断］左下肢静脉曲张并静脉炎。

［中医辨证］寒湿凝经。

［治则］暖肝散寒，活血通络。

［处方及治疗经过］蕲蛇10g，茜草10g，地龙10g，吴茱萸6g，红花6g，桔梗6g，槟榔10g，干姜6g，独活10g，桑寄生15g，秦艽12g，防风10g，当归10g，穿山甲6g，川牛膝10g，伸筋草15g，络石藤15g，台乌6g。7剂，水煎服。

二诊（4月19日）：服药7剂后，患者左下肢坠胀、疼痛症状稍缓解。守前方再服7剂。

三诊（4月26日）：患者左下肢症状继续减轻，脉象较前有力，怕冷症状减轻。仍守前方加减，服药近2个月，病情缓解。

验案3

黄某，女，58岁。初诊日期：2012年10月11日。

［主诉］右下肢肿胀疼痛4个月。

［现病史］4个月前患者自觉右下肢坠胀不适，站立时明显，行走时或平卧时消失，患者求助中医治疗。

［查体］右侧小腿静脉呈蚯蚓状或结节状，脚踝肿胀，局部皮肤暗红肥厚。舌质深红，苔黄腻，脉弦数。彩超示：①右下肢胫后静脉血液淤滞；②右下肢股静脉瓣功能不全。

［中医诊断］筋瘤。

［西医诊断］右下肢静脉曲张。

［中医辨证］血脉瘀滞，热毒阻络。

［治则］凉血活血，清热解毒。

［处方及治疗经过］凉血五根汤合活血散瘀汤加减：白茅根15g，紫草根15g，茜草根15g，瓜蒌根15g，板蓝根15g，鬼箭羽10g，赤芍10g，桃仁10g，红花10g，苏木10g，木香8g，陈皮8g。水煎内服，日1剂。

二诊（2012年10月21日）：患者精神可，右下肢肿胀疼痛稍缓解，舌红，苔黄，脉弦数。拟原方加减再进，处方如下：白茅根15g，紫草根15g，茜草根15g，瓜蒌根15g，板蓝根15g，鬼箭羽10g，赤芍10g，桃仁10g，红花10g，苏木10g，木香8g，陈皮8g，三棱8g，莪术8g，紫苏10g。水煎内服，日1剂。

三诊（2012年11月21日）：患肢肿痛消退，行走灵便，右小腿静脉曲张明显缓解。

［按语］静脉曲张综合征是皮肤血管的一种常见病，常发生在下肢的大隐静脉，多单侧发病，属中医"筋瘤"的范畴。西医学认为本病是由静脉机能不全导致静脉曲张，静脉压增高，毛细血管损伤，组织内压力增高、水肿、纤维化，小动脉和淋巴管阻塞及皮肤氧合作用降低所致。中医认为其病理基础是气阻血聚，邪毒瘀滞，阻塞脉络。故据此拟凉血五根汤合活血散瘀汤加减，方中白茅根、紫草根、茜草根、瓜蒌根、板蓝根凉血活血、解毒化瘀；苏木、桃仁、红花、赤芍、鬼箭羽活血化瘀止痛；又加木香、陈皮理气，气行则血行；三棱、莪术破血行气、化瘀散结。全方内外兼治，标本兼顾，病自愈。

验案 4

黄某，女，58 岁。初诊时间：2010 年 10 月 21 日。

[主诉]右侧小腿肿胀疼痛 4 月余。

[现病史]患者诉右足踝肿胀，久行走及站立则加重，曾查彩超示：①右下肢胫后静脉血栓淤滞；②右下肢股静脉瓣功能不全，未重视及治疗，现症见：右侧小腿部肿胀疼痛，右膝关节至踝关节木硬，行走不利，右胫前大片色素沉着、皮肤暗红肥厚瘙痒，时有烦躁。否认高血压等其他病史。

[查体]右侧小腿静脉呈蚯蚓状或结节状，脚踝凹陷性水肿，胫前皮肤暗红肥厚。舌质深红，苔黄腻，脉弦数。

[中医诊断]筋瘤。

[西医诊断]静脉曲张综合征。

[中医辨证]血脉瘀滞，热毒阻络。

[治则]凉血活血，清热解毒。

[处方及治疗经过]凉血五根汤合活血散瘀汤加减：白茅根 15g，紫草根 15g，茜草根 15g，瓜蒌根 15g，板蓝根 15g，鬼箭羽 10g，赤芍 10g，桃仁 10g，红花 10g，苏木 10g，木香 8g，陈皮 8g。水煎内服，日 1 剂。

二诊（10 月 29 日）：1 周后肿胀疼痛稍缓解。前方加三棱 8g，莪术 8g，紫苏 10g，继服 1 个月，患肢肿痛消，行走灵便，右小腿静脉曲张明显缓解。随访 3 个月情况良好。

三十、下肢动脉硬化闭塞症

验案 1

王某，男，54 岁。初诊时间：2006 年 4 月 25 日。

[主诉]双下肢发凉疼痛、间歇性跛行 1 年，加重 1 个月。

［现病史］患者 1 年前出现双足怕冷，未予重视，渐渐加重。1 个月前出现双下肢行走不利，长距离行走后小腿酸痛难忍，需休息后继续走路。症见：精神不振，双下肢发凉，皮温较低，皮色紫暗，夜间疼痛，疼痛较剧，性质为针刺样，以左侧为甚。明显间歇性跛行（200m 左右），双侧足背动脉搏动消失。彩超示：双下肢动脉多处斑块形成，左侧股浅动脉起始端以远闭塞。

［查体］双下肢发紫，皮温较低，足背动脉搏动消失。舌质暗，脉沉涩。

［中医诊断］脱疽。

［西医诊断］下肢动脉硬化闭塞症。

［中医辨证］气血瘀阻型。

［治则］活血化瘀，通络止痛。

［处方及治疗经过］桃红四物汤加减：桃仁 12g，红花 10g，当归 20g，赤芍 15g，川芎 10g，生黄芪 30g，地龙 15g，穿山甲 10g，水蛭 10g，茜草 10g，紫草 10g，丝瓜络 10g，制乳香、制没药各 6g，丹参 20g，甘草 5g。10 剂，水煎服。

二诊（5 月 6 日）：患者诉肢体疼痛明显减轻。去紫草，生黄芪减为 15g，继服 10 剂。

三诊（5 月 16 日）：患者诉疼痛消失，跛行距离 500 米以上。按上方去乳没、穿山甲减为 6g，继服 10 剂。先后服用约 60 剂而愈。

［按语］下肢动脉硬化闭塞症是动脉粥样硬化累及周围动脉并引起慢性闭塞的一种疾病，以下肢大中动脉狭窄、闭塞和血栓形成为病理基础，以患肢末端发冷、麻木及间歇性跛行、静息性疼痛为主要临床表现，严重者可伴组织坏死感染。本病属于中医学"脱疽"或"脉痹"范畴。

喻文球教授认为本病病因复杂,多由平时饮食不节,恣食膏粱厚味,损伤脾胃,湿痰内生,凝滞经脉,或因年老气血亏虚,运行无力,不达四末,气虚血瘀,经脉瘀阻,或因阳虚寒凝阻滞经络,或因痰瘀互结,蕴久化热生毒导致。喻文球教授认为纵观本病的病理全过程,气血亏虚,阴阳失调,气血凝滞,经脉瘀阻是本病的基本病机,本病的病位在血脉。本病的病机关键是气血不足为本,经脉瘀阻为标,间夹寒、热、痰、湿,为本虚标实之证。喻文球教授认为本例病在血脉,以瘀为本,病久经脉瘀阻,痰瘀互结,瘀毒入络,脉道之内的瘀血、痰凝形成斑块,阻塞脉道,如单用当归、川芎、赤芍、丹参等草木之品,力量不足。喻文球教授善用"虫蚁飞走"之品,如全蝎、蜈蚣、地龙、穿山甲、水蛭、虻虫、壁虎等虫蚁搜剔之物,具有强效的活血化瘀、化痰软坚、解毒散结的作用。现代药理研究也表明此类药物具有显著促进血液运行,改善肢体局部供血,明显缓解患者临床症状的功效。本案属营养障碍期,此期多属气血瘀阻型,治宜活血化瘀、通络止痛,方用桃红四物汤加减,多用川芎、桃仁、红花、当归、丹参、三七、乳香、没药、三棱、莪术等活血通脉为要,辅以生黄芪、党参、陈皮等益气理气,气行则血行。

验案 2

刘某,男,64 岁。初诊时间:2017 年 4 月 1 日。

[主诉] 右足红肿、大趾溃烂伴疼痛 1 月余。

[现病史] 患者 6 年前冬季手冷后出现四肢末端皮色发白,疼痛明显,当时未引起重视。随后病情加重,于 2015 年、2017 年先后出现右手食指、无名指指节及指端溃烂坏死,并在当地医院行截指术。每逢冬季病情加重,右下肢久行后疼痛,呈间歇性跛行,甚至静止时也疼痛,跛行距离逐渐缩短。1 个月前,不小

心走路踢伤右足大指前端，伤口愈合不良，逐渐形成溃疡，表面附有黑色坏死组织及脓腐，疼痛触痛剧烈，夜间常抱足而坐，行走困难，在当地多家医院就诊，予以药物注射、口服、外用治疗（具体不详），无效。患者有高血压、高血脂病史 10 余年，不想再行截肢术，寻求中医治疗，故慕名找喻文球教授就诊。刻下症见：精神一般，痛苦表情，右足红肿，如煮熟的红枣，趾端溃烂渗出、结痂，伴疼痛，疼痛剧烈，夜间尤甚，严重影响睡眠，不能行走，无发热恶寒，大便干结，小便黄。

[查体] 右足轻度红肿，皮温升高，大趾前端可见一约 2.0cm×1.8cm 类圆形溃疡疮面，溃疡深达皮下组织，触痛明显，疮面附有黑色坏死脓腐，少许渗液，闻及恶臭。右足背跗阳脉搏动微弱，左足背跗阳脉搏动减弱。右手食指第一、二指节及无名指第一指节缺如。四肢抬高肢体末端皮色发白，受冷后可见雷诺现象。舌质红，苔黄腻，脉细。

[中医诊断] 脱疽。

[西医诊断] 动脉硬化性闭塞症。

[中医辨证] 湿热毒盛证。

[治则] 清热利湿、解毒活血，佐以益气托毒。

[处方及治疗经过] 生黄芪 30g，金银花 20g，当归 10g，白术 10g，蒲公英 12g，紫花地丁 15g，川牛膝 10g，车前子 10g，黄柏 10g，苍术 10g，丹参 12g，独活 10g，制乳香 6g，制没药 6g，石斛 30g，甘草 6g。7 剂，水煎服。

外治法：疮面外用八二丹合消炎生肌膏化腐生肌换药，足部以血竭研细末麻油调涂患处，日 2 次。

二诊（4 月 8 日）：患者服药 7 剂后，右足红肿明显消退，疼痛较前有缓解，疮面仍可见少许脓腐，晚上可睡觉，可借助拐杖下地自行上厕所。上方去紫花地丁，加茯苓10g，继服7剂。外治法不变。

三诊（4月15日）：右足红肿基本消退，疼痛明显缓解，疮面脓腐基本祛除，可见暗红色肉芽组织，可在房内不借助工具缓慢行走约10米。上方去黄柏、苍术、蒲公英、独活，加玄参15g，天花粉15g，鸡血藤15g，西洋参10g。疮面外用生肌玉红膏换药。20天后疮面完全愈合，已可以步行数千米。嘱其守上方继服1个月。半年后随访，已可正常生活。

［按语］脱疽相当于西医的"血栓闭塞性脉管炎""动脉硬化性闭塞症""糖尿病足"或"急性动脉栓塞"等疾病。本病好发于四肢末端，以下肢多见，严重者可见趾（指）节坏死脱落。《灵枢·痈疽》曰："发于足趾，名曰脱痈，其状赤黑，死不治；不赤黑不死，不衰，急斩之，不则死矣。"本例患者为老年，有高血压、高血脂病史，无糖尿病病史。尽管未做下肢动脉血管彩超或血管造影等检查，结合患者右足趺阳脉搏动微弱表现，诊断为动脉硬化性闭塞症。根据脱疽的发展过程，临床一般可分为一期（局部缺血期）、二期（营养障碍期）、三期（坏死期或坏疽期）三个期。

喻文球教授认为，本病多由于阳虚外受寒湿，寒邪凝滞血脉，血脉瘀阻，寒湿之邪郁久化热，变为湿热毒邪，致患部红肿、血肉筋脉腐败。第一期积极治疗以温阳散寒、和营活血为主；第二期以温经通络、活血止痛为主；三期出现溃疡期或坏疽期则清热利湿、解毒活血，或养阴清热、和营化毒等治疗。早期积极治疗可以避免出现坏疽或减少坏疽的程度。本方由四妙勇安汤、顾步汤、三妙散加独活、制乳香、制没药等组成。方中四妙勇安汤、三妙散清热利湿、解毒活血，去除湿热毒邪；顾步汤可清热解毒、益气养阴；再配合独活祛风除湿、通痹止痛，制乳香、没药化瘀止痛、消肿生肌，共奏清热利湿、解毒活血之功，佐以托毒止痛。经治疗患者红肿消退，三诊后腐肉尽脱，则予以益气养阴、活血化瘀、通脉止痛剂善后。

当患部组织出现坏死、坏疽时，正确的局部处理非常有益。疮面腐肉覆盖，则应先祛腐肉，"腐肉不去，新肉不长"，要应用提脓祛腐药，如五五丹、七三丹、九一丹等，腐肉尽脱后使用生肌玉红膏生肌收口；如见死骨则必剔除死骨。

三十一、毒蛇咬伤

验案 1

赵某，男性，41 岁。初诊时间：2010 年 9 月 5 日晚 11 时。

[主诉] 右手指被银环蛇咬伤 4 小时。

[现病史] 家属诉患者在抓蛇时，不慎被银环蛇咬伤右手食指，当时局部未出现不适，后渐渐出现胸闷、四肢无力等症，遂由 120 急送我院治疗，入院时症见：胸闷，呼吸浅表，四肢肌肉无力，双眼睑下垂，神志欠清，精神差，二便正常。实验室检查：血常规 WBC 16.3×10^9/L，N 83.3%，电解质、肾功能均正常。

[查体] 神志欠清，意识模糊，精神差，双眼睑下垂，呼吸浅表。右手指可见距离 1cm 的牙印，无明显肿胀。

[中医诊断] 毒蛇咬伤。

[西医诊断] 银环蛇咬伤。

[中医辨证] 风毒型。

[治则] 祛风解毒，宽胸理气。

[处方及治疗经过] 青木香解毒汤：青木香 10g，半边莲

15g，七叶一枝花 15g，防风 10g，僵蚕 10g，蜈蚣 2 条，五灵脂 10g，川芎 10g，制马钱子 1.2g，法半夏 6g，瓜蒌 10g，黄连 10g。3 剂，水煎服，日 1 剂。

外用四味拔毒散（采用雄黄、明矾、七叶一枝花、青木香各等分研成细末）食醋稀调局部外搽。

9 月 6 日患者意识恢复，肢体渐渐恢复活动。9 月 7 日患者神志清楚，意识正常，精神疲惫，血常规：WBC12.5×10^9/L，N 64%。后配合中药益气活血及对症治疗，共治疗 8 天，症状消失，痊愈出院。

[按语] 银环蛇毒为神经毒，出现全身中毒症状，有头昏、眼花、四肢无力、眼睑下垂、吞咽困难、流涎、肌张力下降、胸闷、呼吸无力、血压升高、心动过速等，这些症状属于中医的风毒阻络、风毒闭肺、风毒伤肝之证。青木香解毒汤有祛风解毒、宽胸理气的效果，方中青木香古称开眼药，不仅可扩瞳，同时也可扩口、扩胸，恢复神经与肌肉的运动机能。半边莲、七叶一枝花是解蛇毒专药，可降低蛇毒的活性。防风、僵蚕、蜈蚣具有祛风解毒的功效。五灵脂、川芎活血化瘀，以达到"治风先治血，血行风自灭"的效果。制马钱子含士的宁碱，能兴奋脊神经及骨骼肌，以对抗神经毒对靶细胞的作用。法半夏、瓜蒌、黄连为小陷胸汤，可宽胸开结而兴奋外周性呼吸运动，恢复胸廓运动。本方无论在破坏蛇毒，还是改善外周性呼吸麻痹，恢复胸廓运动方面都有显著疗效。外用药中的雄黄、明矾为二味拔毒散，常用于外搽治嗜神经病毒的带状疱疹，加上七叶一枝花和青木香，合为四味拔毒散，外治可使局部的蛇毒得到破坏和清除，以减轻神经毒的全身症状。

验案 2

蔡某，男性，16 岁。初诊时间：2009 年 7 月 19 日。

[主诉] 右足背被蛇咬伤致肿痛出血 12 小时。

[现病史] 患者自诉于 7 月 18 日上山时不慎被蛇咬伤右脚背，当即疼痛异常，并见咬伤处渗血，在当地土郎中处求治，口服中草药，局部外敷草药，伤口一直渗血不止，遂来我院求治。入院症见：面色萎黄，神情萎靡，右脚内缘见伤口渗血不止，右脚背肿胀疼痛，上延至右大腿。右侧腹股沟淋巴结痛，四肢皮肤下见散在的青紫斑，齿龈出血，伴头昏、胸闷，小便已解为肉眼血尿，大便两日未行。实验室检查：血常规 WBC $13.4×10^9$/L，N 85%，L 14%，M 1%，RBC $2.65×10^{12}$/L，HGB 92g/L，PLT $45×10^9$/L。

[查体] 右足内踝咬伤口渗血不止，右足背肿胀上延至右大腿。右侧腹股沟数个肿大淋巴结，四肢皮下散在青紫斑，牙龈出血。舌红苔黄，脉弦细。

[中医诊断] 毒蛇咬伤。

[西医诊断] 五步蛇咬伤。

[中医辨证] 火毒证。

[治则] 清热凉血解毒。

[处方及治疗经过] 抗毒解毒消炎等常规处理：静注抗五步蛇毒血清 8000U，地塞米松 10mg 等。

口服中药汤剂：栀子 15g，黄柏 10g，金银花 15g，地丁 10g，蒲公英 15g，半边莲 15g，半枝莲 15g，白茅根 15g，生大黄 6g。7 剂，水煎服，日 1 剂。

7 月 21 日，牙龈出血已止，皮肤无新瘀斑。加用血塞通针静点以活血化瘀。

全国名老中医喻文球外科临证治验

7 月 26 日，眼睑及皮下瘀斑减淡，患者已能下地站立，床边行走。继续前方活血化瘀、清热解毒治疗，经 1 周治疗痊愈出院。

［按语］五步蛇毒属于火毒，其轻浅之症以局部胀痛溃烂为主，兼有发热口渴、便秘等全身症状。喻文球教授提出，此证为蛇伤的卫分和气分证，宜分别采用五味消毒饮加半边莲、七叶一枝花和黄连解毒汤加大黄，应区别于温病的甘寒透热，而应采用苦寒清热，意在苦寒直折以挫蛇毒。若火毒内陷营血，出现耗血、动血、扰神，则宜清营凉血、解毒排毒，方选清营汤、犀角地黄汤加减，并配合安宫牛黄丸清心开窍，可不必拘泥火毒伤阴的理论，仍可加用利尿通淋之药物以加强排毒作用。

验案 3

韩某，男性，53 岁。初诊时间：2010 年 8 月 12 日。

［主诉］右足背被蝮蛇咬伤 15 小时。

［现病史］患者因右足背被蝮蛇咬伤入院，入院前在当地医院经过清创、排毒和口服中药治疗。入院时症见：右足背肿胀、青紫、疼痛，行走不便，伴头晕、胸闷、精神不振，纳呆，无恶寒发热，大便结，小便短赤，夜寐差。舌质红苔薄黄，脉弦数。实验室检查：尿常规示蛋白质（++），红细胞（++）；血 BUN 10.9mmol/L，Cr 210μmol/L，血 K^+ 5.6mmol/L，Na^+、Cl^-、Ca^{2+} 均正常。

［查体］右足背青紫肿胀上延至小腿。

［中医诊断］毒蛇咬伤。

［西医诊断］蝮蛇咬伤，肾功能损害。

［中医辨证］风火毒证。

［治则］祛风清热解毒。

［处方及治疗经过］入院后西药治疗为抗蛇毒血清、激素、抗生素。

口服中药为五味消毒饮加减：金银花20g，野菊花10g，紫花地丁15g，蒲公英15g，半边莲20g，蚤休15g，瓜蒌10g，枳壳10g，白茅根10g，车前草10g，生地黄10g。

局部外涂九味消肿拔毒散。

8月16日患者已无头晕、胸闷不适，精神好转、神志清楚，局部红肿青紫减轻，血BUN 8.2mmol/L，Cr 185μmol/L，后经5天调养治疗痊愈出院。

［按语］蝮蛇毒属混合毒（风火二毒），入侵肌肤可造成局部气血瘀滞、毒瘀互结、走窜营血，不仅会出现局部肿胀溃烂、疼痛之症状，而且会出现蛇毒内攻脏腑之全身症状。喻文球教授治疗蝮蛇咬伤，多外用九味消肿拔毒散以解毒抗毒、泻火祛风、消肿定痛，方中七叶一枝花与雄黄配伍，以解毒燥湿、护心平肝；雄黄与明矾相配以抗毒拔毒；五灵脂配雄黄，解毒化瘀止痛；雄黄与川芎配伍，解毒活血散风；天南星与明矾相配，增强祛痰燥湿之效；芒硝与黄柏搭配，可解毒化瘀消肿；白芷配川芎，增强其行气、活血、祛风之效。内服加味五味消毒饮以清热解毒、凉血祛风，配合抗蛇毒血清，三管齐下，疗效显著。

验案4

陈某，男性，42岁。初诊时间：2009年9月13日。

［主诉］左足外踝被眼镜蛇咬伤12小时。

［现病史］患者自诉于9月13日被眼镜蛇咬伤左足外踝，当时感麻木、疼痛，咬伤处肿胀、青紫，当地中医给予清创和外敷草药治疗，症状不见改善，并出现全身肌肉酸痛、胸闷、恶心症状。入院时症见：神志清、精神差，急性痛苦面容，全身肌肉酸

痛，胸闷、恶心、腹痛，呼吸急促。左足肿胀至左膝关节下，咬伤处青紫，大便未解，小便呈茶色。实验室检查：尿常规示蛋白质（++），红细胞（+），血常规 WBC 16.3×10^9/L，N 83.3%。

［查体］左足肿胀至左膝关节下，咬伤处青紫，牙印不清。

［中医诊断］毒蛇咬伤。

［西医诊断］眼镜蛇咬伤。

［中医辨证］风火毒证。

［治则］祛风清热，解毒泻火。

［处方及治疗经过］入院后以黄连解毒汤合龙胆泻肝汤加减：龙胆草 10g，黄连 6g，栀子 6g，大黄 10g，赤芍 10g，泽泻 10g，车前草 10g，生薏苡仁 20g，厚朴 10g，半边莲 20g，局部醋调敷九味消肿拔毒散。

常规使用激素、抗生素。

9 月 16 日，患者已无胸闷、恶心，全身酸痛缓解，大便已解，小便色黄，局部仍有青紫肿胀。上方去大黄、龙胆草、厚朴，加丹参 20g，以活血消肿、清热凉血。1 个星期后症状基本消失，痊愈出院。随访 1 个月无任何不适。

［按语］喻文球教授认为眼镜蛇毒为风火之毒，以火毒为主，因其多在夏季出没，因此多合并暑湿之邪，起病多有恶寒发热、头身重痛、胸闷等上焦症状，治疗上多加金银花、连翘、杏仁等宣肺透热之药；邪犯中焦，导致气机升降失常，可出现脘腹胀痛、纳呆不饥症状，可加厚朴、瓜蒌、枳壳等宽中理气之药；邪毒侵入下焦膀胱、小肠、大肠，可导致水液代谢障碍，以致小便不利、大便不畅，在以泻火解毒药物为主的基础上，多加用利湿导浊、行气通滞之药，如薏苡仁、白茅根、车前草等药。

验案 5

肖某，男，56 岁。初诊时间：1996 年 5 月 15 日。

[主诉] 左外踝被蝮蛇咬伤 25 小时。

[现病史] 患者被蝮蛇咬伤左外踝部，很快局部肿胀、疼痛，数小时后眼花、视物不清、胸闷、小便短少如红茶水色，即在当地行局部扩创处理等，症状进一步加重而入我院治疗。入院时患肢高度肿胀，创口溃烂；复视、视物模糊、张口困难、胸闷、腹胀、大便秘结；腰部隐痛，小便 8 小时未解（导尿仅约 30mL）。入院后给抗蝮蛇毒血清、地塞米松、纠酸、抗感染、速尿大剂量推注，口服解蛇毒中草药等。经治疗 10 小时后小便仍然不通，诸症不能缓解。

[查体] 左下肢高度肿胀，创口溃烂。复视、视物模糊、张口困难。

[中医诊断] 毒蛇咬伤。

[西医诊断] 蝮蛇咬伤急性肾功能衰竭。

[中医辨证] 湿热阻滞三焦，脾肾气化不利。

[治则] 行气化湿，化瘀逐水。

[处方及治疗经过] 西药静注：地塞米松 10 ～ 20mg/d、抗蝮蛇毒血清 10mL，低分子右旋糖酐 500mL 加丹参注射液 10mL、速尿 320mg 加入 5% 葡萄糖盐水 200mL 中静滴，每日 1 次，并密切关注水电解质平衡问题，适当注射抗生素预防和治疗感染，加强创面处理。

内服自拟疏凿利尿汤：泽泻 10g，赤小豆 20g，商陆 6g，木通 10g，槟榔 20g，青皮 10g，黑丑 6g，牵牛 5g，益母草 20g，水蛭 10g，半边莲 20g，每日 1 剂，共煎 3 次，每次煎出液 200ml，每隔 4 小时服 1 次。

经综合治疗 2 小时后利出酱油样尿约 100mL，通下大便约 300g，其余症状随之改善。4 小时后又服下疏凿利尿汤 200mL，1 小时后利出红茶水样尿 200mL，以后多次有些尿液。服药 3 次后，排尿次数增多，尿液转清。第 2 日改服五苓散加减，并继续用激素、低分子右旋糖酐和丹参注射液等。持续用药 5 天，排尿正常，尿比重、尿常规及血液生化检查基本正常，局部与全身症状大部分消失或显著改善，调治数日痊愈。

[按语] 疏凿利尿汤由疏凿饮子演化而来。疏凿饮子功效为泻下逐水、疏风发表，主治水湿壅盛之遍身水肿、气喘口渴、二便不利。疏凿利尿汤取疏凿饮子通利二便之峻猛疏凿之功效。因蛇毒内攻不在表，故去其解表药，而加重行气逐水、化瘀利尿之药，故能取得强行利尿的显著疗效。方中赤小豆、益母草、水蛭活血化瘀利尿；槟榔、青皮行气破滞、利尿通便；商陆、黑丑、牵牛破结逐水、利尿通便；泽泻、木通渗湿利尿；半边莲解毒利尿。但由于本方逐瘀通利过于峻猛，故只宜使用 1 ～ 2 剂，小便通利后即改五苓散化气利尿。与抗蛇毒血清、激素、低分子右旋糖酐和丹参注射液、速尿等联合使用，可加强解毒、化瘀、利尿之功效，使疗效相得益彰。

三十二、破伤风

仇某，男，47 岁。初诊时间：1988 年 9 月 3 日。

[主诉] 蝮蛇咬伤后突发抽搐 1 日。

[现病史] 患者因蝮蛇咬伤伴肝肾损害入住我院，住院半个月后毒蛇咬伤局部症状和全身症状及各项生化及常规检查均基本正常，准备出院。9 月 3 日患者夜间 8 时突发手足阵发性抽搐，苦笑面容，张口不利，神志清楚，痛苦呻吟，排尿不畅。

［查体］苦笑面容，张口不利，呼吸急促，阵发性抽搐，舌质淡苔薄，脉弦数。

［中医诊断］破伤风。

［西医诊断］破伤风。

［中医辨证］风毒在表，诱动肝风，络脉失养。

［治则］祛风镇惊，解毒通络。

［处方及治疗经过］玉真散加减：防风10g，白芷10g，制白附子10g，天麻10g，羌活10g，胆南星10g，独活10g，桂枝10g，白芍15g，甘草6g，灵磁石20g，牡蛎20g，钩藤10g，何首乌30g，石斛30g，玉竹12g，金银花20g，全蝎3g，蜈蚣2条，7剂，水煎服，每日1剂，无抽搐时灌服。同时做好口舌护理并保持安静，避光。

按西医破伤风常规治疗及对症治疗，每日使用大剂量的破伤风抗毒素及抗生素等综合治疗。

二诊（9月13日）：经4日综合治疗后，基本控制病人的频繁抽搐，改善牙关紧闭、张口不利的现象。现停用破伤风抗毒素，用中药养阴益气、通络解毒，处方：北沙参30g，麦冬12g，党参15g，五味子10g，葛根15g，木瓜12g，丝瓜络6g，钩藤12g，黄柏10g，知母10g，忍冬藤30g，白芷15g，甘草6g，7剂水煎服。配合能量合剂，复方丹参注射液静点等。7日后康复出院。

［按语］患者在蝮蛇咬伤后出现抽搐、张口不利等症，可考虑为蝮蛇神经毒尚未清除引发的症状，但因毒蛇咬伤神经毒急性症状一般出现在蛇咬伤后4～8小时，且在其他症状均在改善的情况下，一般1周后就会消失，所以暂不考虑为蝮蛇咬伤的症状。但追述询问患者发病史，患者是蝮蛇咬伤3天出现严重的局

部及全身症状才来我院住院治疗，因毒蛇咬伤超过 24 小时，故未给予常规破伤风抗毒素的治疗，破伤风的潜伏期约 2 周，综合患者的症状，故诊断为破伤风。

三十三、肾上腺皮质功能不全

吴某，男，47 岁，南昌市人。初诊日期：2010 年 2 月 15 日。

［主诉］颜面四肢变黑 2 年。

［现病史］患者 2 年前发现颜面及四肢皮色渐次加深，食欲明显减退，体重减轻，伴倦怠乏力，经某院作 ACTH 试验，提示肾上腺皮质储备功能低下，确诊为阿狄森病，并长期服用激素。因病情反复，今来诊欲寻求中医治疗。现症见：畏寒肢冷，腰膝酸软，头晕目眩，腹胀纳呆，大便稀薄，小便清长。

［查体］精神困倦，形体消瘦，全身皮色变黑，颜面及四肢等暴露部位尤为明显。查血压 80/60mmHg，心肺正常，肝脾肋下未及，舌质淡暗，苔薄白，脉沉细弱。血常规 WBC6.2×10^9/L，RBC3.40×10^{12}/L，HGB88g/L。电解质及血糖均在正常范围。

［中医诊断］黑疸。

［西医诊断］肾上腺皮质功能不全。

［中医辨证］脾肾阳虚，气血不足。

［治则］温肾助阳，健脾益气，补益精血。

［处方及治疗经过］仙茅 20g，淫羊藿 20g，巴戟天 20g，炮附子 10g，山萸肉 10g，党参 10g，黄芪 15g，白术 10g，甘草 10g，当归 10g，熟地黄 10g，麦芽 10g，陈皮 10g。水煎内服，日 1 剂。

外用中药汤剂（艾叶 30g，桑寄生 20g，菟丝子 20g，红花 10g，威灵仙 10g）每晚临睡前泡足 30 分钟。

二诊（2010年3月2日）：患者精神可，食欲增加，体重未再下降，但皮肤色黑、腰酸畏寒等症仍存。拟原方加减再进，原方去附子，加薤白宣通阳气、温散寒滞，加补骨脂补肾助阳、温脾止泻。

处方：仙茅20g，淫羊藿20g，巴戟天20g，山萸肉10g，党参10g，黄芪15g，白术10g，甘草10g，当归10g，熟地黄10g，麦芽10g，陈皮10g，薤白10g，补骨脂10g。水煎内服，日1剂。

三诊（2010年4月2日）：患者体重开始增加，皮黑开始消退，大便转实。拟原方再进30剂，以善后收功。

其后在原方基础上加减，将方药制成丸剂，继服3个月，患者皮肤黑色退其大半，精神体力佳，体重复原，后来肤色已如常人。复查血常规：WBC7.0×10^9/L，RBC4.10×10^{12}/L，HGB123g/L，ACTH试验阴性。

［按语］肾上腺皮质功能不全，又称阿狄森病，是临床上的沉疴痼疾，属中医"黑疸""黑瘅""虚证"的范畴。西医学认为其发病与自身免疫和肾上腺皮质结核等引起肾上腺皮质组织破坏（至少破坏95%以上）相关。中医认为本病多由脾肾阳虚，阳不化水，阴浊外露所致。故方中仙茅、淫羊藿、巴戟天补肾助阳，现代药理研究表明三药能增强下丘脑－垂体－肾上腺皮质轴的分泌功能，有提高肾上腺皮质功能的作用；附子回阳助阳，对垂体－肾上腺皮质系统有兴奋作用；山萸肉、熟地黄、当归补肾益精、养血活血；党参、黄芪、白术、甘草健脾益气，其中甘草具有类似激素样作用，然长期使用易致水肿，故配以黄芪、白术利水消肿，可牵制其副作用。陈皮、麦芽和胃行气，既可醒脾开胃，增加食欲，又可防滋补诸药呆滞碍脾之弊。因本病属慢性虚

弱性疾病，治疗时不可急于得效，只能缓图，故后期剂型改为丸剂，药效持久，便于服用，正如李东垣曰："丸者缓也，舒缓而治之也。"辅以中药泡足剂，借温热之气携药力循经环行周身，起温经活血、祛风通络、强壮腰膝之用。全方补通结合，动静兼施，共奏温肾助阳、健脾益气、补益精血之功效。

三十四、葡萄糖酸钙注射脉管外

谢某，女，25岁，1980年9月16日就诊。患者为本院肛肠科护士，正准备国庆结婚，于9月15日身上突发风团作痒剧烈，9月16日来医院治疗，由于是熟人，由一位老护士介绍用50%葡萄糖加10%葡萄糖酸钙10ml推注，当时雷雨交加，天变乌暗无光，病床光照很弱，加之惊雷，以致把药液全部推注到静脉外而不知，15分钟后肘部红肿，范围波及肘关节上下，红肿质硬、灼热、疼痛大作，医护用硫酸镁液外敷近1小时无效，诸症加剧，关节不能弯曲，不能活动，众人皆惊吓无措，找喻文球教授治疗。

治疗方法：用真牛黄5g（当时比较便宜，而且有真货），鼓励近10人吐口水半碗，以口水调牛黄粉成黄色药液，用棉签浸药涂于患处及红肿节硬的地方，待药干后再涂，持续涂药约165分钟。红肿节硬逐渐消退，再用牛黄调口水涂每5～10分钟1次，2小时后红肿全部消除而痊愈。患者次日康复，10月1日正常结婚，并且前来发喜糖。

三十五、曲池疽赘生性改变

胡某，男，65岁，退休工人。于1991年9月19日发现左肘部曲池穴处有一小疖肿，自行在家中换药，但红肿疼痛逐渐加剧，左手活动障碍，口干渴，但不恶寒发热，饮食知味，二便调畅。

检查所见：左肘部曲池穴处红肿，范围约4cm×4cm，边界不太清楚；顶端突起，疮顶有一个溃口，内有脓血分泌；疮体触之较坚硬，压痛明显，暗红灼热；舌质淡红，舌苔微黄腻，脉细弦偏数。

[诊断] 曲池疽。为热毒夹湿，蕴结于左曲池。

[治则] 清热解毒，除湿和营。

[方药] 金银花20g，紫花地丁20g，蒲公英15g，黄连10g，黄柏10g，土茯苓20g，玄参15g，天花粉16g，石斛15g，制乳香、制没药各10g，皂角刺10g，甘草6g。7剂，每日1剂，分2次煎服。

换药：脓头掺各半丹，用玉露膏敷，每日换药1次。

1991年10月7日二诊：患者服药3剂、换药3天以后红肿明显减轻，疼痛随之缓解。但因国庆节两天未来医院换药，从10月2日起疮疡溃口四周出现乳头状赘生物，于10月3日来院复诊并换药，其他守方治疗，继续用前法换药，换药护士发现疮口有赘生物，质地硬而易出血，予以剪除掺各半丹，外盖玉露膏，10月4、5、6日重复上法换药，但赘生物越长越多，故于10月7日找喻文球教授复诊。

观察疮面有疣状赘生物，基底深，易出血，疮周皮色紫暗。赘生物约有铜币大小。舌质红苔微黄腻，脉弦偏数。当时建议患者进行病理切片检查而遭拒绝。辨证为湿热蕴滞，毒聚赘生。治则：清热化湿解毒，软坚散结抗赘。方药：半枝莲15g，土茯苓20g，金银花15g，七叶一枝花15g，蒲公英15g，石斛15g，玄参20g，牡蛎20g，夏枯草30g，香附10g，浙贝10g，板蓝根

10g，灵磁石 20g，紫草 20g，山豆根 10g，5 剂。

换药用小金片碾末掺赘生物上，外盖玉露膏，每日换 1 次。

10 月 12 日三诊：左肘部疮肿疣状赘生物已萎缩，四周红肿消减。续用前法内服及换药，10 天后赘生物萎缩变成痂皮，最后痂皮脱落、疮口平复而治愈。

［按语］疽毒多为湿热互结之邪毒，阻滞气血，积聚结毒，若局部油膏封闭数日不换药，可导致邪毒不能外泄，毒聚而赘生。

内治方剂处以解毒、攻毒、化毒，配以软坚散结、清火凉血、理湿化痰；加之外用小金片攻毒化痰、玉露膏解毒消肿。内外疗法和病机符合，故能化毒除赘而痊愈。

三十六、腹膜炎术后流脓

方某，女，29 岁，江西黎川县人，1977 年 6 月 3 日初诊。患者 1 个月前在公社医院行输卵管结扎术，由于手术损伤大肠壁，当夜粪便进入腹腔，导致弥漫性腹膜炎，在黎川县医院住院手术治疗，住院 1 个多月经抗生素、支持疗法治疗，仍然不能控制症状，患者每日从腹腔引流出脓液 800 多 mL，低热不退，面黄肌瘦，精神差，饮食很少，不能下床活动，邀请喻文球教授会诊。诊断：腹膜炎后遗症、贫血、饮食失调。嘱：停用一切抗生素及输液等，补全血 200mL，服红参 10g，陈皮 6g，每日 1 剂，煎水分 2 次服。第 2 天低热退，腹壁引流脓液减半，精神好转，再服红参 10g，陈皮 6g。第 4 天脓液基本没有，诸症消除，能下床走路，拔管。第 5 日中药处方：红参 5g，陈皮 5g，白花蛇舌草 30g，厚朴 10g，以益气行气为主，再调 7 天，痊愈出院。

三十七、何杰金病

郑某，女，21岁。初诊：1976年8月20日。不明原因发热，高热不退，全身淋巴结肿大，脾脏肿大，全身较软，舌质红苔黄，脉数。经上海某医院诊断为何杰金病，用了多种药物治疗，体温下降，37.5～37.8℃，但淋巴结肿大不得消散，脾脏肿大。喻文球教授曾听说某医院药房主任患鼻咽癌是吃蜗牛治愈的，遂组织同学夜间到野外找野生蜗牛来治疗。方法是：野生蜗牛4～6个（根据大小定）不洗，除去泥土杂质，放于碗中加白糖少许，经30分钟左右蜗牛融化，去壳，喝融化液，每日1次。连续治疗半个月左右，低热除，淋巴结肿块消减，精神好转，食欲增进。接连吃了3个月，工作生活基本正常，现仍健在。

三十八、睾丸硬结肿块

验案1

饶某，男，28岁。初诊：2004年3月31日。左侧睾丸出现硬结肿块1个月，肿块如鸭蛋大小，在当地治疗无效，要求病人做病检遭拒。患者睾丸肿块与囊肿皮肤粘连，皮色紫褐，不热，触之坚硬疼痛，行走不利，小便频数短赤，大便干结。舌苔白腻，舌质淡红，脉细数。排除外伤史。

[诊断] 左睾丸肿块。

[辨证] 寒湿下注，瘀毒凝滞。

[治则] 温阳化湿，解毒化瘀。

[方药] 阳和汤加减：鹿角霜30g，熟地黄30g，麻黄10g，白芥子10g，肉桂3g，台乌10g，小茴香10g，橘核20g，荔枝壳30g，香附10g，浙贝母10g，莪术10g，连翘15g，猫爪草10g，

山慈菇 10g。15 剂，日服 1 剂，分 2 次煎服。

[转归] 遵上方上法，服药 15 剂，肿块基本消除，睾丸与阴囊粘连解除，睾丸活动自如，不痛。

验案 2

邱某，男，15 岁，初诊：2016 年 5 月 12 日。左侧睾丸扭转切除术后 8 个月，现右侧睾丸、附睾肿胀巨大，行走艰难。彩超示：左侧睾丸切除术后，右侧睾丸、附睾明显肿胀。症见：右侧阴囊暗红肿胀、下坠，触摸睾丸及附睾都肿大、压痛，舌质红苔微黄，脉细数。

[诊断] 子痈（睾丸炎）。

[辨证] 湿热下注，气滞痰凝。

[治则] 理气化痰，散气消肿。

[方药] 橘核 30g，荔枝核 30g，山香圆叶 10g，台乌 10g，小茴香 10g，连翘 10g，肿节风 20g，忍冬藤 20g，知母 10g，黄柏 10g，天花粉 15g，制乳香 6g，制没药 6g，陈皮 10g。7 剂，每日 1 剂，煎 2 次服。

[转归] 7 剂后疼痛、肿胀明显改善，行走自如。原方加柴胡 10g，香附 10g，7 剂后诸症平息。

三十九、上行性神经炎

患者半月前感觉下肢麻木，逐渐麻木加重，知觉障碍，行走不利。6 天前知觉障碍，双膝以下不知疼痛，每日向上发展；3 天前臀以下无知觉，不能行走；昨日开始第 5 腰椎及对应腹部以下没有知觉，二便失禁；今日剑突以下没有知觉，呼吸困难。

病人呼吸微弱，二便失禁，精神差，肤温低，剑突以下及对应背部均无知觉，经神经科检查深浅反射消失，舌苔白，舌质淡红。

[诊断] 上行性神经炎。

[辨证] 中气下陷，湿郁瘀阻。

[治则] 补中益气，理湿化浊，化瘀通络。

[方剂] 补中益气汤加减：生黄芪 50g，白术 10g，陈皮 10g，红参 10g，升麻 10g，柴胡 10g，当归 10g，甘草 6g，蚕砂 20g，厚朴 10g，丹参 20g，丝瓜络 6g。3 剂，每日 1 剂，煎 3 次服。

[联合用药] 氢化可的松注射液 200mg 联合 10% 葡萄糖注射液 250mL 静脉滴注，每天 1 次，并联合其他辅助治疗。

[转归] 治疗 1 天后上行性知觉缺失停止发展。治疗 3 天后，腹部、背部有知觉，呼吸困难改善，能吃流质、半流质。

1988 年 5 月 14 日中药复方再开 4 剂，静脉及辅助治疗同前，停吸氧。

治疗第 5 日，腹部、臀部、大腿有知觉，二便能自主，能下床扶着走路。

1988 年 5 月 18 日，舌苔薄白，舌质淡红，脉细弦。知觉恢复正常，二便能自主，能扶行，或用拐棍行走。中药原方加伸筋草 15g，络石藤 15g，7 剂；氢化可的松减至每日 100mg，用 4 日后减至每日 50mg。

1988 年 5 月 26 日，停用氢化可的松，带中药守上方 15 剂出院，能单独用拐杖行走出院。

四十、胆道感染

谢某，男，47 岁，初诊：1988 年 10 月 25 日。1 个月前因胆囊炎、胆结石在本院手术治疗，摘除胆囊，并引流 10 余天，体温正常，无疼痛，无黄疸，已拔管，引流口基本愈合，正准备10月25日出院。但10月23日夜晚开始出现右上腹部疼痛拒按，高热41℃，伴轻度黄疸；10月24日病人体温41.5℃，有黄疸、腹痛、大便秘结。诊断：术后胆道感染。考虑病人已静脉点滴多种抗生素10余天会有耐药，因而优先选用中医辨证治疗。时患者高热有恶寒，口干口苦，胁肋胀满，烦躁，舌质淡红苔微黄，脉细。

［辨证］肝气不疏，少阳郁热。

［治则］疏肝解郁，和解少阳。

［方药］小柴胡汤加减：柴胡10g，法半夏10g，红参10g，生甘草6g，黄芩12g，大枣5个，生姜3片，茵陈10g，败酱草20g。3剂，每日1剂，煎2次服。

［转归］1998年10月26日早上开始服用中药，到下午开始退热，夜间11点体温降至正常，腹痛、腹胀明显改善。10月27日体温正常，黄疸消退，下床行走。10月28日一切正常，出院。

四十一、太阴寒湿发黄

周某，男，13岁。初诊：1976年8月15日。时值盛夏，天气非常炎热，病人身穿2件毛衣，2条裤子，形寒肢冷，面色及身上皮肤颜色土黄，舌质淡苔白腻，脉濡细，肝功能严重异常。

［辨证］太阴寒湿发黄。

［治则］温阳散寒，利湿退黄。

［方剂］茵陈五苓散合茵陈术附汤加减：茵陈12g，栀子6g，大黄6g，厚朴10g，枳实10g，炒白术10g，制附子10g，车前子10g，绣花针12g，荆芥10g，香薷6g，田基黄15g。5剂，每日1剂，煎2次服。

［转归］8月20日复诊：身、面色黄消退很多，只穿单衣。饮食跟进，守上方5剂。

8月26日三诊：皮肤色黄退尽，精神饮食如常，穿夏天衣服，肝功能检查大致正常。

四十二、白带过多

李某，女，21岁，初诊：2001年8月3日。近半年来白带如水，日换卫生巾4～5次，面色淡白，乏力肢软，精神不佳，怕冷风，他医多用完带汤之类，无效。患者有腹胀、便溏、肢端冰凉，苔白微腻，舌质淡，脉细。

［辨证］脾虚失制，阳气受损。

［治则］健脾燥湿，温阳化湿。

［方药］平胃散合理中汤：苍术10g，厚朴10g，陈皮10g，甘草6g，人参10g，白术10g，干姜10g，制附子6g，芡实30g，金樱子30g，台乌6g，小茴香6g。7剂，每日1剂，煎2次服。

［转归］药3剂，白带减少大半；药7剂，白带基本干净，诸症明显改善，特别是肢端转温；再进5剂康复。

四十三、长期发热

李某，男，37岁，初诊：1979年10月5日。自1979年6月20日开始发热，开始为38.5～38.9℃，在某地级医院住院治疗，20多天不能退热。出院不久后发热在37.5～38.2℃之间，消瘦、乏力、肢软，易出汗，夜间睡眠出汗较多。10月5日经朋友介绍来喻文球教授处就诊，发热37.5～38℃，乏力、肢软、纳差，大便软，量不多，小便短亦黄，消瘦，出虚汗，舌苔白腻，舌质淡，脉细弱。

[辨证] 湿热阻滞，阳气郁遏。

[治则] 化湿清热，宣达阳气。

[方药] 甘露消毒丹加减：白蔻仁 6g，藿香 10g，茵陈 10g，滑石 30g，生甘草 5g，木通 6g，石菖蒲 10g，黄芩 10g，连翘 10g，射干 10g，知母 6g，薄荷 6g，夏枯草 6g，白薇 10g，玉竹 10g，石斛 20g，5 剂。

[转归] 服药 5 日后不发热，诸症悉减，守方加党参 10g，麦冬 10g，五味子 6g，调治 10 天病愈。

四十四、儿童硬肿病

罗某，男，11 岁，初诊：1987 年 5 月 28 日。身体肿胀 5 天，纳食正常，乏力，肢体沉重，关节痛。血尿常规正常。望诊可见双下肢高度肿胀，按之不凹陷，触之无压痛，无捻发音，双下肢可见数个红斑丘疹、结痂性皮损，颜面及上肢略肿胀。舌质淡红苔微黄，脉细弦。他院诊断为维生素 B 族缺乏症。

[诊断] 维生素 B 族缺乏症，儿童硬肿病。

[分析] 风湿热之邪侵犯机体经络，阻塞营卫运行，形成风湿热邪蕴滞之证。

[辨证] 风湿蕴滞，经气痹阻。

[治则] 祛风利湿清热，解表散滞通络。

[方药] 防己 10g，薏苡仁 20g，赤小豆 20g，蚕砂 20g，黄柏 10g，苍术 10g，苏叶 6g，桔梗 6g，木瓜 20g，槟榔 10g，天花粉 20g，冬瓜皮 20g。

配服：维生素 B_1、B_2、B_6 各 2 片，每日 3 次；山楂丸 1 丸，日 2 次；藿香正气水 1 支，日 2 次。

[转归]1987 年 6 月 1 日二诊：抗"O"阳性，血沉 50mm/h。

考虑为小腿硬肿病，服药 3 日已有疗效，下肢肿胀减轻。继续同前治疗。

1987 年 6 月 5 日三诊：服药 5 剂，双下肢肿胀大部分消退，头面上肢等肿胀消除。治疗同上，再服 7 剂。

1987 年 6 月 12 日四诊：双下肢肿胀全部消退，全身情况良好，已恢复正常，复查血沉、抗 O、血尿常规均正常。守方再进 3 剂。

［疗效分析］硬肿病一般多见于成人，故又称成人硬肿病，但儿童发生该病这些年来亦有不少，病因尚不明确，可能与淋巴管阻塞、感染、免疫紊乱等因素有关。

本例为新起之病，发病急骤，肿胀速度快，5 天波及全身，且双下肢高度肿胀。风邪善行数变，以紫苏、木瓜、防风等祛风散寒湿；按之不凹陷的肿及肢体沉重，说明湿邪之气阻滞较重，用防己、薏苡仁、赤小豆、蚕砂、二妙散、冬瓜皮等化湿利湿消肿；天花粉协助和营消肿；桔梗宣肺化痰湿，肺为水之上源，宣肺起提壶揭盖作用，使湿邪从肺宣发出去；槟榔行气化滞除肿胀，气行水亦行。此方强调水的内部重新分配，除宣肺外泄水浊之气外，没有应用利尿通水之剂，不遵从"利湿不利小便非其治也"的原则，而是强调内部消化。

四十五、干燥综合征

王某，女，32 岁，本院放射科职工，初诊：1990 年 3 月 19 日。患者素有鱼鳞病，双手足掌红斑、皮较厚、蜡光色，不出汗，全身都不舒服，干燥，双手接触肥皂及洗衣粉水则疼痛、干燥加重。口干、眼干、月经近期至。舌质红苔微黄，脉细弦。

［诊断］鱼鳞病，汗腺萎缩症，干燥综合征。

［病因病机］素体精气亏虚，致肌肤干燥如鱼鳞脱屑。手足掌缺乏精气血津液滋养，故肥厚干燥蜡光。经络阻塞则汗腺萎缩而蜡光。经络阻塞及精气亏损，故口干、眼干。

［辨证］精气亏损，营卫不和。

［治则］补益精气，调和营卫。

［方药］生黄芪 30g，苍术 10g，桂枝 10g，白芍 10g，甘草 6g，忍冬藤 20g，首乌藤 30g，鸡血藤 20g，远志 10g，僵蚕 10g，穿山甲 10g，白花蛇舌草 30g。5 剂，日 1 剂，煎 2 次服。

［转归］1990 年 4 月 14 日二诊：症状好转，手足掌蜡光改善，色稍润，手足掌及身上开始有汗出，舌质微红苔薄，脉细。守方加龟板 10g，鳖甲 10g，5 剂，日 1 剂，煎 2 次服。

1990 年 4 月 20 日三诊：手足皮肤不太干燥、湿润适中，全身都会有汗出。守方再进 5 剂。

［病案分析］本证虽有先天性鱼鳞病及干燥综合征等，但方剂着重调营卫、通经络，没有把重心放在补肝肾，此从标而治亦可。

生黄芪补肺脾之气，御外邪而运行气血津液。苍术健脾燥湿，似乎不该应用，此为反治之燥因燥用，实则该药有滋润作用，通过燥湿醒脾、化生气血，通过局部燥湿、祛邪通络、运营津液，能不润乎？桂枝、白芍、甘草为桂枝汤化裁，盖取白芍、甘草酸甘化阴，用桂枝与白芍辛甘养阴，此阴阳调和也，营卫调和则汗腺开阖正常，营卫畅行则干燥改善。远志化痰湿而开毛窍，忍冬藤、首乌藤、鸡血藤诸藤通络化瘀，并可协同桂枝以调和营卫、运行营卫。僵蚕息风润燥，穿山甲通络润燥又止痒，白花蛇舌草解毒而化瘀，亦可通络且润燥。此方注重经络营卫的调理，因为经络是运行气血的通路，营卫是柔养全身的重要物质。

四十六、网状青斑

张某，女，22岁，初诊：1987年4月20日。双手掌红斑、发疱多年，每逢遇冷皮肤青紫，但不发疱，怕冷。月经量少，行经伴少腹作痛。舌质淡苔白，脉细。望诊双手掌如网络状青紫斑、网格，稍有隆起，中心接近肤色，手指紫暗略肿，触之双手肤温低，冷过腕以上。

[诊断] 网状青斑，雷诺征。

[病因病机] 素体肺脾之气亏损，脾主四肢、肺主表卫，故不耐寒邪；遇冷青紫发凉为寒邪闭塞营卫气血所致；青斑为肝经之寒，紫斑为寒邪瘀阻气血；不发疱为尚未有血瘀之征，而仅为营卫不和。寒邪入里犯胞宫，故月经量少痛经。

[辨证] 脾肺阳虚，营卫受阻。

[治则] 调补卫阳，疏通营卫。

[方药] 桂枝6g，白芍10g，当归10g，木通6g，生黄芪2g，威灵仙10g，白花蛇舌草20g，首乌藤20g，玉竹20g，益母草12g。5剂，日1剂，煎2次服。

[转归] 5月4日二诊：症稍减，守上方，5剂。

5月11日三诊：症减，守上方，5剂。

5月20日四诊：症减，守上方，5剂。

6月9日五诊：手温如常，青紫斑基本退尽，大便日2次。处方：太子参15g，麦冬10g，五味子10g，紫草15g，鱼腥草30g，桑枝10g，薏苡仁20g，白花蛇舌草30g，广木香6g（后下），枳壳10g，5剂。

6月16日六诊：双手不冷，青紫退尽。守上方再进5剂。

[按语] 方用补脾益肺，一举两得，因为肺气一虚则脾气先

绝，肺脾气盛则卫气化生有源，卫阳输于肢端。当归四逆汤祛除风寒湿邪、调和营卫、养血活血；木通通达阳气、除散寒湿；威灵仙协助当归四逆汤散风寒；白花蛇舌草、益母草化瘀通络；玉竹通利关节和经络，且可以养胃阴。不用制附子、干姜温阳，而用黄芪补脾肺以生卫阳；不用麻黄、细辛散寒，而用当归桂枝汤疏通回阳；不用川芎、桃仁活血化瘀，而用白花蛇舌草、益母草、首乌藤、玉竹化瘀解毒通络。病人 22 岁未必肾阳虚，不必温阳补阳，宜调理肺脾营卫。

第七章　学术经验传承

一、中医药治疗系统性红斑狼疮合并胸膜炎、心包积液 11 例

1. 临床资料

（1）一般资料：11 例患者中，男性 4 例，女性 7 例；年龄 19～53 岁。发生胸膜炎、心包积液多在发生系统性红斑狼疮后 2～3 年。所有患者均曾应用激素、抗生素、利尿平喘药、雷公藤多苷等治疗无效。

（2）临床表现

①系统性红斑狼疮的诊断：11 例患者均曾符合美国风湿病学会 1982 年修正的系统性红斑狼疮诊断的 11 项标准中 4 项以上，这些症状是相继或同时出现的。

②胸闷、胸痛：11 例患者均有不同程度的胸闷或胸痛特征。

③呼吸困难、咳嗽：11 例患者中 8 例有呼吸困难和咳嗽多痰，而且咳嗽时可加重胸痛。

④听诊：11 例患者均有不同程度的心包摩擦音、心尖区收缩期和舒张期杂音及心音遥远等。

⑤X 线检查：均有胸腔体积变小，肋膈角消失，5 例肺部有片状阴影。

⑥心电图检查：多呈 ST 段弓背向下的抬高，T 波低平或倒置，低电压。

⑦积液检查：11例患者在未应用本方治疗之前，每2～3日都可抽出300～500mL淡黄色或带血性液体，大多数患者首次可抽出800～1000mL。积液化验检查可找到红细胞、白细胞（以中性多核细胞为主），3例患者积液检查找到狼疮细胞。

2. 治疗方法

小陷胸汤合五苓散加味：法半夏、瓜蒌、川黄连、茯苓、泽泻、炒白术、猪苓、桂枝、秦艽、益母草。胸痛明显者加丹参、郁金、鬼箭羽、枳壳；咳嗽气喘明显加麻黄、桑白皮、杏仁等。保持以前应用的激素、抗生素的用量及用法，症状缓解后逐渐撤减，不用利尿剂及止咳平喘药。

3. 治疗结果

11例患者中7例服药3剂后，胸闷、胸满、胸痛、咳喘缓解，小便量增多；4例服药5剂后上述症状改善；服药7剂后，11例患者均感胸部轻松，呼吸自如；X线检查及心电图检查均明显改善，听诊无心包摩擦音，心尖区收缩期和舒张期杂音减弱；所有病人都不需再穿刺抽液。服药14剂后，11例患者胸膜炎、心包积液主要症状和体征基本消失，心电图、X线检查大致正常。

4. 典型病例

汪某，男，27岁。胸闷、胸痛、胸满、胁胀加重，呼吸困难，发热不退，曾在某医院治疗，诊断为系统性红斑狼疮合并胸膜炎、心包积液。应用多种抗生素及激素、利尿剂等治疗，效果不佳。诊见：发热39.5℃，胸闷、胸痛、呼吸困难，胸胁胀痛，腹部膨隆，桶状胸，不能深呼吸。头面颈部肿胀并有水肿性红斑，躯干散在分布暗红斑片。尿少、关节疼痛、烦躁、失眠、脱发。听诊心音遥远、心尖区1级收缩期及舒张期杂音，心电图低电压、T波低平。X线胸片示心包积液、胸腔体积缩小，肋膈角变钝。辨证：三焦水道不通，脾肾气化不利，水饮停于胸胁。治则：宽胸开结，化气利水，通涤三焦。方用小陷胸汤合五苓散加味：法半夏 6g，瓜蒌 10g，川黄连 6g，茯苓 10g，泽泻 10g，炒白术 10g，猪苓 10g，桂枝 10g，秦艽 15g，半枝莲 20g，楤木 20g，鬼箭羽 20g，葶苈子 10g，麻黄 6g，桑白皮 15g。每日 1 剂水煎，分 2 次服。停服抗生素、利尿剂，保留激素用量。服药 1 剂后尿量增多，服药 3 剂后胸部轻松，胁肋胀痛消减，服药 7 剂后体温恢复正常，无胸闷、胸痛，呼吸自如，头面部水肿消失，面部及躯干红斑减轻，关节疼痛缓解，二便正常，纳食增进，胸片检查心包积液明显减少，胸腔体积较治疗前增大，肋膈角恢复。本方加减共服 20 剂，激素逐渐减量，继续用中药调治，患者各种症状体征基本消失，各项检查大致正常。

5. 小结

系统性红斑狼疮约 1/3 的患者可发生心血管系统病变，以心包炎为多，可发生心包积液。由于心内膜炎常与心包炎并发，当心内膜炎波及二尖瓣时，则可在心前区听到收缩期和舒张期杂音。当狼疮累及呼吸系统，主要表现为间质性肺炎和胸膜炎，出现咳嗽、呼吸困难、胸痛等，并可产生胸腔积液。

中医认为心包积液和胸腔积液是由于肺脾肾及三焦气化不利，上焦肺失宣降，水道失于通调，而水饮和痰浊停结于胸胁而致。本方以小陷胸汤宽胸开水饮之结，以五苓散启动脾肾气化机能以化气利水，两方合用使三焦通畅，水道通调，从而使积于胸胁之水饮痰浊从小便排出。若无小陷胸汤开结之功，则上焦不通，虽用利尿药也不能使胸水利去；若不用五苓散化气利水，则肾不司开阖、脾不运化水湿，虽用利尿西药，但中下二焦滞结，故不能运化和通利。两方合用则三焦通畅，水液代谢等自然正常，故停结于胸胁之水饮能消除。加秦艽解毒祛风利关节；加益母草、楤木、鬼箭羽，为治水饮痰浊滞结之血瘀；加葶苈子、麻黄、桑白皮宣降肺气，肺的气机调畅，则水道通畅，胸胁之水饮则可下输膀胱随尿排出。

二、治疗阳痿经验集萃

1. 病因病机

喻文球教授认为，阳痿病因病机相当复杂，多见于心情不畅，致肝失疏泄，或暴怒伤肝，致肝失条达，均可致阳痿；忧思伤脾，精微不布，无以散精于肝，致宗筋失养可致阳痿；惊恐、突遭不测，或房中受惊，可致阳事不振而成阳痿；恣情纵欲，手淫太过，劳伤过度，房事不节，伤精耗血，损及阴阳，致肾气虚惫，命门火衰，渐成阳痿；寒邪侵袭，可致寒邪阻滞肝脉而成阳痿；饮食所伤，嗜食膏粱厚味，过食肥甘或嗜酒过度，酿湿生热，内阻中焦，下注宗筋可导致阳痿；跌仆损伤，瘀血内阻，血行不畅，阻滞脉络，宗筋失于濡养，可发阳痿。

2. 治痿重肾从肝

一直以来，普遍认为阳痿的病因病机与肾密切相关。但近年来，越来越多医家重视肝脏与阳痿的关系。喻文球教授总结多年的临床经验，认为阳痿不能简单地从肾治疗，更应该审证求因，从肝论治。

《灵枢·经脉》云："肝者筋之合也，筋者聚于阴器。"《素问·上古天真论》曰："肝气衰，筋不能动。"《灵枢·经筋》曰："足厥阴之筋……其病……阴器不用，伤于内则不起，伤于寒则阴缩入，伤于热则纵挺不收。"《素问·痿论》又曰："思想无穷，所愿不得，意淫于外，入房太甚，宗筋弛纵，发为筋痿，及为白淫。故《下经》曰：筋痿者，生于肝，使内也。"《景岳全书》曰："凡思虑劳伤，忧郁太过者，多致阳痿；凡惊恐不释者，亦致阳痿。"清·沈金鳌《杂病源流犀烛·前阴后阴源流》指出："又有失志之人，抑郁伤肝，肝木不能疏达，亦致阴痿不起。"

阴茎为宗筋所聚，肝主宗筋，肝脉绕阴器。情志失调，肝气郁结，或谋虑不遂，忧思郁怒，日久不解则肝失条达，气失疏泄，宗筋所聚无能；或大惊卒恐，伤于肾气，作强不能而成阳痿。阴茎以筋为体，属肝所主，以气为运，得气血充养方能作强。肝主藏血，指肝有贮藏血液和调节血液的功能。性交时，血聚于阴部。同时肝又主疏泄，疏通气机，有利于血流的畅通，得气血以充养，阴茎之作强功能正是通过肝之藏血与疏泄的协同作用来完成的。可见阳痿与肝主疏泄、主藏血、调畅情志、体阴而用阳等功能和生理特点密切相关。故在论治阳痿之时，喻文球教授常从肝而治。治则以疏肝解郁、清利湿热、活血化瘀为法。同时，在治疗过程中还认真分析肝藏血与主疏泄功能失调关系的轻重，或行气以疏泄，或化瘀以助血运，终归以疏泄肝之气血、条达宗筋为目的。

3. 辨证论治

（1）命门火衰证：阳痿势重，阴茎痿而不起，腰膝酸痛，眩晕，耳鸣，肢冷畏寒，小便清长，夜尿频作，舌淡红，脉沉细迟。治宜温补命门之火。方选右归丸加减，处方：枸杞子、熟地黄各15g，附子6g，肉桂、山药、山茱萸、鹿角胶、露蜂房各10g，菟丝子、杜仲、当归各12g，每天1剂，水煎服（下同）。

（2）恐惧伤肾证：多有惊恐史，阳痿不举或举而不坚，胆怯多疑，心悸易惊，失眠多梦，舌淡、苔薄，脉沉弦。治宜宁心定志、益肾兴阳。方选安神定志丸或大补元煎合酸枣仁汤加减，处方：人参、知母、山药、山茱萸、川芎、白僵蚕各 10g，熟地黄、杜仲、当归、酸枣仁、茯苓各 12g，枸杞子 15g，炙甘草 6g。

（3）肾精亏损证：阳事不举，或举而不坚，或反见性欲亢进，多伴头晕耳鸣，腰膝酸软，精液稀少，或见面赤颧红，五心烦热，低热盗汗，舌红、苔少，脉细弱。治宜补肾填精、滋阴引阳，方选六味地黄丸或左归丸加减，处方：川牛膝、鹿角胶、山茱萸、山药（炒）各 10g，菟丝子、熟地黄各 12g，枸杞子、龟胶（烊服）各 15g，蛤蚧 1 对。

（4）心脾两虚证：阳事不举，或举而无力，伴面色无华，精神不振，神疲倦怠，腹胀纳呆，心悸多梦，失眠健忘，大便溏薄，舌淡、苔薄，脉细无力。治宜养心健脾、益肾振阳。方选归脾汤加味，处方：白术、茯神各 10g，黄芪、龙眼肉、酸枣仁、当归各 12g，人参、木香、远志、炙甘草各 6g。

（5）肝气郁结证：性欲低下，阳事不兴，平素多悲忧烦恼，或家庭不和，精神抑郁，急躁易怒，胸胁胀满，食少寡言，善叹息，舌红、苔薄白，脉弦。治宜疏肝解郁，温肾振痿。方选柴胡疏肝散或四逆散加味，处方：陈皮、柴胡各 12g，川芎、香附、枳壳、白芍各 10g，炙甘草 6g，蜈蚣 2 条。

（6）肝胆湿热证：阴茎不能勃起，或勃而不坚，常伴阴囊潮湿，或坠胀疼痛，心烦口苦，肢体困倦，小便短赤，大便稀薄或秘结，舌红、苔黄腻，脉滑数。治宜泻肝利胆，清热化湿。方选龙胆泻肝汤加减，处方：龙胆草 20g，黄芩、栀子、木通各 10g，车前子、柴胡各 15g，泽泻、生地黄、当归各 12g，生甘草 6g。

（7）瘀血内阻证：阳事不兴，或勃而不坚，甚或性欲淡漠，多有动脉硬化、糖尿病或阴部外伤及盆腔手术史，舌暗有瘀斑或瘀点，脉沉涩或弦。治宜活血祛瘀，通脉振阳。方选少腹逐瘀汤加减，处方：泽兰 15g，当归、延胡索各 12g，生蒲黄、赤芍、制没药、川牛膝各 10g，川芎、干姜、肉桂、炒小茴香、木香、水蛭各 6g。

4. 善用虫类药物

喻文球教授认为，阴茎的勃起全赖气血灌注，肾阴濡养，肾阳激发鼓动。若肾功能失调，气血经络失和，则发生阳痿。经脉是脏腑和宗筋之间运行气血的通道，若瘀血阻滞，经脉不通，虽气血不亏，然宗筋不得充养，也可发生阳痿。治阳痿贵在疏肝解郁，平衡阴阳，活血通络。

喻文球教授在治疗阳痿时常在疏肝、解郁、活血的基础上加用虫类药，如蜈蚣、水蛭、蜻蜓、露蜂房等。虫类药多入肾经，具有辛、甘、咸味。辛者走窜，具有通行经络、畅行经脉的作用；甘者补益，又多为血肉有情之品，具有补肾填精、兴阳起痿的作用；咸者入血，具有通经活血、化瘀散结的特点。如蜻蜓益肾壮阳、强阴秘精；蛤蚧助肾阳、益精；水蛭破血、逐瘀、通经；露蜂房温经运脾；白僵蚕祛风止痉、化痰散结；全蝎祛风止痉、通络解毒；蜈蚣疏肝荣筋；蚕蛾补肝养筋；大蚂蚁生精壮筋等。在众多虫类药物当中，喻文球教授认为生水蛭效果最佳，一般不入煎剂，常用生水蛭 2～5g 研末吞服，这样可避免加热煎煮而破坏其有效成分，但用量切忌过大，尤其对凝血功能不良者应慎用或忌用。

故喻文球教授强调审证用药，恰当使用虫类药治疗阳痿，使用时必须准确辨证，合理配伍，中病即止。同时需要注意的是虫类药性多燥，宜配伍滋阴养血药，以制其偏，发挥其长，方可提高疗效。

5. 活用热敏灸法

具体操作方法为：

（1）热敏穴位探查：以腹部及背腰部为高发区，在关元、气冲、血海、肾俞、腰阳关等腧穴进行热敏灸探查。通过艾条悬灸，只要出现以下至少1种灸感反应就表明该腧穴已发生热敏化，如透热、扩热、传热，局部不热远部热，表面不热深部热，施灸部位或远离施灸部位产生酸、胀、麻、痛等非热感，标记热敏穴位。

（2）热敏穴操作

①关元、气冲穴行三角温和灸，自觉热感深透至腹腔，灸至热敏灸感消失。

②肾俞穴行双点温和灸，自觉热感深透至腹腔或扩散至腰骶部或向下肢传导，灸至热敏灸感消失。

③腰阳关穴行单点温和灸，自觉热感深透至腹腔或扩散至腰骶部或向下肢传导至脚心发热，灸至热敏灸感消失。

④血海穴行双点温和灸，部分的感传可直接到达下腹部，如感传仍不能上传至腹部，再取一支点燃的艾条放置感传所达部位的近心端点，进行温和灸，依次接力使感传到达下腹部，最后将2支艾条分别固定于血海和下腹部进行温和灸，灸至热敏灸感消失。

（3）施灸剂量：最佳剂量以每穴完成热敏态转化为消敏态为准。每天治疗1次，10天为1个疗程。

艾叶为纯阳之品，性温通经络；艾火温热可直达经络，补虚起陷；热敏悬灸关元能温补元气、调补阴阳；气冲能舒宗筋、和气血；肾俞能补肾强腰、调和阴阳；腰阳关补肾、壮阳、益髓；血海养血、活血、祛瘀。用热敏灸治疗阳痿能温补阳气、升阳举陷，使火气助元气，以达助阳治病之功。

三、治疗男性不育经验介绍

1. 病因病机

（1）肾虚是男性不育的根源：肾为天癸之源，肾气盛则天癸至，天癸至而能有子。反之，肾气衰则天癸竭，天癸竭则导致无子。肾气不足可致精子发育不良，肾阳不足可使精子活力低下，肾阴不足可导致少精、精液量少、无精等症。在疾病过程中往往出现阴损及阳、阳损及阴，终致阴阳两虚之证。因此调补肾阴肾阳是治疗不育症的根本原则。

（2）血不养精是男性不育的重要病机：生殖之精由先天父母之精及后天水谷所化的津、液与血所合成。肾阴不足，精元匮乏，则见无精、少精；津血不足，则精液量少；津液枯竭，则精质稠厚、液化不良。男子以精为用，精壮则能有子嗣。禀赋不足、肾气虚损、精血亏乏是引起精液异常的主要原因，血不养精是本病的重要病机。

（3）情志失调：情志失调是影响不育的重要因素，心理压力大，容易产生自卑、忧郁、烦躁等情绪，日久肝火躁动，引动相火，易致精液耗损、妄动流失而产生不育。

2. 治疗经验

（1）阴阳同补，精血双调：补肾阴能增加阴液，肾阴充，生化有源，则精子数量增多；补肾阳能鼓动肾气，肾阳壮，则精子活动有力。常用仙茅、淫羊藿、乌药等补肾阳，熟地黄、山茱萸、黄精等补肾阴。但补阳药多温燥，易助火伤阴，故要防燥热之偏，常在补阳中加入泽泻、地骨皮、女贞子等；补阴药多甘寒滋腻，故要防其凝滞之弊，常用蚕砂监制熟地黄之腻，十大功劳防湿热内生。喻文球教授亦主张脾肾同治，精血双调，故除补肾之外，常加用当归、黄芪。当归甘补温通，既能补血，又能活血行气。黄芪益气，气旺血生，血足精充。

（2）善用"子"类药：喻文球教授认为"子"多入肝肾，能养肝血，补肾之阴阳。肝血充则经气调达、疏泄有度，肾阴足则精有所生，肾阳旺则活力充足。且"子"类药能固摄精液。组方常用覆盆子、金樱子、女贞子、枸杞子、菟丝子等。

（3）重视精神疏导：在药物治疗的同时，重视精神情志疏导和性教育。鼓励患者正确对待病情，消除紧张情绪，夫妻间要相互体贴关怀，节制房事，戒烟戒酒，忌食棉籽油、茶叶、苦瓜等物品，不宜长时间热水浴或长期在高温下作业。性交次数不要过频，也不宜相隔时间太长，一般每周 1～2 次为宜。如果能利用女方排卵时同房，往往可以提高受孕机会。

3. 病案举例

韩某，男，28 岁，2004 年 2 月 12 日初诊。结婚 2 年余其妻未孕。诊见：尿频，尿道口不适，舌淡、苔白，脉细缓。查体：左侧睾丸畸形，质软，形态小，右侧睾丸正常。精液常规示：外观乳白色，液化时间＜30 分钟，精子数 $11×10^9/L$，总畸形 0.23，活力 0.40，存活率 0.10，抗精子抗体阴性。

治以补肾益精。处方：桑葚子、熟地黄、蚕砂、黄芪、芡实、金樱子各 30g，狗脊、枸杞子、十大功劳各 15g，菟丝子 20g，紫河车、僵蚕、仙茅、淫羊藿、山茱萸、韭菜子、杜仲各 10g，乌药、当归各 6g。每天 1 剂，水煎，早晚分服。另服田参氨基酸胶囊，每次 2 粒，每天 2 次；复方扶芳藤合剂，每次 1 支，每天 3 次。

3 月 11 日二诊：诉小便时尿道口有液体流出。处方：中药守方，中成药同上。

3月22日三诊：诉腰痛，小便时尿道口灼热，多梦，早泄，腹泻，舌淡红、苔白，脉细。处方：菟丝子、黄芪、桑葚子各30g，蚕砂、枸杞子、熟地黄各20g，覆盆子、十大功劳各15g，续断、紫河车、僵蚕、山茱萸各10g，地骨皮、泽泻、当归、栀子各6g。每天1剂，水煎，早晚分服。中成药同上。

4月2日四诊：诉症状同前。处方：黄芪、桑葚子各30g，熟地黄、蚕砂、菟丝子、黄精各20g，虎杖、女贞子、枸杞子各15g，紫河车10g，石菖蒲、远志、当归各6g。每天1剂，水煎，早晚分服。中成药同上。

4月10日五诊：患者精神抑郁，早泄，精液常规：量约3.0ml，精子数 $35×10^9$/L；活力：直线0.32，弯曲0.17，打转0.21，死亡0.30；存活率：第1小时0.70，存活时间4小时以上；形态：正常0.76，缺陷0.24；穿透度25mm/h；白细胞每视野1～2个。处方：黄芪、芡实、金樱子、熟地黄、桑葚子各30g，菟丝子15g，山茱萸12g，杜仲、蚕砂、仙茅、淫羊藿、知母、黄柏、当归各10g。每天1剂，水煎，早晚分服。中成药同上。

4月19日复诊：诉其妻已怀孕。

按：男性不育的发生机制十分复杂，属难治之症。多因肾阴阳两亏，血不养精，情志失调导致。治疗时抓住肾阴阳双补、精血双调、精神调摄与药物治疗相结合三个关键，用药应滋而不腻。善用"子"类药，将中医理论与现代研究成果结合起来，调整内分泌系统功能，最终达到促进精子发育成熟、数量增多、活力增强的目的。

四、治疗下肢动脉硬化闭塞症经验

1. 病因病机

喻文球教授认为本病病因复杂，多由平时饮食不节，恣食膏粱厚味，损伤脾胃，湿痰内生，凝滞经脉；或因年老气血亏虚，运行无力，气虚血瘀，经脉瘀阻；或因阳虚寒凝阻滞经络；或因痰瘀互结，蕴久化热生毒导致。纵观本病的病理过程，喻文球教授认为气血亏虚、阴阳失调、气血凝滞、经脉瘀阻是本病的基本病机，本病的病位在血脉。《血证论》说："平人之血，畅行脉络，充达肌肤，流通无滞，是谓循经，谓循其经常之道也。"如若经脉闭塞，气血凝滞，则"血气不和，百病乃变化而生"（《素问·调经论》）。《外科正宗》认为其发病主要是"此因平昔厚味膏粱熏蒸脏腑，丹石补药消灼肾水，房劳过度，气竭精伤"。各种致病因素导致发病的最终结果都是阻碍了人体气血正常运行，导致气血不足，阴阳失调。气不足，则无力推动血行，血行不畅，瘀阻经脉，脉络失于濡养，遂发为本病。本病的病机关键是气血不足为本，经脉瘀阻为标，间夹寒、热、痰、湿，为本虚标实之证。

2. 论治经验

（1）分期辨证论治：喻文球教授对本病制定了分期辨证论治的治疗原则，他认为本病临床可分为3期：局部缺血期、营养障碍期和坏死期。

①局部缺血期：此期临床症状以间歇性跛行为主，伴有肢体发凉、麻木、胀痛，遇冷疼痛加重；舌质淡、苔白，脉沉迟，趺阳脉搏动减弱或消失等为主要体征。辨证为阳虚寒凝，脉络瘀阻。治宜温阳散寒，活血通络。方用阳和汤或黄芪桂枝五物汤加

减。多以附子、肉桂、鹿角胶、麻黄、干姜、白芥子等药温阳祛寒，佐以丹参、当归、赤芍、牛膝、地龙等品活血通脉。

②营养障碍期：此期患病肢体缺血症状进一步加重，肢体发凉，麻木，疼痛呈固定性、持续性，活动后下肢呈紫黯色，或见瘀斑；间歇性跛行加重，可出现夜间静息痛，伴有皮肤粗糙，汗毛脱落，趾甲增厚，趾脂肪垫萎缩，肌肉萎缩，趺阳脉微弱或消失；舌质黯、边有瘀点或瘀斑，脉弦涩或沉细。辨证为脉络阻滞、经脉失养。治宜活血化瘀，通络止痛。方用桃红四物汤加减，多用川芎、桃仁、红花、当归、丹参、三七、乳香、没药、三棱、莪术等活血通脉为主，辅以生黄芪、党参、陈皮等益气助阳、行气通脉。

③坏死期：此期慢性肢体缺血临床表现严重，除间歇性跛行、静息痛外，常发生肢体溃疡坏疽感染，脓液多，恶臭，局部红、肿、热、痛，皮色紫红，可伴有发热，舌质黯红或红绛、苔黄腻，脉滑数或弦数，趺阳脉消失。辨证为瘀热互结，脉络不通。治宜清热解毒，活血化瘀。方用四妙勇安汤加减，多以金银花、连翘、蒲公英、紫花地丁、黄连、黄柏、苍术、茯苓、泽泻、薏苡仁、牛膝等清热解毒利湿为主，辅以桃仁、红花、丹参、牛膝等活血化瘀。

（2）活血贯穿始终，益气择机而用，注意顾护脾胃：《素问·调经论》云："病在脉，调之血。"本病病位在血脉，病机以经脉瘀阻为关键。因此喻文球教授临床上在分期辨证论治的同时，非常重视活血化瘀法的应用，并贯穿疾病治疗的全过程。早期、中期提倡应用益气活血法，认为益气既可以鼓舞阳气，温养四末，又可以阻止病情进一步发展；中期营养障碍期可以大量应用益气活血药物，使气旺血行，血脉得通。后期乃瘀久化热、热毒火盛之证，此期的热之根源是脉络瘀阻加重，气血流通更加不畅，故营卫郁热为之标，瘀仍是本。因此宜重用活血之品，血行脉通则郁热自除。

本病多数患者伴有高血脂、高血压、冠心病、糖尿病等基础疾病，其病因病机多为饮食不节，恣食膏粱，伤及脾胃，脾胃虚弱，运化失职，酿湿生痰，痰瘀湿胶结，痹阻血脉，是发病的重要因素。因此喻文球教授在本病的治疗中，注意顾护脾胃，常加入白术、陈皮、法半夏等健脾理气、除湿化痰之品。

（3）善于运用虫类药物：喻文球教授认为本病病在血脉，以瘀为本，痰瘀互结，阻塞脉道，如单用当归、川芎、赤芍、丹参等草木之品，力量不足。故用"虫蚁飞走"之品，如全蝎、蜈蚣、地龙、水蛭、虻虫、壁虎等，具有强效的活血化瘀、化痰软坚、解毒散结的作用。现代药理研究也表明此类药物具有显著促进血液运行，改善肢体局部供血，明显缓解患者临床症状的功效。

五、药物封脐疗法在皮肤病中的应用

脐名神阙穴，属任脉穴位，任脉为阴脉之海，和督脉相表里，共理人体诸经百脉，所以脐和诸脉相通，可联系全身经脉，并通过各经脉的经气和血液运行，交通于五脏六腑、四肢百骸、五官九窍、皮肉筋骨，因此脐部用药治疗可达到调理脏腑功能、调畅气血、平衡阴阳的目的。脐疗法源远流长，而近年来发展迅速，已成为治疗皮肤病的要穴，值得我们深入研究与探讨。

1.封脐疗法的发展历史

《灵枢·营卫》说："足厥阴肝脉……其别支循脊入骶属督脉，上过毛中上行入脐中。"指出脐与脏腑经络的关系，为脐疗法奠定了理论基础。《备急千金要方》记有："治虚寒腹痛……以吴茱萸纳脐，帛布封之。"《千金翼方》载："治霍乱吐泻，筋脉挛急，以急救暖脐散填脐。"说明这一阶段药物封脐疗法已有成熟的经验，以后很多中医专著都有封脐疗法的论述。至晚清吴师机《理瀹骈文》一书，封脐疗法竟达300多处，而且在方药配伍、赋型基质、用法用量、操作方法等方面都作了全面论述。

2. 药物封脐作用机理

（1）脐部吸收作用：脐在胚胎发育过程中为腹壁最后闭合处，表皮角质层最薄，屏障功能最弱，药物最易穿透弥散而被吸收；脐下无脂肪组织，皮肤和筋膜腹膜直接相连，故渗透力强，药物容易吸收。

（2）经络传递：脐为神阙穴，通任脉、督脉及全身，药物敷贴于脐上，通过药物不断刺激脐穴的作用，以疏通经络，调理气血，调畅脏腑，调整阴阳，使之达到平衡。

（3）神经调节作用：药物敷于脐上，不断刺激脐部皮肤，使各种神经末梢进入活动状态，促进神经体液调节作用，以提高免疫功能，调整植物神经功能失调。

（4）药物的作用：药物通过脐部皮肤的渗透吸收作用，进入血液循环，从而达到病所，起到治疗作用。此外，敷脐疗法常配合热熨热敷、按摩、拔罐、灸法等多种手段，以加快药物的吸收，增强药物的疗效。

3. 封脐疗法的种类及方法

临床应根据病情及治疗需要，选择适当的剂型治疗。

（1）药末：将方药研末，适量填入脐中，胶布固定包封。

（2）填药糊：将药粉根据需要分别应用温开水、醋、酒或药汁等调成糊状，填入脐中，胶布固定包封。

（3）药饼：用药物捣成药泥做成饼状，填入脐中，胶布固定包封。

（4）膏药：将药物性膏药敷贴于脐部。

（5）布膏：在大小适当的布胶上掺药，直接贴于脐中，凡溶于水和油的药物皆易透皮吸收，糊剂填敷疗效优于粉末填封。可用熨斗在封脐上面加热熨，或在其上艾灸，都可进一步提高疗效。应预防皮肤烫伤及接触性皮炎，及时采取防范措施。

4. 常见皮肤病的封脐疗法

（1）荨麻疹

①急性荨麻疹：拟疏风清热、散寒止痒法，用苦参、荆芥、白鲜皮各20g，非那根片125mg，研末，取适量填入患者脐窝内，外盖阔胶布，每日换药1次，7天为1个疗程。

②慢性荨麻疹：治拟活血祛风、利湿止痒法，用川芎、防风、茵陈、栀子各20g，多虑平20片，研末，取适量用陈醋调湿，填塞于脐窝，外用胶布固定，每日换药1次。

（2）带状疱疹后遗神经痛：拟化瘀通络、解毒定痛法，用川芎、三七、朱砂、夏天无、石菖蒲适量研末，取适量用羊毛脂调成30%软膏，填敷于脐窝，每日换药1次。

（3）皮肤瘙痒症：拟养血活血、祛风止痒法，用刺蒺藜、地肤子、防风、苦参、黄连、朱砂各适量研末，与蜂蜜调制成饼，填于脐窝，每日换药1次，7天为1个疗程。

（4）红斑狼疮：拟益气养阴、解毒通络法，用太子参、当归、黄芪、秦艽、石斛、半枝莲共研末，取药粉与羊毛脂调成软膏，敷于脐窝，每日换药1次，7天为1个疗程。

（5）白塞病：拟清泄虚火、解毒养阴法，用黄柏、栀子、木通、石斛、黄芪、肿节风各适量研末，取药粉用蜜调成饼状，填塞脐窝，每日一换。

（6）银屑病：拟清热解毒、凉血活血法，用水牛角、生玳瑁、冰片、朱砂、菝葜、升麻、防风各适量研末，取药末与蜂蜜调制成饼状，填塞脐窝。每日换药 1 次，7 天为 1 个疗程。

（7）过敏性紫癜：拟凉血祛风、收敛固涩法，用生槐花、栀子、甘草、乌梅、豨莶草各适量研末，取药粉用醋调制，填于脐部，两日一换。

（8）脂溢性脱发：拟健脾疏土、收敛固涩法，用薏苡仁、苍术、厚朴、陈皮、甘草、侧柏叶，共研细末，取药粉与醋调，填塞于脐窝，每日一换。

（9）黄褐斑：拟活血化瘀、补益肝肾法，用菟丝子、柿叶、当归、冰片、白芷共研末，直接用粉末填塞脐窝，每日换药 1 次，7 天为 1 个疗程。

（10）白癜风：拟祛风活血、刺激色素法，用豨莶草、补骨脂共研细末，取药粉适量，用蜂蜜调制成饼，填于脐窝，每日换药 1 次，15 天为 1 个疗程，连续治疗 2 个疗程。

六、银屑病简易外治疗法

银屑病俗称牛皮癣，症状表现为皮肤上出现红斑、鳞屑，瘙痒难忍，反复发作，迁延不愈。中西医治疗本病有各类药物及方法，但能取得速效者大多数损害身体，而且反跳明显。

本病应遵循七分调养、三分治疗的原则，调养主要指精神上应放松、乐观；饮食上不吃或少吃鱼虾、牛肉、羊肉、狗肉、醇酒等发物；适寒温，气候剧烈变化时要注意身体的适应性。治疗方法以服中药为主，同时应重视外治的作用。

对于寻常型患者，可用马应龙痔疮膏（药店有售）外搽。此药膏清热解毒、润肤去屑止痒，原本用来治疗痔疮，但鲜有人知道可治银屑病。

红皮症型银屑病患者宜使用黄连皮炎药油外搽，该药油是将黄连 50g 置麻油 250mL 中炸枯，过滤而成，可解毒、清热、凉血、消斑。

慢性肥厚性皮损可用低浓度硫黄软膏外搽，配方是：硫黄 5g，明矾 5g，滑石 5g，白凡士林 100g，调匀外搽。可去除角质和痂皮，润肤收敛。

外洗方药对于治疗本病十分重要，寻常型可用草药羊蹄 300g（鲜品），加水 2000mL，煎成 1500mL，过滤，加醋 50mL，外洗。红皮症型一般不宜外洗。

慢性银屑病患者可用艾叶 50g，苦参 30g，路路通 50g，千里光 50g，明矾 30g，煎水取 2000mL 作沐浴用。外洗或沐浴方每日或隔日使用 1 次。

七、治红斑狼疮方

组方：党参 15g，生黄芪 30g，当归 10g，山萸肉 10g，白马骨 15g，苏木 20g，鬼箭羽 30g，半枝莲 15g，乌韭 15g，天仙藤 15g，首乌藤 15g，蜂房 15g，黄精 30g，菟丝子 15g。

功用：益气养阴，调整免疫，活血通络，解毒化瘀。适用于治疗系统性红斑狼疮。

用法：每日 1 剂，水煎分 3 次服。

方解：方中黄精、菟丝子补肾之精；当归、山萸肉补肝血、化肾精；党参、生黄芪补肺脾之气；半枝莲、蜂房、乌韭解毒化毒；白马骨、苏木、鬼箭羽、天仙藤、首乌藤解毒化瘀、活血通络。

本方调补肺、脾、肾，重点补肾的精气，使精、气、血化生不息，阴阳平衡调畅；加入解毒化瘀通络之品，共同调整免疫功能，改善红斑狼疮病态，恢复正常生态。红斑狼疮患者服用本方可顺利撤减激素，本方对慢性系统性红斑狼疮有良好疗效；对急性发作期、慢性活动期及红斑狼疮合并多脏器损害，亦可用本方加减化裁。应用此方治疗数百例红斑狼疮病人，大多数患者临床症状基本消失，恢复正常的工作和生活。

加减：急性发作期及慢性活动期以清热解毒为主，应用本方去参、芪、归，加生石膏 30g，板蓝根 20g，十大功劳 20g，生玳瑁 20g，紫草 20g。红斑狼疮合并肾功能损害，有尿蛋白、管型，尿中有红细胞、白细胞等，本方加益母草 20g，蝉蜕 10g，琥珀 6g，鸭舌草 20g，去黄精、菟丝子、山萸肉。若肌酐、尿素氮升高，加萆薢 15g，土茯苓 20g。红斑狼疮合并肝功能受损，本方去黄精、菟丝子，加绣花针 20g，茵陈 10g，五味子 10g。若合并心肌损害，则加五味子 10g，麦冬 10g。

八、应用药物封脐疗法经验拾萃

1. 慢性荨麻疹

刘某，男，32 岁，皮肤泛发红色风团伴瘙痒反复 5 年，加重 3 天。患者 3 天前无明显诱因出现红色风团，搔抓后起皮疹，融合成团成块，此起彼伏，得热尤甚，得冷稍舒，午后或夜间加剧，口干欲饮，每遇秋冬之交即反复发作，伴五心烦热，睡眠差，多汗，小便黄，舌红少津，脉弦细数。诊断为慢性荨麻疹。经服西药扑尔敏止痒后，头昏嗜睡而影响工作和学习，且数小时后症状复发。使用激素只能临时缓解症状且副反应较大，患者难以接受。喻文球教授运用川芎、防风、茵陈、栀子各 20g，多虑平 20 片，研细末，取适量陈醋调湿，填塞于脐窝，外用胶布固定，每日换药 1 次，连续 10 天为 1 个疗程。用药 2 个疗程后，症状明显改善，随访 1 年未曾复发。

按：慢性荨麻疹的发病多因气血不足，虚风内生，情志内伤，冲任不调，肝肾不足而致，风邪搏于皮肤，与气血相搏而发生风团。本病反复发作，日久更耗阴血，血虚血瘀，久病入络，更使病情顽固难愈。治疗用川芎、防风、茵陈、栀子等药物用陈醋调湿，填塞于脐窝，发挥活血祛风、利湿止痒之功。

2. 皮肤瘙痒症

段某，男，65 岁，全身皮肤瘙痒反复发作 2 年，加重 1 个月。患者 2 年前无明显诱因出现左侧腋下、腰背部皮肤瘙痒，随之逐渐扩散至全身均有瘙痒。曾服苯海拉明、扑尔敏，外搽丁酸氢化可的松乳膏，间断口服中药汤剂，均无明显效果。近 1 个月来，夜间剧痒难忍，反复搔抓，彻夜难眠，全身皮肤粗糙多皱，腰背四肢有明显条状抓痕、脱屑、结痂，双髋部外侧皮肤增厚苔藓样变，无渗出液。自感腰酸，神疲乏力，食欲欠佳，舌质淡，苔薄白，脉沉细。无肝胆及肾脏疾病、糖尿病史。诊断：皮肤瘙痒症。证属肾精亏虚，血虚风燥。治法：用刺蒺藜、地肤子、防风、苦参、黄连、朱砂各适量研末，与蜂蜜调制成饼，填塞于脐窝，每日换药 1 次，7 天为 1 个疗程。用药 2 个疗程后，全身瘙痒减轻，再用 1 个疗程后症状基本消失。

按：皮肤瘙痒症是老年人常见病。本病多因老年人肾精亏虚，气血不足，肌肤失于濡养所致。血虚则化燥生风，燥盛则肌肤失润，风盛则皮肤瘙痒。抓痕、脱屑、血痂、皮肤增厚、苔藓样变等皮损，均为血虚化燥生风之征。治疗宜益精补血，润燥祛风。方中地肤子、防风、苦参、黄连祛风清热止痒，与刺蒺藜、朱砂等用蜂蜜调制，发挥养血活血、祛风止痒之功。

3. 带状疱疹后遗神经痛

钟某，女，78岁。1个月前右侧胸背部出现红斑，簇集水疱，诊为带状疱疹，住院治疗2周后，水疱全部结痂消退，留下色素沉着，但疼痛剧烈，彻夜难寐，食而无味，性情急躁，舌红，苔少，脉濡。证属年老病久气阴两亏，经络阻塞，不通则痛。治法：用川芎、三七、朱砂、夏天无、石菖蒲适量研末，取适量用羊毛脂调成30%软膏，填塞于脐窝，每日换药1次，连续10天为1个疗程。用药1个疗程后，仅有轻微疼痛。

按：本病主要发生在带状疱疹后，好发于肋间神经、颈神经、三叉神经等，中医理论认为带状疱疹多由肝胆火盛夹湿蕴阻肌肤，并感毒邪而成，常因血虚肝旺、湿热毒蕴，导致气血凝滞，经络堵塞不通，以致疼痛剧烈，病程迁延。临床运用益气活血化瘀的方法治疗该病，疗效显著。用川芎、三七、朱砂、夏天无、石菖蒲等用羊毛脂调成软膏敷于脐窝，共奏化瘀通络、解毒定痛之效。

4. 过敏性紫癜

李某，女，14岁。两下肢反复出现瘀点、紫斑2周，皮疹加剧成片，伴腹痛、黑便3天。患者发疹前1周曾发热、咽痛，并感两下肢关节酸痛，2天后两下肢出现紫斑。曾在某医院住院用激素、赛庚啶等治疗1周，皮疹不减反增，延及颜面上肢，密集成片。近3天来腹痛，大便色黑如柏油样。舌红绛、苔黄腻，脉滑数。诊为过敏性紫癜。证属血热妄行，治则：清热解毒、凉血止血，治法：生槐花、栀子、甘草、乌梅、豨莶草各适量研末，取药粉用醋调制，填塞于脐部，2天一换。连用7次后，散在性瘀点消失。

按：中医学认为，本病多因外感风热或内伤饮食所致，属"血证"及"斑疹"范畴。肌腠不密，卫表不固，易感外邪，尤以风热之邪为多。风热之邪从口鼻而入，内伏血分，郁蒸于肌肤，与气血相搏，灼伤脉络，迫血妄行，血不循经，渗出脉外，溢于肌肤，积于皮下，则出现紫癜、瘀点、瘀斑。药用生槐花、栀子、甘草清热凉血，与乌梅、豨莶草共研末用醋调制，有凉血活血、收敛固涩之功。

5. 黄褐斑

苏某，女，42 岁。患者颜面双颊部出现褐黑斑 2 年余，近两个月来黑斑增大，斑色加深，逐渐向四周蔓延。曾服用疏肝冲剂、维生素 C 等药物治疗，效果不佳。诊见：面色萎黄不华，面部可见深褐色斑，以双颊、颧部、鼻翼最为突出，鼻翼与颧部色斑融合似蝶翼状，表面光滑，无炎症及脱屑。头目眩晕，多梦易醒，心烦急躁，腰膝酸软，月经后期，量少有血块，舌质红少苔，脉沉涩乏力。证属肝肾阴虚，精血不足，络脉瘀阻。治宜滋养肝肾，活血通络。治法：菟丝子、当归、柿叶、冰片、白芷共研末，直接用粉末填塞脐窝。1 天换 1 次，10 天为 1 个疗程。第2 个疗程结束后，颜面颧部及颊部黄褐色斑稍有淡化。连用 4 个疗程后，明显淡化。

按：中医认为黄褐斑由七情内伤、饮食劳倦、风邪外客、痰浊瘀滞等导致肝气郁结、脾失健运、肾虚不足等脏腑功能失常，终致气血不能上荣于面，浊瘀阻于面部而成黄褐斑。《四诊抉微》曰："夫气由脏发，色随气华。"用菟丝子、当归补血养肝，与柿叶、冰片、白芷等诸药共研粉填塞脐窝，共奏滋补肝肾、活血通络之功。切合病机，故收效迅捷。

九、治疗慢性荨麻疹经验拾萃

1. 病因病机

因本病发无定处，此起彼伏，瘙痒难忍，缠绵难愈，与风邪致病特点相似，故喻文球教授将其病因责之为内生风邪。如《医宗金鉴·外科心法要诀》中载："此证俗称鬼饭疙瘩，由汗出恶风，或卧露寒凉，风邪多中表虚之人。"内风主要由气血虚弱、胃肠湿热、情志抑郁、冲任不调等引起，气血虚弱则风寒、风热之邪易与气血搏于肌肤而发生本病；胃肠湿热为脾胃运化功能失调，湿热积滞所致，易化燥生风；情志抑郁可致气郁化火，火热生风，日久必致阴血亏虚、阴虚风燥；冲任失调则精血亏虚、阴虚风动。《薛氏医按·赤白游风》中载："赤白游风，属脾肺气虚，腠理不密，风热相搏；或寒闭腠理，内热拂郁；或阴虚火动，外邪所乘；或肝火风热。"总之，本病的发生总与"虚"有关，涉及肺、脾（胃）、肝、肾等脏腑，正虚则邪恋，致使病势缠绵。

2. 辨证论治

喻文球教授根据多年的临床经验，对本病制定了辨证论治原则。他认为本病主要可分为胃肠湿热、肝气郁结、冲任失调和气血虚弱四个证型。

（1）胃肠湿热型：多由饮食荤腥发物（鱼虾海鲜等）或肠道寄生虫引起。风团色红而大，瘙痒，伴有腹痛、大便干结或泄泻，甚至恶心呕吐，舌红、苔黄腻，脉滑数。治宜疏风清热、通腑行滞，方予防风通圣散加减。

（2）肝气郁结型：出风团及瘙痒与情志抑郁有关，或在精神紧张时加剧，伴烦躁易怒、胸胁胀闷、纳差口苦、失眠，舌红、苔薄黄，脉弦细数。治宜疏肝解郁、清热祛风，方予丹栀逍遥散加减。

（3）冲任失调型：素有月经不调，风团常于月经来潮前几日开始发生，月经干净后风团消失，但在下次月经来潮时又重复发作，或因劳累及房事后发生风团。舌微暗紫、苔薄，脉细或沉涩。治宜调摄冲任、补益肝肾，方予四物汤合二仙汤加减。

（4）气血虚弱型：风团反复发作，迁延数月或数年不愈，劳累后则发作加剧，伴神疲乏力、头痛、眼花，舌淡、苔薄，脉濡细或沉细。治宜补气养血、祛风通络，方予八珍汤加减。若气虚卫表不固者，予牡蛎散合玉屏风散加减。

3. 提倡借鉴现代中药药理研究成果

本病的发病机理主要是由不同原因导致肥大细胞与嗜碱性粒细胞脱颗粒而产生一系列化学炎症介质，如组织胺、5- 羟色胺、前列腺素、白三烯等，它们共同引起毛细血管扩张、通透性增加、平滑肌痉挛、腺体分泌增加等，从而引起风团、皮肤瘙痒等症。喻文球教授根据现代中药药理研究成果，组成一首针对本病病因病机的行之有效的方剂——新加平敏煎，具体药物如下：柴胡、防风、荆芥、乌梅、五味子、浮萍、龙骨、牡蛎。根据现代中药药理研究，柴胡有解热作用；防风和荆芥两者有抑制组织胺释放、抗乙酰胆碱作用及抑制毛细血管通透性增加的作用；浮萍有收缩毛细血管及解热作用；五味子有抗胆碱和增强肾上腺皮质功能作用，乌梅对蛋白质过敏及组织胺有对抗作用，两者有脱敏的作用；龙骨和牡蛎含有丰富的钙盐，能抑制毛细血管通透性增加而起到抗过敏的作用。本方寒热共用，有散有收，可用于临床各型瘾疹。

4. 重视虫类药物的应用

本病病情迁延，缠绵难愈，喻文球教授认为多与气血不足，虚风内生，肝气郁结，冲任不调，虚风与气血相搏于肌肤有关。对此，喻文球教授重视并善用虫类药物，如全蝎、蜈蚣、僵蚕、地龙等血肉有情之品。此类药物搜剔虚风贼邪以止痒，张锡纯认为蜈蚣"走窜之力最速，内而脏腑，外而经络，凡气血凝聚之处皆能开之"，活血通络以体现"治风先治血，血行风自灭"之意，在经方抵当汤中，张仲景运用水蛭、虻虫等药治疗热瘀在里的蓄血证，故虫类药在祛风和活血方面往往可取得植物类药物不可及的作用。且同时强调在使用虫类药物时，必须审证精确，恰当使用，做到配伍合理，中病即止，无需尽剂。另外，虫类药物多性燥，故在配伍时宜用些滋阴润燥药以去性取用，尽其所长，提高临床疗效。

5. 病案举例

孙某，女，25 岁。2011 年 5 月 16 日初诊。主诉：全身泛发红斑、风团伴瘙痒反复 10 个月，加重 1 周。患者自诉于 1 年前剖腹产得一子，2 个月后无明显诱因全身泛发红斑风团，瘙痒甚，其后每当劳累时则反复发作，缠绵不愈。曾多次应用中西药治疗（具体用药不详），病情能有所缓解，但不久即反复，效果不佳。临诊时症见：全身泛发大小不等的淡红色风团，以上半身为多，散在分布，部分皮疹融合，剧痒，此起彼伏，劳累后病情加重，伴有神疲乏力，偶有眼花、睑结膜淡红等症，纳差，夜寐欠佳，二便可，舌质淡、苔薄，脉濡细。中医诊断：瘾疹（气血虚弱型），西医诊断：慢性荨麻疹。治以补气养血，祛风止痒。方予八珍汤合新加平敏煎加减，处方：柴胡、防风、乌梅、五味子、浮萍、路路通、川芎、当归、白芍、党参、白术、荆芥各 10g，生地黄 15g，茯苓 12g，龙骨、牡蛎各 20g，生黄芪 30g，甘草 6g。用法：每天 1 剂，水煎，分 2 次服，治疗 15 天为 1 个疗程。第 1 疗程结束后，症状有缓解，但不明显，仍发风团，瘙痒轻度缓解。第 2 疗程用药在原方基础上去浮萍、荆芥，加全蝎 3g，蜈蚣 2 条，第 2 疗程结束时患者病情基本痊愈，无明显神疲乏力，不发风团，偶有瘙痒。再予原第 2 疗程方进行第 3 疗程治疗巩固疗效，追踪随访 1 年，病情未复发。

十、治疗脂溢性脱发经验

1. 病因病机

喻文球教授认为，传统中医把脂溢性脱发分为血热风燥和脾胃湿热型，并以此解释其病因病机，固然有其合理的一面，但易掩盖其本质。该病的本质应为阴精亏损、精气不固、风邪上扰，血热风燥和脾胃湿热仅为其外在的不同表现。"肾藏精，其华在发"和"发为血之余""精血同源、互化"才是其理论根源。脾胃湿热型患者固然有邪实的一面，但若肾精充足、坚固，发也不致于脱落，故此类患者多为虚实夹杂或本虚标实证。喻文球教授认为，除阴精亏损这一主因外，下列各因素也至关重要。

（1）发根失疏：毛发生长、固定有赖于肾精滋养，但若血热生风或脾虚湿热上蒸，则毛孔堵塞，发根失养而脱落，故疏通发根极为重要。

（2）气滞血瘀：研究表明，脂溢性脱发患者的全血黏度及血浆黏度均较正常高，使用活血化瘀药则可明显提高疗效。喻文球教授认为，这是由于阴虚热盛，熏灼血液所致，使用活血化瘀药实则为"治风先治血，血行风自灭"的运用。

（3）雌激素相对不足：本病的发病原因主要是雄激素绝对或相对过多，故喻文球教授认为，本病患者均存在雌激素相对或绝对不足的问题。雌激素在抑制肾上腺素和卵巢产生雄激素与雄激素竞争受体方面起主导作用，故选用富含雌激素的中药甚为重要。

（4）精神压力：当今社会，人们因事业竞争而精神压力倍增，尤其是 20～35 岁的人群。精神压力使立毛肌收缩，向毛囊输送养分的毛细血管收缩，导致头发的生态改变，营养不良而脱落。精神压力还可使皮脂腺过度分泌头垢，头发的生存环境变坏。

2. 治疗

在上述理论指导下，喻文球教授将本病分为干性脂溢性脱发和湿性脂溢性脱发两类辨治。总的原则是以填补阴精为主，佐以祛风通络、活血化瘀。

（1）神应Ⅰ号生发汤：适用于干性脂溢性脱发。处方：紫河车 15g（研末吞服），仙茅 10g，淫羊藿 10g，女贞子 15g，墨旱莲 15g，桑葚 30g，夜交藤 20g，鸡血藤 20g，红花 15g，木瓜 20g，石菖蒲 15g，生黄芪 30g，炒白术 10g，侧柏叶 10g。方中紫河车为补精养血益气之圣品，且富含雌激素，仙茅、淫羊藿、二至丸、桑葚子填补肾精兼祛风，故同为君药；夜交藤、鸡血藤、红花既补血活血祛风，又可疏通发根，故为臣药；木瓜、石菖蒲既能解诸补药之腻，又能疏络开窍，故为佐使药；生黄芪、炒白术意在补脾而生血，且黄芪富含氨基酸，有促雌激素样作用，故为佐药；侧柏叶为喻文球教授经验用药，有祛油腻、生发之功。

（2）神应Ⅱ号生发汤：适用于湿性脂溢性脱发。处方：紫河车（研末吞服）15g，仙茅 10g，淫羊藿 10g，女贞子 15g，墨旱莲 15g，丹参 20g，赤芍 15g，藿香 10g，佩兰 10g，白花蛇舌草 30g，木瓜 20g，秦艽 12g，生黄芪 30g，炒白术 10g，防风 10g。

方中丹参、赤芍养血活血凉血；藿香、佩兰气味辛平，化湿醒脾而不伤胃，白花蛇舌草清利湿热下行，属辛开苦降法；木瓜、秦艽既清虚热祛风，又疏通经络、开通毛窍；防风为风中之润剂，能祛内外诸风而不伤发。

（3）外治：喻文球教授反对外搽酊剂、生姜、辣椒、斑蝥、激素等药物，因为头皮局部血管收缩并非本病主要病因，且上述诸药刺激性大，易闭塞、毁坏毛囊，临床疗效甚微。喻文球教授多年经验证明，用中药外洗有一定疗效，常用方如下：①外洗Ⅰ号：桑叶30g，芝麻叶30g，路路通30g，侧柏叶30g，厚朴30g，生何首乌30g，适用于干性脂溢性脱发；②外洗Ⅱ号：土茯苓30g，金银花30g，王不留行30g，透骨草30g，皂荚30g，厚朴15g，适用于湿性脂溢性脱发。

（4）其他：精神因素在本病发病中起重要作用，部分患者仅用精神暗示就能不药而愈，故应鼓励患者树立起乐观生活态度，坚定必愈信心。而且因头发97%的成分是蛋白质，且必须从食物中摄取，故喻文球教授常嘱患者多食富含蛋白质的食物，忌油腻及辛辣发物。

3. 典型病例

例1：杨某，男，25岁，2004年3月21日初诊。自述半年前开始脱发，现逐渐加重，晨起于枕巾上能见到头发20～30根，现两鬓角、头顶发均秃，余处头发稀疏、质细软、油腻、头屑多，伴失眠纳差，舌苔黄腻，脉滑数。诊为湿性脂溢性脱发。辨证：阴精不足，脾胃湿热。治法：滋阴补血，清热除湿。方药：紫河车15g（研末吞服），仙茅10g，淫羊藿10g，女贞子15g，墨旱莲15g，丹参20g，侧柏叶10g，藿香10g，白花蛇舌草30g，石菖蒲10g，黄柏10g，知母10g，木瓜20g，合欢皮15g，并外用外洗Ⅱ号方洗头，连用2个月。5月20日二诊：服上方2个月后，脱发已停止，两鬓角已有较粗短发长出，顶部也有黄色较细头发长出，寐安，纳可。于上方去白花蛇舌草、黄柏、知母，加佩兰10g，生黄芪30g，当归10g。继服3个月，头发已基本长齐。

例2：卢某，女，31岁，2004年5月19日初诊。述3个月前开始脱发，逐渐增多，洗头时头发成结脱落，现见头发稀疏，质地细软，后脑勺有4处2cm×2cm斑秃区，发质干枯，白屑较多，头皮痒，月经不调，舌质红、苔淡白，脉细。诊为干性脂溢性脱发。辨证：阴精不足，气血亏虚。治法：滋阴补血，活血益气。方药：紫河车15g（研末吞服），仙茅10g，淫羊藿10g，女贞子15g，墨旱莲15g，桑葚30g，生黄芪30g，党参15g，炒白术10g，丹参30g，红花10g，木瓜20g，石菖蒲15g，防风10g，并以外洗Ⅰ号方洗头，嘱患者放下思想包袱，坚定信心。8月20日二诊：服上方3个月后，后脑勺已有较密茸毛状头发长出，余处头发有光泽、乌黑，月经正常。继以原方减红花服2个月后，头发恢复如初。

十一、治疗寻常型银屑病经验荟萃

1. 病因病机

本病病因复杂，可因风、寒、湿、燥、毒邪客于机体，或素体禀赋不耐、饮食不节、情志内伤等影响血分、冲任，致营血不和，脏腑失调，肌肤失养而成。《诸病源候论·干癣候》载："皆是风湿邪气，客于腠理。复值寒湿，与血气相搏所生。"血分有热被认为是主要原因。或因风寒外袭，腠理密闭，阳气郁络，久而化热；或因风热之邪结聚肌腠；或风湿相兼，拂郁肌肤；或因燥金气行耗血伤阴；或因素体血虚，阴血耗伤，外感风邪，气滞血瘀；或因饮食不当，平素嗜好烟酒及辛辣之物、肥甘动风之品，以致脾虚湿盛，郁久化热；或因脾虚之人，湿困脾阳，郁久化热；或情志内伤，肝郁气结，郁而化热；或冲任不调，内热外发，终致血热。血分伏热，风邪外客，风热相搏，发于肌肤，可见皮色潮红，起屑；邪郁化火，耗伤阴血，化燥生风，肌肤失养，可见皮屑干燥、叠起白屑；病久络脉不宣、气血凝滞则皮疹增厚，色呈暗红，日久不消，缠绵难愈。总之，外因以风邪为主，与寒、湿、燥、毒等相兼致病；内因则重在血分，血热、血燥、血虚及血瘀，与饮食、情志因素密切相关。

2. 辨证论治

喻文球教授根据多年的临床经验，对本病制定了辨证论治原则。他认为本病可分为血热风盛型、血虚风燥型、瘀血阻滞型和冲任不调型4个基本证型。

（1）血热风盛型：发病急，呈点滴状、钱币状的红斑丘疹，色深红或鲜红，上覆银白色鳞屑，刮后有薄膜和点状出血，外伤或搔抓后引起同形反应，新疹不断出现，伴瘙痒，心烦口渴，大便干，小便黄，舌质红，苔黄或腻，脉弦滑或滑数。治宜清热凉血、祛风润燥，方用土槐饮加减，常用药物有土茯苓、生槐花、白茅根、生地黄、丹皮、紫草、当归、首乌、蝉蜕、僵蚕、白鲜皮、生甘草。

（2）血虚风燥型：皮损色淡红或暗褐，鳞屑较多，新疹较少，伴口干，便干，舌淡红，苔薄白，脉细缓。治宜养血润燥、祛风止痒，方用养血润肤饮加减，常用药物有当归、丹参、生地黄、首乌、白芍、玄参、麦冬、白鲜皮、蝉蜕、甘草。

（3）瘀血阻滞型：皮损肥厚浸润，色暗红，经久不退，鳞屑附着较紧，肌肤甲错，时有瘙痒，伴口干不欲饮，舌质紫黯有瘀斑，苔薄白或薄黄，脉弦涩或细缓。治宜活血化瘀、行气通络，方用桃红四物汤加减，常用药物有桃仁、红花、当归、生地黄、鸡血藤、川芎、鬼箭羽、丹参、牛膝、枳壳、香附、三棱、莪术、蜈蚣、陈皮。

（4）冲任不调型：皮损发生与经期、妊娠有关，多在经期、妊娠、产前发病或皮损加重，少数经后、产后发病，周身皮损呈丘疹与斑片，色鲜红或淡红，覆盖银白色鳞屑，伴微痒，心烦口干，头晕腰酸，舌质红或淡红，苔薄，脉滑数或沉细。治宜养血调经、调摄冲任，方用二仙汤合四物汤加减，常用药物有当归、赤芍、熟地黄、首乌、仙茅、淫羊藿、女贞子、旱莲草、菟丝子、徐长卿、知母。

3. 提倡借鉴现代研究成果

寻常型银屑病的病因及发病机理迄今尚未阐明，目前普遍认为，本病是遗传因素与环境因素等多种因素相互作用的多基因遗传病，通过免疫介导的共同通路，最后引起角质层形成细胞发生增殖。

喻文球教授认为针对寻常型银屑病可因病毒和细菌因素所致，同时见有表皮细胞繁殖过速的特点，在辨证的基础上应用一些能抑制表皮细胞 DNA 合成，使表皮细胞增生减量而兼有控制感染灶等作用的清热解毒抗肿瘤中草药，如菝葜、白花蛇舌草、乌蔹莓、半枝莲、土茯苓、喜树碱、靛玉红、雷公藤等，可提高临床疗效；根据寻常型银屑病的患者往往存在着肌肤甲错，舌质偏紫或有瘀斑，皮损刮除可见点状出血，不少患者微循环检查可见皮肤毛细血管扭曲，血液检查全血黏度增高，皮肤病理检查显示真皮乳头毛细血管扩张、僵直等血瘀指征，临床上使用狼毒、丹参、红花、桃仁、虎杖、六月雪、平地木等活血化瘀中药治疗寻常型银屑病，可改善机体微循环，促使银屑病细胞增生病变的转变或吸收，同时抑制细胞过度增生。将现代研究成果运用于临床，并根据具体情况灵活应用，尽其所长，收效甚佳。

4. 善用虫类药物

喻文球教授认为本病顽固难愈，日久邪毒深遏肌肤腠理，势必影响到血之运行，日久则导致血行不畅，血瘀络阻，难散难除。如《素问·痹论》所提出的"病久入深，营卫之行涩，经络时疏，故不通"，即所谓久病及络，久病生瘀。《素问·阴阳应象大论》和《素问·针解》中分别论述瘀血证治疗宜"血实宜决之""菀陈则除之者，出恶血也"，提出应祛瘀通络。对此，喻文球教授重视并善用虫类药物善引之性入络剔毒搜风，如全蝎、蜈蚣、僵蚕、地龙等，往往可取得植物类药物不可及的作用。同时强调在使用虫类药物时，必须辨证准确，配伍合理，中病即止，勿使过剂。另外，虫类药物性多温燥，故在配伍时宜用些滋阴润燥药以去性取用，在临床应用往往会取得意想不到的效果。

5. 重视心理治疗

精神心理因素不但严重影响患者的生活质量，也是本病复发和加重的重要原因。因此，喻文球教授非常重视心理社会因素在寻常型银屑病发生、发展中的作用。根据患者的一般资料，如年龄、性别、文化程度、职业、家庭及工作环境、银屑病的家族史、发病次数、病程进展、治疗经过，以及对银屑病的认知程度和对预后的期望，以交谈方式帮助患者认知银屑病，学会如何避免相关诱发因素，减轻甚或消除患者的焦虑、抑郁情绪，鼓励患者以积极乐观的态度投入日常生活。通过心理疏导与精神鼓励，使患者能以平静的态度对待银屑病，使其认识到银屑病只要正确认识与正规治疗是可以好转，甚至是可以治愈的。这样，消除了患者不良心理，让患者树立治愈的信心，可提高患者生活和生命质量。

十二、治疗白癜风经验荟萃

1. 病因病机

喻文球教授认为本病病因复杂，或因情志不遂，气机紊乱，气血失和，失其濡煦之职，酿成白斑；或因病久失养，亡血失精，或损及精血，伤肝及肾，致肝不藏血、肾不藏精，精亏不能化血，血虚不能生精，皮毛腠理失其濡养而致；或因跌仆损伤，积而为瘀，或恚怒伤肝而气滞血瘀、络脉阻滞不通，则新血不生，或久病失治，痰阻络脉，肌肤失养，酿而为斑；或因情志内伤，肝气郁结，气血失和，复感风邪，夹湿相搏于肌肤，令肌肤失去濡养而成。

综上所述，本病的关键是肌肤失养，或因气血不和，或因肝肾不足，或因瘀血阻滞，或因风湿阻络。临床上变证较多，往往不是某单一因素致病，而是多因素的综合结果，多与气血不足，虚风内生，肝气郁结，冲任不调，虚风与气血相搏于肌肤有关。临床上肝肾不足、气血失和、夹风为患者为多见，应养肝血祛风为主。

2. 辨证论治

喻文球教授根据多年的临床经验，对本病制定了辨证论治原则。他认为本病可分为气血不和型、肝肾不足型、瘀血阻滞型和风湿阻络型4个基本证型。

（1）气血不和型：白斑色淡，边缘模糊，发展缓慢，兼见神疲乏力，面色㿠白，手足不温，舌淡苔白，脉细。治宜调和气血、祛风通络，方用八珍汤加减。常用药物有当归、党参、云苓、白芍、川芎、红花、鸡血藤、首乌藤、刺蒺藜、补骨脂。

（2）肝肾不足型：白斑边缘清楚而整齐，脱色明显，斑内毛发亦多变白，局限或泛发，病程长，可兼见头昏、耳鸣、腰膝酸软，舌淡或红，苔少，脉细弱。治宜滋补肝肾、养血祛风，方用一贯煎加减。常用药物有熟地、枸杞子、桑寄生、当归、麦冬、桑葚、女贞子、沙参、覆盆子、防风。妇人伴崩中漏下者，加阿胶；男子遗精者，加生龙骨、生牡蛎。

（3）瘀血阻滞型：白斑多局限而不对称，边界截然，斑内毛发变白，发展缓慢；白斑亦可发生于外伤后的部位上，局部可有轻度刺痛；舌脉怒张，舌质暗，有瘀点或瘀斑，脉象涩滞。治宜活血化瘀、疏通经络，方用通窍活血汤加减。常用药物有赤芍、川芎、桃仁、红花、大枣、生姜、补骨脂、苏木、当归、田七、灵芝、甘草。病由跌仆损伤而发者，加乳香、没药；局部伴刺痛者，加姜黄。

（4）风湿阻络型：白斑色淡，边缘欠清，病程较长，多泛发而不局限，兼见肌肉麻木或关节酸痛，舌质淡苔薄白，脉弦细。治宜祛风利湿、理气活血，方用豨莶丸加减。常用药物有豨莶草、白蒺藜、土茯苓、当归、赤芍、独活、川芎、丹参、苍耳草、木香、炙甘草。发于头面者，加荆芥、防风；发于躯干部者，加郁金、枳壳；发于下肢者，加牛膝、宣木瓜；泛发全身者，加蝉蜕。

3. 提倡借鉴现代中药药理研究成果

迄今为止，白癜风的病因及发病机理尚未阐明，发病机制主要涉及遗传、免疫、炎症、氧化应激、功能性黑素细胞缺失、神经体液及酪氨酸、铜离子相对缺乏等假说。喻文球教授取百家之长，认为白癜风是患者免疫力低下，酪氨酸、铜离子相对缺乏等综合因素致黑色素的代谢障碍而发病。针对病因，使用中医中药增强患者的免疫力，提高患者皮肤对光的敏感程度，增加铜的摄入等途径，可获良效。现代研究发现，中药白芷、补骨脂、独活、苍术、虎杖、茜草根、决明子、沙参、麦冬均有光感作用；刺蒺藜、薄荷、补骨脂、桃仁、毛慈菇、独活、夏枯草、旱莲草、白鲜皮、沙苑蒺藜可激活酪氨酸酶；菟丝子、透骨草、野菊花、藏红花、茜草、苍术、旱莲草、益母草、独活、山楂对黑素的形成有促进作用；当归、丹参、鸡血藤能改善微循环，且含铁量高；女贞子、补骨脂含铜量较高。结合现代中药研究成果，将其运用于临床，并根据具体情况灵活应用，尽其所长，治疗白癜风收效甚佳。

4. 注重心理疗法

精神及心理因素在白癜风的发生、发展中起着重要的作用。白癜风患者因暴露部位的皮损影响美容，易出现严重的心理问题，往往难以正确对待和处理疾病。加之治疗白癜风多数起效较慢，治疗周期相对较长，患者对治疗的信心不足。而长期的焦虑、紧张、自卑、忧郁等精神心理因素又可使皮损进一步发展、加重。喻文球教授认为白癜风对患者的心理影响远大于皮损本身，因此在积极治疗皮损本身的同时，非常重视心理治疗，从生物、心理、社会多层次进行考虑，同情和理解白癜风患者的精神痛苦和心理压力，并对其进行认知教育和心理疏导。如采用个别谈话、集体讲座、印刷科普读物等多种方式向患者本人、家庭、集体及公众传授有关知识进行健康宣教，帮助患者正确认识所患疾病，解除患者思想顾虑。对患者进行心理疏导，解除精神紧张，消除心理障碍，调动患者的积极性，让患者及早接受并持之以恒地治疗，增强患者的自我调节能力，保持乐观的心态，增强患者治愈信心等。

5. 重视饮食调护

喻文球教授认为以下措施有助于本病恢复，提高临床疗效：①尽量避免食用酸辣及含维生素 C 丰富的食物；②多食螺旋藻。螺旋藻含丰富的蛋白质、β- 胡萝卜素、叶绿素 A 及多种人体必需的微量元素，如钙、镁、钠、钾、磷、碘、硒、铁、铜、锌等，可增强抵抗力，对白癜风的治疗有一定的帮助；③生活中尽量使用铜具，如铜碗、铜筷、铜壶、铜锅、穿戴铜饰品，以增加铜离子的摄入；④避免滥用外涂药物，以防损伤体肤，尤其是颜面部更须慎重；⑤适当进行日光浴。

6. 病案举例

谌某，女，38 岁。2012 年 8 月 8 日初诊。患者自述 4 个月前在右颊发现大小形状不等的白色斑点和斑片，近 1 个月来白斑逐渐地延及眶周、鼻、双手达 10 处之多，其形状多为圆形、椭圆形，白斑色淡，边缘模糊，斑内的毛发有的变白、有的正常，均无痛痒的自觉症状，一般情况好。兼见神疲乏力，失眠多梦，舌淡苔白，脉细浮弦。辨证：风邪蕴肤，气血失和。治宜调和气血、驱风通络，方用八珍汤加减：天山雪莲 3g，川连 6g，肉桂 3g，五味子 10g，天麻 10g，羌活 10g，制首乌 30g，补骨脂 10g，浮萍 10g，自然铜 10g，白芷 10g，麻黄 10g，熟地黄 20g，红芪 10g。向患者说明病情，健康宣教后嘱其注意饮食调护，同时水煎取汁外搽，每日太阳光照射 1～2 小时。服上药 15 剂后白斑控制，不再扩大。二诊守上方加谷精草 20g，夜交藤 20g。继续治疗 60 天复诊，白斑基本消失，随访 6 个月未见复发。

十三、巧用通法治疗外吹乳痈经验简介

乳痈是乳房部最常见的外科急性化脓性疾病，往往发生于产后尚未满月的哺乳期妇女，其中以初产妇最为多见。发生在哺乳期的叫外吹乳痈，也称产后乳痈，西医治疗以抗感染、切开引流为主，损伤较大，不易被患者接受。中医药治疗外吹乳痈历史悠久，治法丰富，具有鲜明的特色与优势。喻文球教授认为，外吹乳痈来势较急，发病初期的诊治最为关键，能直接影响到乳痈的发展及预后。乳痈初期治疗以消为贵，应着眼于通法，内通与外通相结合，共奏行乳祛滞之功效。

1.通法的临床意义

人的生命过程实质上就是不断进行新陈代谢的过程，而保证新陈代谢正常进行的必要条件就是"通"。朱丹溪指出："气血冲和，百病不生。一有怫郁，诸病生焉。"故治疗惟以血气流通为贵。通是人体生命活动的根本，气要通，血要通，乳汁亦要通。乳汁为脾胃水谷之精微所化生，乳汁的分泌与控制和肝木之气有关。肝主疏泄，产后若肝气不舒，疏泄不利，乳汁不畅，乳络不通，则易发为乳痈。

《丹溪心法·痈疽》曰："乳房，阳明所经；乳头，厥阴所属。乳子之母，不知调养，怒忿所逆，郁闷所遏，厚味所酿，以致厥阴之气不行，故窍不得通，而汁不得出，阳明之血沸腾，故热盛而化脓。"《圣济总录》谓："新产之人，乳脉正行，若不自乳儿，乳汁蓄结，气血蓄积，即为乳痈。"喻文球教授认为，妇女产后哺乳期若情志不畅，则气机郁滞，血行不畅；又产后哺乳期恣食肥甘厚味进补，脾胃运化乏力，酿成湿热，脾胃湿热壅盛，炼乳过稠，乳络阻塞，导致气血凝滞，终成乳痈。可见乳痈是因

肝胃郁热、乳络不通、乳汁郁积而发。其发病急、传变快，治疗宜早。因乳络以通为顺，以堵为逆，以塞为因，故早期治疗应以"通"为法，疏表邪以通卫气，通乳络以祛积乳，行气滞以消结块。

2. 外治通法

（1）按摩通乳：对于产后 1 ～ 3 天内乳痈初期，两侧乳房胀硬且疼痛剧烈，触之块块垒垒，乳汁不下者，可行按摩通乳。

方法：患者取站位，过度紧张或体质虚弱者取坐位。医者用拇、食指先提拉挤捏乳头及乳晕区，并将按摩出的乳汁涂于乳房肿痛区域，拇指或四指并拢，从外侧开始，沿乳管走行方向，向乳晕区用力适度推挤，并且与提拉挤捏乳头乳晕区交替进行。初起，按摩出的乳汁色黄、质稠，甚至呈脓性；继续按摩，疼痛减轻，乳房变小、变软，结块缩小；相应乳孔有射乳出现时，说明乳管已疏通。

（2）近红外线微波通乳：乳痈初期，在按摩通乳治疗的同时以近红外线微波热疗能提高疗效，缩短疗程。因为微波热疗可促进乳腺局部的血液循环和新陈代谢，使乳腺管畅通，并增加白细胞的吞噬作用，抑制细菌生长，从而达到快速消肿的目的，避免脓肿的形成，其主要治疗目的就是使乳管畅通。

方法：嘱患者仰卧位，双手抱头，充分暴露患乳。红外线微波距乳房约 10cm，开机输入功率 80 ～ 100W，每次乳房照射时间为 15 分钟。术后外搽玉露膏，每天 1 次，治疗 7 天为 1 个疗程。

3. 内治通法

（1）理气通乳：适用于乳痈初起白肿热痛者。症见乳房胀痛结块，皮色不红，皮温不高，胸闷不舒，乳汁不畅，纳食不馨，苔白腻，脉弦细。治疗常用药物有：青皮、陈皮、紫苏梗、香附、枳壳、柴胡疏肝理气通滞；王不留行、路路通、漏芦疏通乳络；当归尾、赤芍、浙贝母和营散结。诸药共奏通滞畅络、消肿止痛之功效。每天1剂，水煎服。喻文球教授使用理气通乳法时，往往加入熟地黄、鹿角片等温阳通络之品以鼓舞气血、理气活血，因产后妇女气血多亏，气血之性得温则行、得寒则凝，凡气血运行，精血生化，脏腑活动，一切生命活动无不受阳气的温煦，温阳药实为理气通乳之大佐。

（2）清热通乳：适用于乳痈初起红肿热痛者。症见乳房胀痛，皮色发红，皮温升高，伴有全身恶寒发热，周身关节疼痛，头痛，口渴，尿黄，便干，舌红、苔黄腻，脉滑数。喻文球教授认为，本病是因为妇女产后伤津耗液，气血虚弱，温煦推动无力，乳汁淤积；或乳头皲裂，风毒之邪入络，乳络阻塞，乳汁淤积化热酿毒成脓。治疗常用药物有蒲公英、金银花、连翘、牛蒡子、黄芩、栀子、瓜蒌、青皮、当归尾、赤芍、浙贝母、路路通、王不留行、皂角刺。其中蒲公英、金银花、连翘、野菊花、黄芩、栀子等清热泻火解毒；蒲公英为治乳痈之要药，重用80～100g，不仅清热解毒，还可通乳散结而无回乳之虑；瓜蒌清热散结通便；牛蒡子疏风解表；当归尾、赤芍、浙贝母和营散结；路路通、王不留行主通乳络；皂角刺消肿散结通络。每天1剂，水煎服。

4. 病案举例

张某，女，33岁，2009年8月12日因左乳房肿痛1天入院就诊。经查，患者产后36天，左乳排乳不畅，患处皮肤发红，有按压痛，伴全身恶寒发热，舌红、苔黄，脉弦。体温38.9℃，血常规检查白细胞$10.2×10^9$/L，N 0.72，L 0.25，M 0.03。西医诊断为急性乳腺炎，中医诊断为外吹乳痛。治宜行气通乳，清热散结。处方：蒲公英80g，柴胡、路路通、青皮、赤芍、炮穿山甲、王不留行各10g，连翘、当归、瓜蒌各12g，鹿角片5g。6剂，每天1剂，水煎，分2次服。另嘱患者每天以按摩排空积乳。8月19日复诊，患者全身症状消失，左乳肤色正常，血常规正常。

综上所述，外吹乳痛的主要病因是乳汁蓄积，故通法是其治疗大法。喻文球教授以通法治疗外吹乳痛的精髓在于多环节多途径行气通乳，养血以补气，温阳以行气，行气以通络，清热以通乳，众法相辅相成，对外吹乳痛初期的治疗取得了良好的疗效。

十四、应用络病学理论抗运动性疲劳

1. 运动性疲劳初病在气

初病在气，是络病学的重要病机之一。络病的发生，在初始阶段有一个全身气机失调或紊乱的过程。络脉作为从经脉支横别出、逐层细分、遍布全身的网络系统，经脉中线性运行的气血弥散渗灌到脏腑组织，形成维持生命活动和保持人体内环境稳定的网络结构。中医认为运动性疲劳为过劳，即过度疲劳，属中医学"劳倦内伤"之范畴。张从正《儒门事亲》将"劳损"归为"不因气动而病生于内者"。《素问·举痛论》曰："劳则气耗。"《丹溪心法》曰："劳役伤于血气。"《金匮玉函要略辑之》曰："劳则心劳其精血也。"运动性疲劳不仅耗伤精（津）、气、血物质，同时产生水湿浊邪等有害代谢产物。络脉是津血互换的场所，津液代谢失常则为水湿痰饮，津血同源，由津液凝聚形成的水湿痰饮阻碍气血运行，日久形成瘀血。痰湿、瘀血等致病因素的产生阻滞络脉，导致痰湿阻络、血瘀阻络，从而形成络体的损伤。

气为血之帅，血为气之母，气与血相互依存，彼此为用。运动性疲劳时，劳则气损，使气的动力不足，运行血的功能下降。叶天士说："初则气结在经，久则血伤入络"。喻昌说："邪入之浅，稽留而不行，所以卫气先病也。及邪入渐深，而血壅不濡，其营乃病。"

络病学认为运动性疲劳的病理机制是劳役伤于血气，痰湿瘀血等有害物质使血管产生机能障碍，血行不畅，影响气血生化和代谢，致使络脉失养，从而破坏人体内环境稳定的网络结构。

案1：关某，男，19岁。平素缺乏运动锻炼，为了备战学校运动会，每日下午进行5000米长跑训练。训练强度逐渐增加，1周后关某双下肢轻度肿胀、酸痛，行走不利，不能继续进行长跑训练。饮食乏味，精神不振，痛苦面容，舌苔白腻微黄，舌质淡红，脉细数。

分析：运动过劳，"劳则气耗"，伤及经络。气耗则气化不利，水湿痰浊等代谢产物瘀滞于脉络，故下肢肿胀酸痛；又湿浊之邪阻滞经络，气血运动受阻，则肌肉筋腱失去气血津液濡养。上述二者皆可导致肢体运动功能障碍。

治法：内服宜利湿化浊以祛除病邪，行气益气以宣通络脉。方药：茯苓15g，泽泻12g，苍术10g，桂枝10g，黄柏10g，萆薢15g，槟榔10g，枳壳12g，陈皮10g，生黄芪20g，丝瓜络6g，伸筋草15g，每日1剂，煎2次服，共服5剂。外治熏洗行气通络、疏筋，药用艾叶30g，千年健30g，青皮30g，石菖蒲30g，虎杖30g，忍冬藤30g，每剂煎水1500mL，先熏后洗共20分钟，每日2剂，早晚各熏洗1次。

疗效观察：经上述内服外洗，每日症状均有改善，第4日关某开始正常训练，5日后肢体运动功能基本恢复正常。

2. 运动性疲劳久病入络

久病入络，是络病学重要的学术观点。久病入络，脏腑气机紊乱，气血耗损，无以荣养络脉致络虚失荣；或气结在经，功能失调，久则入血入络，伤及形质。病邪由经入络，由气及血，由功能性病变发展为器质性病变。

综上分析，运动性疲劳的病因病机是长时间大运动量训练损耗气血，在体内形成痰湿血瘀，阻滞络脉，形成痰瘀阻络、血瘀阻络的病理状态。痰湿血瘀的形成损伤络脉，导致络脉弥散气血、防御护卫、信息传递、调节控制、津血互换、营养代谢功能发生异常。

痰瘀形成后络气郁滞，津血不能正常互换，输布代谢失常。脏腑之络是脏腑功能的有机组成部分，络气郁滞则脏腑气机失常，脾运失健，水谷精微不从正化，反聚为痰湿之邪。气虚运血无力，血滞留脉为瘀，瘀血阻络将导致络病及各种继发性病理变化。

过劳气血耗损，初病在气，脏腑气机失调，气化失司，或本脏腑气机壅塞不通，功能失调，久则气病及血，气滞血瘀阻络。脏腑之阴络的络体细窄，气血流缓，邪气病久入深，盘踞不去，病情迁延难愈。

案2：刘某，男，30岁。患者为皮划艇运动员，从事皮划艇运动训练已有10余年。来诊时诉怕冷，下水后更怕冷，乏力，肢软，肌肉关节木硬，四肢沉重酸痛，肢体功能活动不灵活，严重影响正常训练。纳食不香，不易出汗，尿较清长。舌苔白，舌质淡红，脉细弱。

分析：运动性疲劳过久，先耗伤脾阳，久则及肾。脾肾同为精血生化之源，阳气之根本，脾肾耗伤，阳气受损，精血生化不足，则使运动的原动力不足，故产生诸多疲劳综合征。

治法：内服宜温阳益气，宣通经络，药用干姜 10g，桂枝 12g，白芍 15g，甘草 6g，党参 12g，炒白术 10g，大枣 10 个，生黄芪 15g，陈皮 10g，升麻 6g，柴胡 6g，茜草 10g，台乌 6g，通草 5g，每日 1 剂，煎 2 次服，共服 10 剂。外治熏洗宜温阳行气、疏经通络，药用肉桂 20g，石菖蒲 20g，小茴香 30g，千年健 30g，威灵仙 30g，伸筋草 30g，络石藤 30g，每剂煎水 1500mL，先熏后洗，每日 2 剂，早晚各 1 次，每次 20 分钟。

疗效观察：经上述内服外洗治疗，逐日症状改善，8 日后患者疲劳症状基本消除，10 日后恢复正常训练。

应用络病学理论辨治运动性疲劳，是一个较为新鲜的辨证与治疗的思路和方法。运动性疲劳的初起先伤人体的气机，主要表现为运动功能的障碍和代谢产物湿浊毒邪的瘀滞性病理表现。初起尚属实证，故治疗以祛邪为主，行气利湿化浊为重，辅以适当益气。而运动性疲劳后期则耗伤人体阳气为主，阳气虚则气化功能下降，经络得不到阳气宣通，故治疗当以温阳益气为主，扶正祛邪，宣通经络。外治熏洗亦很重要，早期运动性疲劳以疏经通络为主，辅以芳香行气；运动性疲劳后期伤阳气为主，以温阳行气为主，辅以疏经通络。

十五、治疗运动性疲劳症经验介绍

1. 病因病机

运动性疲劳按中医基本理论的分类，属中医学"劳倦内伤"之范畴。运动性疲劳主要耗伤脾肾元气，初则在脾，久则在肾。脾为后天之本，气血生化之源，脾主四肢肌肉。肾藏精，主骨生髓，为先天之本，是体力产生的原动力和源泉。长期大运动量训练可引起机体各系统功能失调、体质下降，中医理论谓之"劳则气耗""气伤必及于精"。现代研究表明，雄激素水平与运动能力有关，中医肾藏精与雄性激素有密切关系，若肾精不足则雄性激素分泌减少，故补肾药能促进体内雄性激素的分泌，从而提高机体运动能力。乔玉成等运用补肾温阳的五子壮阳汤，显著提高长期大运动练习导致低血睾酮的水平。张世明等通过对169例运动员出现运动性疲劳进行深入调查，总结出五种常见的运动性疲劳症状——筋膜疲劳酸痛症、运动性失眠症、运动性脾胃功能失调症、肾气不足及月经失调症。其本质主要与脾肾根本机能变化或受损密切相关。

中医理论认为精（津）、血为体力产生的物质基础，它的化生和运行与中医脾、肾、肝、心有密切关系，人的耐力亦由此而生。施建蓉在"中医药组方抗运动性疲劳的研究与展望"中认为运动性疲劳的产生，不仅与脾、肾有关，与其他脏腑也有一定关系，尤其是与肝关系较密切。中医认为"肝主筋""肝为罢极之本""肝主藏血"。在这个理论指导下，武桂新等运用扶正理气中药与运动训练相结合的方法提高肝的抗氧化能力。通过中药组方，增强肝的疏泄功能，有助于运动时延缓疲劳的发生，调节能量代谢的正常进行，促进运动后的恢复过程，以利于提高机体的运动能力。李伟、马襄成等对游泳训练的大鼠运用具有益肝肾、补气血、强筋骨之功效的增力祛疲口服液，证明增力祛疲口服液可以缓解大鼠运动性疲劳，增强体力，并有利于骨骼肌组织疲劳后的功能恢复。

第5届国际运动生物化学会议上，将运动性疲劳定义为："机体的生理过程不能持续其机能在一特定水平或不能维持预定的运动强度。"文献研究表明体力的产生依靠精、气、血、津液为物质基础，而这些物质化生和运行与脾、肾、肝、心有密切的关系，人的体力和耐力亦由此而化生。过度运动和过强体力劳动大量消耗精、津液和气血，损伤脾、肾、肝、心，发生肢体运动功能障碍和全身疲劳证候。

2. 治疗经验

中医药文献中记载对疲劳治疗有"增强""强力""培力""益力气""解劳乏""长肌肉""壮筋骨""舒筋活血"等论述，现今普遍采用补法，多为补脾、补肾或脾肾双补等。口服复方中药主要是以调理和补益为治则立方的。单味中药如党参、红景天有抗缺氧作用，能增加血红蛋白含量，促红细胞生成，达到抗缺氧、抗疲劳作用。人参、黄芪、灵芝、冬虫夏草有抗自由基氧化作用，可提高生理机能和抗自由基能力，发挥抗疲劳作用。人参、黄芪、淫羊藿、仙茅、冬虫夏草可提高人体免疫调节能力和抗病能力，起到减缓和消除疲劳作用。人参、五味子、冬虫夏草、黄芪可调节下丘脑－垂体－肾上腺（或性腺）轴，提高机体应激能力，发挥抗疲劳作用。李波、吴美兰等运用人参、陈皮及其配伍对小鼠游泳耐疲劳实验中发现，人参、陈皮及其配伍能显著延长小鼠游泳时间。周志宏、石幼琪等在"补肾益元中药对运动员的抗疲劳作用"中，运用人参、女贞子、枸杞、杜仲、黄芪、仙鹤草等组成的补肾益元口服复方中药，对湖南省体工队高水平运动员的抗疲劳实验研究，显示补肾益元中药能显著增强运动员的运动能力和抗疲劳能力，提高血清激素水平，对运动性疲劳症状有明显改善作用。

运动性疲劳的主要症状有：筋肉疲劳酸痛症，表现为肌肉肌腱、关节酸痛以及活动不利；肾气不足症，表现为乏力、肢软、精神萎靡不振、怕风怕冷、失眠；脾胃功能失调症，表现为不欲饮食等。喻文球教授认为运动性疲劳主要是耗伤阳气，发生脾肾阳气受损，湿浊内生、气血瘀滞，以致筋脉肌肉不利。内服药治疗的原则为补益脾肾阳气、活血化瘀、理湿化浊、舒筋壮肌。着重在于补阳气以化生精血，化瘀理湿以转化和清除过度运动而产生的代谢产物，舒筋壮肌以改善肢体运动功能。"虚则补之"，通过调补，提高机体应激能力。运动性疲劳存在着虚、湿、瘀三个方面的病理机制，通过调补、化湿、祛瘀，使筋络通利、气血畅行，排除和转化代谢产物而恢复体力。

喻文球教授抗运动性疲劳方由黄芪、党参、灵芝、巴戟天、肉苁蓉、红景天、伸筋草、神曲等组成。本方以黄芪、党参为君药，补中益气，补肺补脾，补脾气则脾胃化生有源，气机升降出入正常；补肺气畅达卫气，固表抗御外邪。补气则气旺可运行血液，气旺则力气充足。肉苁蓉、巴戟天补肾阳、益精血、强肌肉、益筋骨，为臣药，肾阳充足则化生卫气有源。红景天益气活血为佐药，使气血生理机能和谐而充满活力。神曲消食和胃又化湿浊，伸筋草舒筋活血，共为使药。脾胃同主肌肉，脾胃功能正常则肌力倍增，伸筋草舒筋保持肌腱韧带的正常功能。全方将运动所需的物质、功能、动力进行全面协调，提高应激能力，保持运动功能正常。

3. 病案举例

吴某，男，16岁，长春市某足球学校运动员，2008年12月5日来诊。患者肌肉关节酸痛、腿软，提不起脚，行走不利，全身乏力，精神不振，怕风怕冷，面色不华，纳食不佳，大便稀软。舌苔白，舌质淡，脉细无力。患者因为足球队冬季强化体能训练7天，并参加了2场教学比赛后，产生上述症状，终止训练，前来治疗。诊断：运动性疲劳症。病机：气血耗伤，脾肾受损。治则：调补脾肾、益气活血、化湿通络。用抗运动性疲劳方，处方：黄芪 30g，党参 15g，灵芝 15g，巴戟天 15g，肉苁蓉 15g，红景天 15g，伸筋草 20g，神曲 30g，陈皮 10g，共 5 剂，日服 1 剂，煎 2 次服。12 月 10 日复诊，肌肉关节酸痛明显改善，行走自如，能参加一般性运动训练，有力气，不怕风冷，面色红润，饮食增加，尚有小腿轻度酸胀，大便软，舌苔薄白，舌质淡红，脉细。效不更方，原方再进 3 剂而诸症平息，恢复正常运动训练及对抗性比赛。

抗运动性疲劳不仅对于提高竞技体育运动水平有重要意义，而且对于劳力过度引起的急、慢性疲劳治疗有指导意义。喻文球教授治疗运动性疲劳症在病机上抓住脾肾受损、气血耗伤，并分析其虚、湿、瘀的消除方法，创立抗运动性疲劳方药，创新了运动性疲劳中医理论，故能获得抗运动性疲劳的良好临床效果。

十六、呼吸功能的中西医理论探讨

气是维持人体生命活动的基本物质之一。机体在新陈代谢的过程中，不断地消耗氧气，同时产生大量的二氧化碳。氧气由外界吸入，经肺胃之气肃降于肾，经肾的摄纳而布于周身；二氧化碳由肾间动气升腾，借肝的疏升，经脾转运于肺而排出体外。机体不断地和外界进行气体交换，这种降升入出，即肺通气、换气及组织换气、血运气的过程称之为呼吸。

五脏都有其维持呼吸的功能。肺主气，在上司呼吸；心主血，气血相依，血能载气；脾主升，胃主降，是气机升降的枢纽；肾纳气，肾间动气在下司呼吸；肝主疏泄，具有升发气机、调节呼吸的功能。各脏腑之间相互协调，则阴阳相交，呼吸乃和，清浊既分。

1. 肺主气、心主血以及通气换气、气血相依的原理

心肺为人身之阳，皆居于上焦，位于膈上胸腔之内。肺由许多肺泡组成，细支气管互相连接和气管相通，上出咽喉，开窍于鼻。

肺主气，司呼吸。肺体借助于胸廓运动被牵拉扩张，有节律地扩大与缩小，形成呼吸运动，将外界的氧气吸入肃降于内，将体内二氧化碳呼出宣发于外。

肺体是气血交会之处。右心室的静脉血带二氧化碳由肺动脉流经肺部注入肺毛细血管，当吸气时肺泡扩张，氧分压升高，于是二氧化碳与氧进行气体交换，二氧化碳呼出体外，带氧的血经肺静脉流入左心房，通过"肺朝百脉"，下纳于肾，散布周身、经络、脏腑、腠理分肉之间，以营养各组织器官，并维持它们的正常功能活动。"诸气者，皆属于肺"，起到主持一身之气的作用。

心主血，肺主气，气为血帅，血为气母，气行则血行，气滞则血瘀。这种气血相依、相互为用的生理功能，在于心脏经脉吻合于肺，构成温肺化气，血得气温，气得血柔，故血流而不滞，气行而不亢。故吴澄在《不居集》中论述："气即有行之血，血即无形之气……人身气血，不能相离，气中有血，血中有气，气血相依，循环不已。"

在肺淤血或全身血循环速度减慢时，可造成气体交换障碍的机体缺氧的血瘀气滞现象，故用活血祛瘀药物促进血液循环，有加快气体交换的作用。

在肺脏机能障碍时，如由于呼吸道阻力增加致肺内压增高，则可使肺循环阻力增大，从而增加右心负担，久之发为肺心病，产生气滞血瘀的病理。治疗这类疾病时，在辨证论治的基础上，

略加宣降肺气的药，亦有助于保持呼吸道顺畅，解除肺气郁滞现象，减少肺循环阻力，改善心淤血。

"肺为气血交会之处"。临床上在风寒束肺、风热壅肺等引起肺气宣降不利的情况下，均可使气血交会不良，造成气滞血瘀的病机。因此，在治疗上除宣肺、清肺、降气等方法外，往往略加活血祛瘀药物，确有更好疗效。

综上所述，肺主气司呼吸的功能，必须在心阳的温化、心血的濡养下，才能将外界吸入之气肃降并溶解于血液之中，下纳于肾；心血必须在肺气的推动下，才能运输气体，周流不息。

肺主气、司呼吸、主宣发和肃降的功能，必须在没有外邪干扰的条件下，才不受影响。如机体卫外能力低下，在受凉和过度疲劳等情况下，可削弱上呼吸道的生理保护功能，病毒和细菌感染，物理和化学的刺激，风寒和风热之邪的侵入，均可影响肺的宣发与肃降，造成宣降不利。其病理变化是支气管黏膜充血水肿，纤毛上皮细胞脱落，黏液腺肥大，分泌物增加，黏膜下层水肿，致使气道阻力增大，肺通气换气障碍，肺气不宣，呼气困难，产生咳嗽、喷嚏等症状。进而邪闭肺气，化热生痰，痰热内蕴，阻塞气道，肺气不降，吸气困难，如肺炎、水肿。肺淤血者肺泡牵张感受器敏感性增高，肺稍扩张，即反射性引起吸气动作的抑制，进而肺气不降，发生浅而快的呼吸。

2. 脾胃是气机升降的枢纽

脾胃居于中焦，胃纳脾输，同为气机升降出入的枢纽，又为气血生化之源。

《难经》第四难说："呼出心与肺，吸入肝与肾，呼吸之间脾受谷味也。"丁绵为之注论："心肺居上，阳也，呼出必由之；肝肾居下，阴也，吸入必归之；脾受谷味在中，则呼出吸入无不因之。"喻嘉言说："中焦为呼吸之总司。"黄坤载说："脾以体阴而抱阳，气阳动则升，故乙木不陷；胃降则肺气亦降，故辛金不逆。"由此看来，脾胃为调节和司理呼吸的中枢，二者之间有节律的交替兴奋与抑制，形成节律性呼吸。

"中焦乃多气多血之海。"脾胃为后天之本，气血生化之源。这种生化机能是由脾胃吸收饮食中的水谷精微，不断地补充造血所需的原料。《黄帝内经》说："中焦受气取汁，变化而赤，是为血。"姚国美老先生说："天气通于鼻，一呼一吸，故吐尔纳新，廓顺其常，则出心肺而入肝肾，脾居中焦转运，何喘之有。"这种转运是由脾胃化生的血液中的血红蛋白等物质作为运输氧和二氧化碳的工具进行的。

血液中的血红蛋白等物质赖于脾胃吸收水谷精微所化生，当营养摄入不足或脾胃吸收不利，可使血红蛋白等物质合成障碍，造成营养不良性贫血。由于血红蛋白的减少，活动增强必然进一步引起血氧含量降低和二氧化碳含量增高，通过主动脉弓和颈动脉窦、迷走神经反射或直接影响呼吸中枢，发生呼吸困难。所以喻嘉言说："中气旺则浊气不久停于下脘，而脐丹由之真气方能上下无碍，可以呼之于根，吸之于蒂。"

临床上慢性胃炎、胃酸缺乏、铁吸收障碍的缺铁性贫血、维生素 B_{12} 缺乏所致的巨幼红细胞性贫血、胃肠功能紊乱影响吸收所致的贫血，均可采取补脾健胃、消导等方法治疗，这样能加强消化系统吸收机能和消化机能，补充各种造血所需物质。

血红蛋白运输气体的过程，表现为升降出入的气随血流的运输过程，是通过呼吸进而血液运行氧气和二氧化碳的过程，即带二氧化碳的血红蛋白流经肺交换氧气后，血红蛋白又运输着氧气到组织器官，在肾间动气和肝气的疏泄下，再与组织中的二氧化碳交换，再由肾间动气的升腾，肝气的疏升，经脾升提于肺，二氧化碳排出体外，氧再与血红蛋白结合，如此循环不息，周而复始。血液由脾胃化生，血液中的血红蛋白这种转运作用，体现了"脾主运化""脾胃为气机升降枢纽"的作用。

3. 肾纳气、肝疏泄对呼吸的调节

肝肾同居于下焦，古称"乙癸同源"。肾藏精主生长发育，是维持人的生理机能的重要脏器。肝主疏泄，一切气机都赖于肝气疏泄条达，才能和顺通畅，肝疏泄对调节人的精神活动、支配内脏功能起着重要的作用。

肾有阴阳，为水火之脏和先天之本。肾阴又称肾水或肾精，对人体各脏腑起着濡润的作用；肾阳又称命火或相火，对人体各脏腑起着温煦生化作用。肾阴肾阳都以肾的精气为基础，对于人的生长发育、新陈代谢、机能活动起着重要的调节作用，这种调节物质即内分泌系统中的激素，它受肝气疏泄条达的影响。

肝主疏泄，亦能主情志，能调节大脑皮层的紧张度及精神情志的变化。皮层有调节垂体的作用，垂体有调节内分泌的作用，内分泌又有反馈调节垂体的作用。肝主疏泄的这一过程叫神经－体液调节过程。由此可见，肝肾之间的关系之一在于相互协调，维持体内神经、体液的平衡，使之阴阳平衡，保持正常的机能活动。

内分泌系统是人体机能的重要调节系统。在内分泌系统中有作用于呼吸道、支气管的肾上腺素和去甲肾上腺素等，由肾上腺髓质所分泌，能松弛支气管平滑肌，解除支气管痉挛，缓解支气管哮喘，使肺通气不受影响，起到肾纳气的机能。

肝主疏泄主要关系到人体气机的升降调畅。气机是人体生命活动基本形式的概括，气机调畅，升降正常，表现为某些内脏的

正常生理活动。人体内脏由植物神经所支配，植物神经分交感神经和副交感神经，交感神经节后纤维所分泌的 β- 受体与肾上腺素结合，能松弛支气管平滑肌，故肝亦有助肾纳气的作用。

内分泌系统中的另一种激素氢化可的松之类，由肾上腺皮质所分泌并受垂体前 ACTH 的刺激而分泌，对新陈代谢、生长发育即促进后天有重要作用，并能提高机体的卫外和抵抗能力，增强各脏腑及组织器官对病邪的抵抗力，提高其对缺氧的耐受力。这种卫外的能力来源于肾且由肺所主。肺主皮毛，卫气分布于体表，是机体和脏腑的"藩篱"。肾阳肾气充足旺盛，卫气才固外，肺脏不受外邪干袭，起到其主气司呼吸的作用。

综上所述，肾纳气是通过神经 – 体液的调节，保持呼吸道通畅以及增强机体抵抗力，使肺主气司呼吸的功能不受外邪干扰。这仅仅是肾纳气的外在部分。

两肾之间有命门。《难经》三十六难论述："命门者，诸精神之所舍，原气之所系也。"《难经本义》说："原气谓脐下肾间动气，人之生命，十二经之根本也。"蔡陆仙说："人之一呼一吸，在上膻中宗气司之，在下肾间动气主之。"肺吸入之气在脾胃运输下，随经血流到达组织器官，由于这些地方氧分压低，在肾的摄纳、肝的疏泄下，血液中的氧气和组织的二氧化碳进行气体交换，因此氧气渗入组织供组织器官利用，而组织中的二氧化碳浊气则和血液中的血红蛋白结合，由肾间动气和肝气的升腾经脾上升至肺而呼出体外。

临床上有两种原因可造成肾阳虚而肾不纳气。一是由于肾小球滤过率降低，代谢物质排出障碍，血中酸性物质潴留引起代谢性酸中毒，H^+ 浓度增高，表现为呼吸加深加快的肾不纳气症状。亦有由于慢性支气管炎、肺气肿等慢性肺部疾病所致肺换气不足，导致血中 H_2CO_3 浓度增高、肾小管上皮细胞对 Na^+ 的重吸收增强的呼吸性酸中毒，出现咳嗽、气促、动则气喘等呼吸困难，以及水肿、形寒肢冷的肾阳虚、肾不纳气的症状。这种肾不纳气的形成是肺虚不能将清气下降济肾所致，其机理是因呼吸困难，肺内感受器反射影响及缺氧而使垂体－肾上腺皮质功能低下，又可影响肺使之通气功能不良，从而造成恶性循环。临床上采取补肾纳气及降气法治疗这种疾病效果较好。

以上所述是肾不纳气内在部分，它包括一部分酸碱代谢机能。

十七、运用健脾益肾法治疗皮肤病体会

人体是一个完整统一的有机体，外科疾病虽多发于肌肤之表，但与脏腑的关系十分密切。脏腑功能失调影响着外科疾病的发生、发展、变化及预后，故有"有诸内必形诸外""有诸外必本诸内"之说。现代研究证实肾脏对机体免疫功能、肾上腺皮质功能起着重要的调节作用，脾的功能与多系统多器官功能有关，如脾虚可表现为植物神经功能紊乱、消化系统功能减退、内分泌功能障碍、免疫力低下。喻文球教授及其团队在长期临床实践中注重从脾肾论治皮肤病，采用健脾益肾法，辅以补益气血、调和阴阳等治疗方法，改善各系统功能状况，促进疾病向愈，疗效显著。现举例介绍如下：

1. 局限性硬皮病

李某，男，14岁，2010年5月20日初诊。其父代诉，年初患儿洗澡时发现其双下肢部位皮肤发硬、紧绷、失去弹性，赴杭州某医院，诊断为硬皮病。症见：双下肢皮肤可见3处椭圆形或不规则形皮损，呈淡黄色，皮肤硬化萎缩，撮起不利，皮损处汗

毛脱落，出汗少，皮脂缺乏，皮纹不清，大便稀，小便清长，纳食差，夜寐可，舌质淡暗、苔薄白，脉细无力。诊断：局限性硬皮病。中医辨证为脾肾阳虚、气血寒滞，治以温补脾肾、活血通经。自拟消痹方加减：熟地黄10g，山茱萸10g，干姜6g，肉桂6g，黄芪10g，当归10g，白芍10g，麻黄10g，细辛6g，秦艽10g，防己10g，川芎10g，牡蛎10g，地龙10g。水煎内服，每日1剂。外用中药熏洗剂（透骨草20g，威灵仙20g，千年健20g，豨莶草20g，艾叶20g，红花10g，当归10g）。用药半个月后，患者精神明显好转，皮损触感稍有缓解，局部皮肤偶有微微汗出，二便正常，纳食可，舌脉如前。上方去干姜、肉桂，加菟丝子10g，淫羊藿10g补肾益精，继服半个月，患者精神体力佳，皮肤触感较前有明显改善。其后在上方基础上加减，制成丸剂，连服2个月，全身情况基本恢复正常，局部皮肤纹理清晰，接近正常皮肤，触之柔软，症状明显改善。随访半年，未见复发。

按：硬皮病是临床上比较顽固的难治性皮肤病，属中医"皮痹""皮痹疽"的范畴。西医学认为其发病机制的核心为各种病理途径激活了成纤维细胞，合成过多胶原，导致皮肤和内脏器官的纤维化。中医学认为本病乃阳气虚弱为本，风寒湿邪凝滞痹阻为标，治疗上重视健脾益肾、散寒温阳，佐以软坚、通络为法。故方中肉桂、干姜补益脾肾之阳，温经通脉；熟地黄、山茱萸补肾益精，寓"阴中求阳"之意；黄芪、当归、白芍补气健脾、养血和营，现代药理研究显示，黄芪、当归配伍可抑制成纤维细胞的分泌功能，减少胶原合成；麻黄、细辛行表散寒；秦艽、防己祛风湿、通经络，抑制体外培养的人皮肤成纤维细胞的增殖，并能阻断转化生长因子R；白芍行气活血，对体外培养心肌成纤维细胞的增殖和胶原合成也有抑制作用；牡蛎软坚散结，地龙通经活络，力专善走，携诸药力以周行全身。后期改为丸剂，久病缓图，亦便于患者服用，配合治疗。配合中药熏洗剂温经活血、舒经通络，更增其效。

2. 阿狄森病

吴某，男，47岁，2010年2月15日初诊。患者2年前发现颜面及四肢皮色渐次加深，食欲明显减退，体重减轻，伴倦怠乏力，经某院作ACTH试验，提示肾上腺皮质储备功能低下，确诊为阿狄森病（Addison's disease）。症见：精神困倦，形体消瘦，全身皮色变黑，颜面及四肢等暴露部位尤为明显。畏寒肢冷，腰膝酸软，头晕目眩，腹胀纳呆，大便稀薄，小便清长，血压80/60mmHg，心肺正常，肝脾肋下未及，舌质淡暗、苔薄白，脉沉细弱。血常规：白细胞（WBC）6.2×10^9/L，红细胞（RBC）3.40×10^{12}/L，血红蛋白88g/L，电解质及血糖均在正常范围。诊断：阿狄森病。中医辨证属脾肾阳虚、气血不足，治宜温肾助阳、健脾益气、补益精血，方取二仙汤合四君子汤加减：仙茅20g，淫羊藿20g，巴戟天20g，附子（炮）10g，山茱萸10g，党参10g，黄芪15g，白术10g，甘草10g，当归10g，熟地黄10g，麦芽10g，陈皮10g。水煎内服，每日1剂。外用中药汤剂（艾叶30g，桑寄生20g，菟丝子20g，红花10g，威灵仙10g）每晚临睡前泡足30分钟。

用药半个月，患者精神可，食欲增加，体重未再下降，但皮肤色黑、腰酸畏寒等症仍存。原方去附子，加薤白10g宣通阳气、温散寒滞，补骨脂10g补肾助阳、温脾止泻。1个月后，患者体重开始增加，皮肤色黑开始消退，大便转实。其后在原方基础上加减，将方药制成丸剂，继服3个月，患者皮肤色黑退其大半，精神体力佳，体重复原，肤色已如常人。复查血常规：

WBC7.0×10⁹/L，RBC4.10×10¹²/L，ACTH 试验阴性。随访至今，病情未见复发。

按：阿狄森病又称肾上腺皮质机能减退症，属中医"黑疸""黑瘅""虚证"的范畴。西医学认为其发病与自身免疫和肾上腺皮质结核等引起肾上腺皮质组织破坏（至少破坏95%以上）相关。中医学认为本病多由脾肾阳虚、阳不化水、阴浊外露所致。故方中仙茅、淫羊藿、巴戟天补肾助阳，现代药理研究表明它们能增强下丘脑－垂体－肾上腺皮质轴的分泌功能，有提高肾上腺皮质功能的作用；附子回阳助阳，对垂体－肾上腺皮质系统有兴奋作用；山茱萸、熟地黄、当归补肾益精，养血活血；党参、黄芪、白术、甘草健脾益气，其中甘草具有类似激素样作用，然长期使用易致水肿，配以黄芪、白术利水消肿，可牵制其副作用；陈皮、麦芽和胃行气，既可醒脾开胃，增加食欲，又可防滋补诸药呆滞碍脾之弊。因本病属于慢性虚弱性疾病，治疗时不可急于得效，只能缓图，故后期剂型改为丸剂，药效持久，便于服用。辅以中药泡足剂，借温热之气携药力循经环行周身，起温经活血、祛风通络、强壮腰膝之用。

3. 过敏性紫癜

樊某，女，48岁。因双下肢紫斑反复3年余，加重1个月，于2010年1月23日就诊。患者2006年12月份体检时发现紫癜，在当地医院治疗，病情控制不佳。近1个月病情加重，伴精神疲乏，肢冷便溏，用强的松片每次5mg，每日3次维持，病情反复。症见：双下肢散在瘀点、瘀斑，与皮面平，色淡红暗紫，对称分布，皮损部分融合成片，遇寒加重，脚踝以下浮肿，伴精神疲乏，腹胀纳差，腰膝酸软，肢冷便溏，月经近4年常滴沥不净。查血压100/80mmHg，心肺肝脾未见异常，舌质淡胖、苔白，脉细弱。血常规：血小板（PLT）$2.3×10^{11}$/L，WBC $4.0×10^{9}$/L，RBC $3.80×10^{12}$/L。尿液分析：蛋白（++），潜血（+），管型每个视野（1～2个）。电解质及肝肾功能均在正常范围。诊断：过敏性紫癜（肾型）。中医辨证为肾阳虚弱、脾虚不摄证，治宜补肾健脾、温阳摄血，方以黄土汤加减：伏龙肝20g，熟地黄10g，白术10g，附子（炮）10g，阿胶10g，黄芩10g，五味子10g，桂枝10g，白芍10g，甘草10g，益母草10g，牛膝10g。水煎内服，每日1剂。服药1周后，患者精神一般，饮食增加，查体：双下肢水肿缓解，皮损未增加，舌脉如前。原方去桂枝、白芍，加仙茅15g补肾助阳、温脾止泻、强筋健骨。继服半个月，患者精神体力佳，双下肢皮损减退，无水肿，全身情况可，复查血常规：PLT $2.3×10^{11}$/L，WBC $4.6×10^{9}$/L，RBC $4.50×10^{12}$/L。尿液分析：蛋白（-），潜血（-），管型（-）。其后在原方基础上加减用药，续服1个月，随访半年未见复发。

按：过敏性紫癜是一种微血管变态反应性出血性疾病，病因尚不清楚，可能是由于某种致敏原引起的变态反应所致，基本病变为毛细血管壁的炎性反应，毛细血管的通透性增加，血浆及血细胞渗出，引起水肿及出血。

本病中医学称"紫癜""紫斑"，属于血证范畴。患者乃阴血亏虚，阴损及阳，脾肾阳虚。故治宜补肾健脾，温阳摄血。方中伏龙肝辛温而涩，温中补血；熟地黄、阿胶滋阴养血止血，与苦寒之黄芩合用，又能制约术、附过于温燥，而熟地黄、阿胶得白术、附子则滋而不腻，避免呆滞碍脾之弊；桂枝、白芍解肌发表、调和营卫；五味子酸温收涩，滋肾生津；益母草、牛膝既可活血祛瘀，祛除脾肾阳虚、血脉寒滞、血不循经导致的出血病因，又能利水消肿，以解双下肢水肿；甘草益气补中，调和诸药。诸药合用，共呈寒热并用，标本兼顾，刚柔相济。

4.慢性荨麻疹

漆某，女，33岁，2010年3月15日初诊。全身泛发风团伴瘙痒2年余，每遇吹风、淋雨后加重，在当地医院间断服用抗组胺药及激素类药治疗，病情反复。近半年全身泛发风团加重，皮损不红不热，大小不一，时隐时现，遇冷、吹风或劳累后加剧，部分可融合成片，瘙痒不适。伴腹胀，食冷饮后口唇肿胀，舌发麻。应用泼尼松、抗过敏药均无效。症见：全身散在抓痕，面色暗淡，口不渴，喜热饮，纳食不香，大便稀，小便可，舌质淡、苔白，脉沉细。诊断：慢性荨麻疹。中医辨证属阳气不足、气血两虚，治宜温阳健脾、补气固表。方以附子理中汤合玉屏风散加减：黄芪20g，白术15g，防风15g，附子（制）10g，干姜10g，肉桂6g，太子参15g，白术10g，甘草10g，熟地黄10g，当归10g，桂枝10g，白芍10g，蝉蜕10g。水煎内服，每日1剂。服药1周后，全身泛发风团明显减少，瘙痒明显减轻，可见抓痕，无腹部不适，舌脉同前。原方去蝉蜕，加丹参10g活血安神。服药7剂，诉不出风团，不痒。继服7剂，诉吹风、劳累后亦不出风团，上方去附子、干姜，加山茱萸15g补精助阳，益肾阳以充卫阳。再服1个月后续调体质，巩固疗效。随访3个月未见复发。

按：荨麻疹是一种常见的皮肤、黏膜血管反应性过敏性疾病，中医学称之为"风疹块""瘾疹"。患者乃因风寒邪气久客肌肤腠理，"风邪客于肌中则肌虚，真气发散"，则卫阳更虚，加之患病日久，正气耗伤，终至阳气虚弱、气血不足。证属本虚标实，治当扶正祛邪，故方中附子、干姜、太子参、白术（附子理中汤）温阳祛寒，补气健脾；黄芪、白术、防风（玉屏风散）益气固表；根据"治风先治血，血行风自灭"理论，以熟地黄、当归、白芍养血和血；桂枝、白芍解肌发表，调和营卫；肉桂助阳散寒，温经通脉；蝉蜕用于止痒，临证常配合虫类药治疗慢性过敏性皮肤病以疗宿疾；甘草益气调中。

西医认为本病属自身免疫机制参与的过敏性皮肤病，基本病变为体内某些物质引起毛细血管和小静脉壁的反应性扩张及渗透性增加而产生的一种局限性水肿反应，治疗上通过抑制组胺释放、降低血管通透性及增强免疫功能3个途径而获效。方中当归、丹参有降低血管通透性及抗组胺等作用；肉桂对血管有一定的调节作用，能减少毛细血管的渗出；甘草有抗炎、抗过敏和皮质激素样作用；蝉蜕有抗过敏和免疫抑制作用，对皮肤过敏反应和迟发型超敏反应（DTH）有明显抑制作用。玉屏风散主要有免疫双向调节作用，可提高巨噬细胞吞噬能力，提高淋巴细胞转化百分率，促进细胞免疫能力，增强溶血素和溶血空斑形成反应，增加免疫球蛋白IgA，降低IgE，增强迟发型超敏反应（DTH）。全方中西兼顾，组方严谨，故疗效显著。